開業鍼灸師のためのガイドBOOK

日本人が書いた
中医鍼灸実践マニュアル
Traditional Chinese Medicine

はりきゅうマッサージ
すこやかな森 院長

若杉 寛

上巻
・消化器科系症状
・泌尿器科系症状
・内科雑病（不定愁訴）

臨床で使える鑑別法と治療法

はじめに

　全国の鍼灸専門過程の中で、未確認ではあるものの、必修カリキュラム、課外カリキュラム、中国研修旅行のみを含め、何らかの形で中医学教育を取り入れている教育機関が40校ほどに上るようです。

　筆者が中医学を勉強し始めた25年ほど前はこのような状況ではなく、中医学を勉強している鍼灸師は非常に少なく、まして中医鍼灸を主な施術方法として施術をしている鍼灸師はかなり少なかったのです。

　しかし、現在では中医学に興味を持つ鍼灸師は以前に比べると確実に増えています。

　現実に、筆者が非常勤講師をさせていただいている東京衛生学園専門学校臨床教育専攻科に在籍する学生は、中医学を勉強したい、あるいは中医鍼灸の臨床をマスターしたいという学生も多いのです。

　また、筆者が主宰している中医鍼灸東京健鍼会中医鍼灸臨床セミナーでは、中医鍼灸を臨床に取り入れたいという、免許を取得したばかりの鍼灸師だけではなく、ベテランの鍼灸師の受講も多いのです。

　ところが、中医鍼灸を勉強する上で障害となることの一つとして、中医鍼灸に関する書籍が少ないということです。

　中医基礎系の書籍は以前に比べて増えているものの、中医鍼灸の臨床に関する書籍というと数量的には少ないといえます。

　現在、著明な先生方による数冊が発刊されており、内容としては非常に濃く、的確ではあります。

　しかし、特に中医鍼灸初心者からは非常に難しく見えてしまい、結果的に臨床に応用できないという声があることも、残念ながら現実なのです。

　筆者は以前から、中医鍼灸の臨床に直接結びつく書籍がもっと増えれば、下記のようなメリットがあると考えていました。

◎中医鍼灸を臨床で取り入れている鍼灸師は効率よく弁証でき、臨床成績をさらに上げることができる。

◎中医鍼灸を理解しきれないために中医鍼灸から離れてしまう鍼灸師にとって中医鍼灸の素晴らしさを感じていただける。

◎まだ中医鍼灸を勉強したことのない鍼灸師に向けて中医鍼灸の門戸を広げることができる。

はじめに

　そのために、授業やセミナーをさせていただく上での筆者のモットーである、"毎日の臨床にすぐに役立つ中医鍼灸治療学"という観点と、"わかりやすく、応用しやすい中医学をお伝えしたい"という観点から本書の発刊をさせていただく次第です。

　中医学は、効率よく整理され、系統的にまとめられた、客観的に判断できる学問なのです。

　しっかりと中医基礎さえ学んでしまえば、中医学初心者でも、大ベテランの老中医とも対等に中医に関する会話ができる学問です。

　それに加え、中医経穴学をマスターすれば、誰でも中医鍼灸を臨床で応用することができます。

　それが系統的にまとめられた、客観的に判断できるという意味なのです。

　本書シリーズは、日常の臨床上にてよく診られるであろう多くの症状を挙げ、それらの症状を鑑別して弁証をし、治療の目的を決定して取穴し、手技を行うといういわゆる中医鍼灸における"理・法・方・穴・術"を紹介します。

　また、私が中国の天津中医学院第一附属医院（現・天津中医薬大学第一附属医院）へ留学した際などに、現地の先生方に直接教えていただいた整形外科系症状に対する治療法を紹介しました。

　さらに、巻末には中医弁証の基幹となる八綱弁証、気血津液弁証、臓腑の生理作用と病理状態、六淫弁証を簡単にまとめたので、中医弁証の基礎を理解していただくことができると思います。

　中医鍼灸を臨床で用いるときの実用書として、中医鍼灸を学習する際の参考書として多くの鍼灸師にご活用いただければ幸いです。

　そして、鍼灸治療の一方法として、多くの鍼灸師に中医鍼灸も取り入れていただけることを願ってやみません。

2012年2月

はりきゅうマッサージ
「すこやかな森」院長
若杉寛

第1章で用いる 消化器科系症状の 刺鍼法

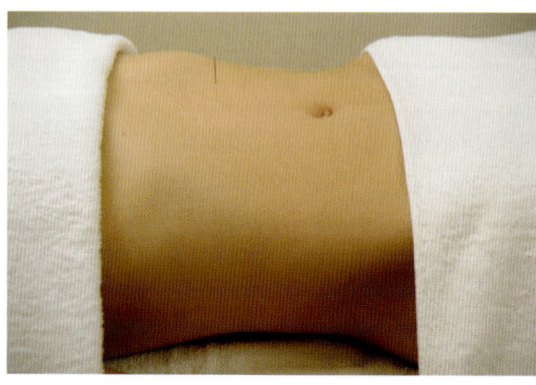

中脘（任脈）

上腹部、前正中線上で、臍中央の上4寸にある。
■補法
　胃の機能を高め、中焦を補う（健胃補中）。
■補法＋温法
　胃を暖め胃の機能を高める（健胃温中）。
■瀉法
　胃の和降を改善して阻滞を除去する（和胃導滞）。
　痰濁を取り去り、積を改善する（去痰消積）。
■瀉法＋温法
　胃を暖め停滞している邪気を駆逐することができる（暖胃逐邪）。
◎針響は、刺鍼部位に重い感覚を得るのがよい。

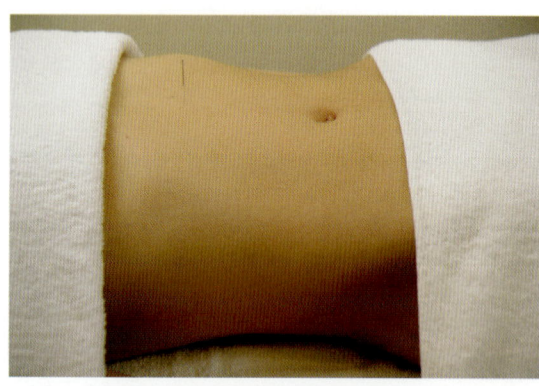

上脘（任脈）

上腹部、前正中線上で臍中央の上方5寸にある。
■瀉法
　胃の和降作用を改善し胃気を降ろす（和胃降逆）。
　中焦の気滞を改善する（理気解鬱）。
　積を改善する（消積軟堅）。
■補法＋温法
　胃を暖め胃の機能を向上させる（温陽益胃）。
◎針響は、刺鍼部位に重い感覚を得るのがよい。

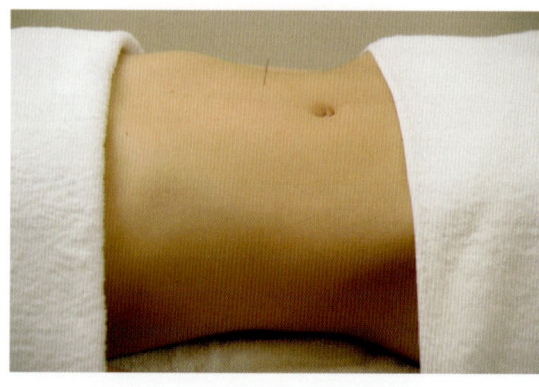

下脘（任脈）

上腹部、前正中線で臍中央の上方2寸にある。
■瀉法
　胃の和降を改善して阻滞を除去する（和胃導滞）。
　腸の伝導を改善して腑気を降ろす（通腸開結）。
◎針響は、刺鍼部位に重い感覚を得るのがよい。

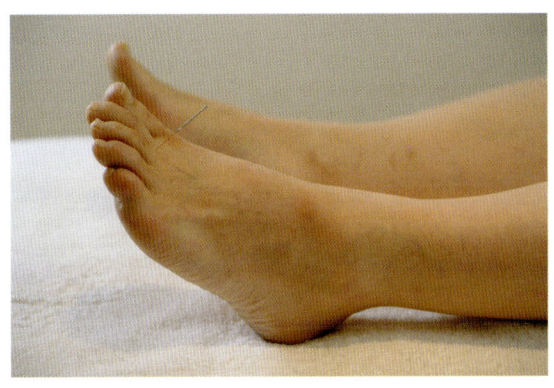

内庭（足陽明経）

第2・第3足趾間の足背で、みずかきの後縁、赤白肉際にある。
■瀉法
　胃熱を清することができる（清泄胃熱）。
　陽明経に停滞している熱を清し、陽明経気を伸びやかに通す（清宣陽明経気）。
◎針響は、刺鍼部位にやや重い感覚を得る程度で十分である。

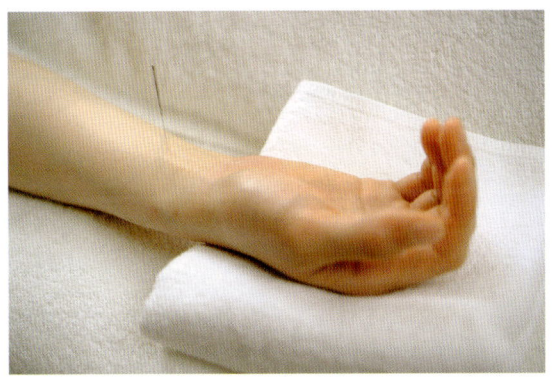

内関（手厥陰経）

大陵穴の上方2寸で、長掌筋腱と橈側手根屈筋腱の間。
■瀉法
　心、肝、胃、肺、胸中の気滞および気逆を改善できる。（理気散滞）。
　心、心包の気滞および血瘀による症状を改善できる（通暢心絡）。
　胃腑の気機を改善し、胃脘部の痛みを改善できる（和胃止痛）。
　気滞や瘀血などの実証による心神不寧を改善し、心神を鎮静できる（寧心安神）。
◎針響は、刺鍼部位に重い感覚を得るのがよい。刺鍼深度が深いと手掌に電撃が走る。

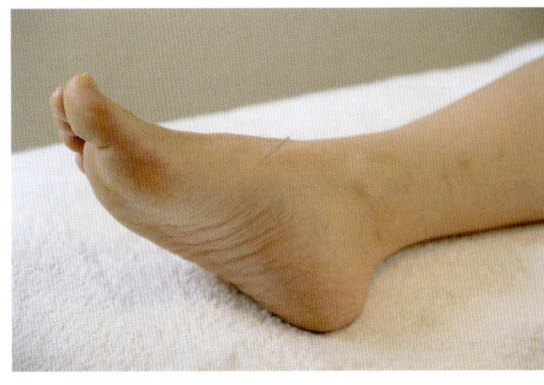

公孫（足太陰経）

足内側で第1中足骨底の前下方、赤白肉際。
■瀉法
　腸胃の気滞を改善できる（通暢腸胃）。
　腸胃、胸中、胸膈、喉の気滞、上逆および衝逆による症状を改善できる（理気降逆）。
■瀉法＋温法
　暖めながら、腸胃、胸中、胸膈、喉の気滞、上逆および衝逆を改善できる（温陽降逆）。
■補法
　脾胃の機能を高める（健脾益胃）。
◎針響は、刺鍼部位に重い感覚を得るのがよい。刺鍼深度が深いと母趾に向かって重い感じが走る。

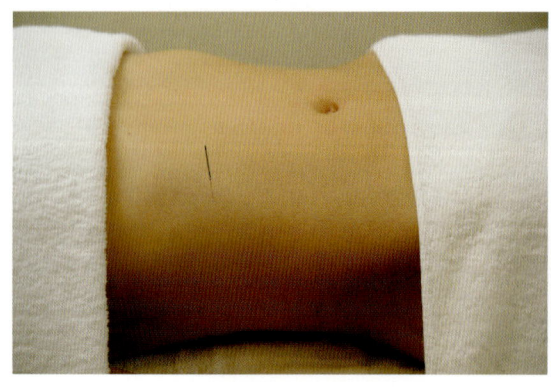

期門（足厥陰経）

前胸部第6肋間で、前正中線の外方4寸。
■瀉法
　疏泄作用の失調によるあるいは局部の気滞によっておこる症状を治療できる（疏肝理気）。
　肝火・胆火によっておこる諸症状を改善できる（清肝利胆）。
　血室（女子胞）の熱を清することができる（清血室熱）。
◎針響は、刺鍼部位に重い感覚を得るのがよい。

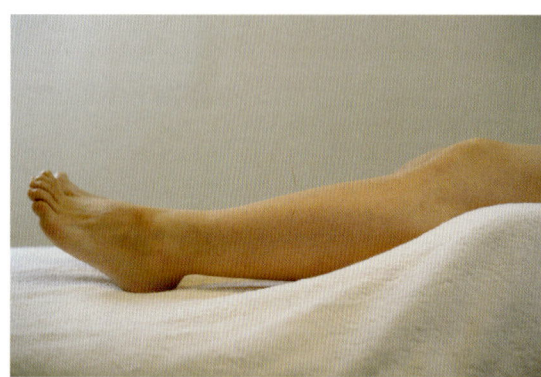

豊隆（足陽明経）

下腿前外側で前脛骨筋の外縁、外果尖の上方8寸。
■瀉法
　痰湿の阻滞を改善する（去痰）。
　胃の和降作用を改善し濁気を降ろす（和胃降濁）。
■瀉法＋温法
　暖めながら痰湿の阻滞を改善する（温化痰湿）。
■補法
　脾胃の機能を高める（健脾益胃）。
◎針響は、足陽明経に沿って下に向かって軽度の重い感じが走る。

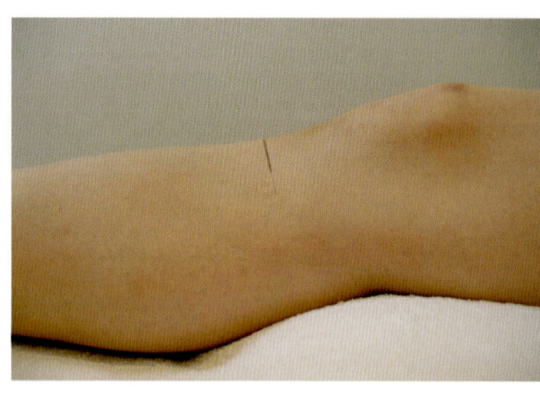

陰陵泉（足太陰経）

下腿内側、脛骨内側顆下縁と脛骨内縁が接する陥凹部にある。
■補法
　脾の運化作用を高めて水湿の流れを促進する（健脾利湿）。
■瀉法
　水湿の流れを改善する（利水行湿）。
■瀉法＋温法
　暖めながら水湿の流れを改善する（温化利水）。
◎針響は、刺鍼部位に重い感覚を得るのがよい。

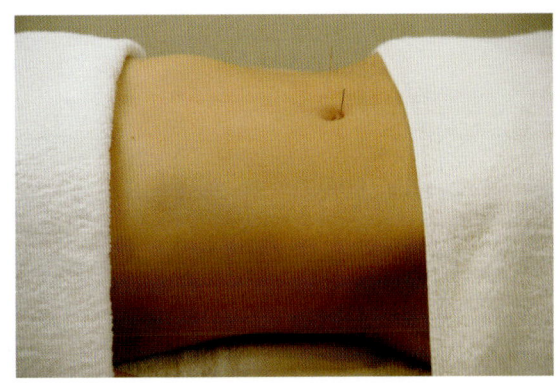

天枢（足陽明経）

上腹部、臍中央の外方2寸にある。
■補法
　腸の機能を高めて伝導作用を強化する（固渋腸道）。
■補法＋温法
　虚寒によっておこる腸の機能低下を改善する（温補腸道）。
■瀉法
　腸に停滞している諸邪を取り去る（通腸導滞）。
■瀉法＋温法
　腸を暖め腑気を通す（温通腸道）。
◎針響は、陽明経に沿って下方に向けて強めの重い感じが走る。

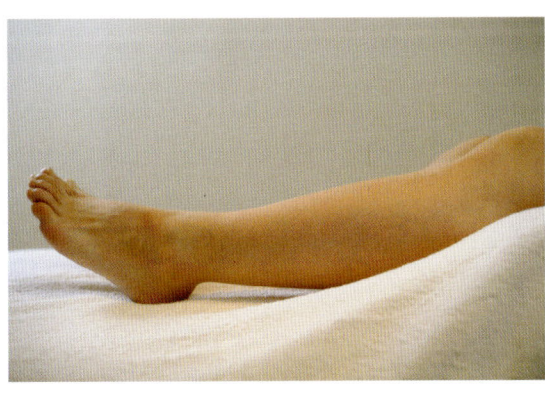

上巨虚（足陽明経）

下腿前面、犢鼻と解谿を結ぶ線上で犢鼻の下方6寸、前脛骨筋上。
■補法
　腸胃の機能を高め伝導作用を強化する（固腸養胃）。
■補法＋温法
　腸胃を暖めて補う（温補腸胃）。
■瀉法
　腸に停滞している諸邪を取り去る（通腸導滞）。
　胃の和降を改善し中気を伸びやかに通す（和胃暢中）。
◎針響は、陽明経に沿って下に向けて重い感じが走る。

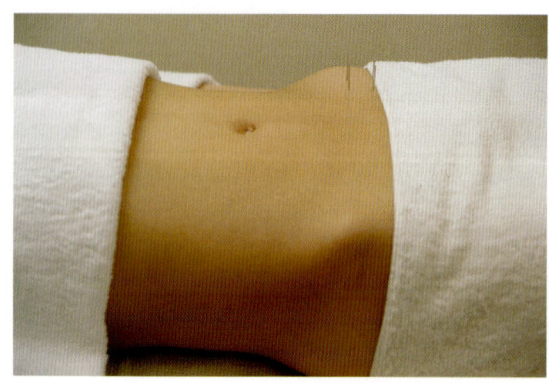

左水道、帰来、外水道、外帰来

◎水道
　臍中央の下方3寸、前正中線の外方2寸。
◎帰来
　臍中央の下方4寸、前正中線の外方2寸。
◎外水道
　臍中央の下方3寸、前正中線の外方4寸。
◎外帰来
　臍中央の下方4寸、前正中線の外方4寸。

この処方は、醒脳開竅法配穴の一つで、頑固な便秘に対して用いられる。手技は全て瀉法を行う。

第2章で用いる 泌尿器科系症状の 刺鍼法

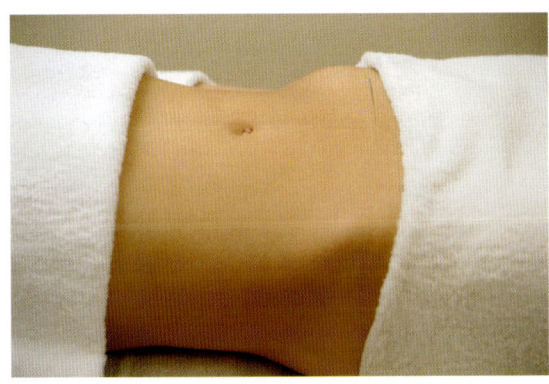

中極（任脈）

下腹部前正中線上で、臍中央の下方4寸。
■ 補法
　膀胱の機能を高め排尿を促す（約束膀胱）。
　膀胱の機能を高めて経気を巡らし、同時に水湿を巡らせて排尿を促す（化気行水）。
■ 瀉法
　排尿を促進する（通利小便）。
　膀胱および下焦の熱を清する（清瀉欝熱）。
■ 灸頭鍼（瀉法）あるいは棒灸などの温法
　膀胱および下焦の冷えを改善し、水湿の気化を促進する（温陽化水）。
◎ 針響は、刺鍼部位に重さを感じる、それよりもさらに深く刺入すると外陰部にしびれる感じが走る。

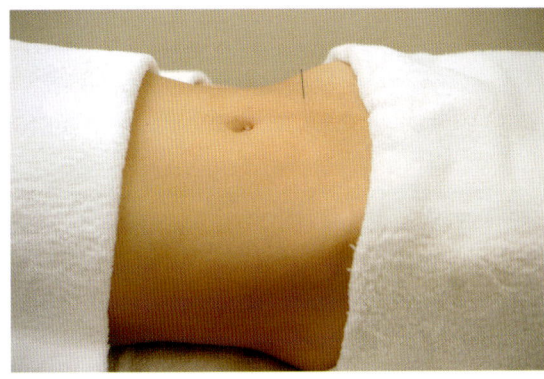

気海（任脈）

下腹部前正中線上で、臍中央の下方1.5寸。
■ 補法
　元気を補うことができる（培補元気）。
■ 灸頭鍼（補法）あるいは棒灸などの温法
　補気を図りながら全身を暖める（温陽益気）。
■ 瀉法
　気をめぐらしながら停滞している邪気を取り去ることができる（行気散滞）。
　気をめぐらすことによって血をめぐらすことができる（理気行血）。
■ 灸頭鍼（瀉法）
　全身を温め寒邪を取り除く（温陽散寒）。
◎ 針響は、刺鍼部位に重さを感じる、それよりもさらに深く刺入すると外陰部にしびれる感じが走る。

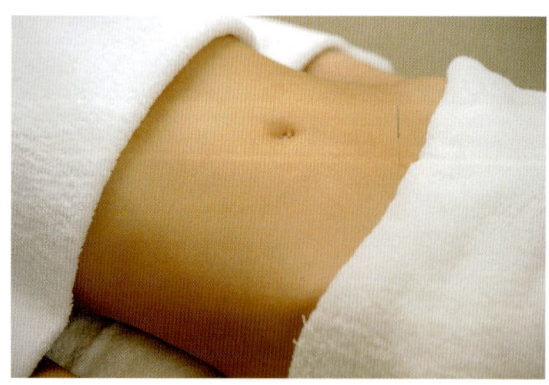

関元（任脈）

下腹部前正中線上で、臍中央の下方3寸。
■補法
　腎陽を補い（温補腎陽）、脾陽を暖める（温補脾陽）。
■灸頭鍼（補法）あるいは棒灸などの温法
　元陽を補う（温補元陽）ことができる。
■瀉法
　下焦の気機を改善し、血をめぐらせて月経を促進する（通経行血）、下焦に停滞している邪気を疏通することができる（消積散滞）。
◎針響は、刺鍼部位に重さを感じる、それよりもさらに深く刺入すると外陰部にしびれる感じが走る。

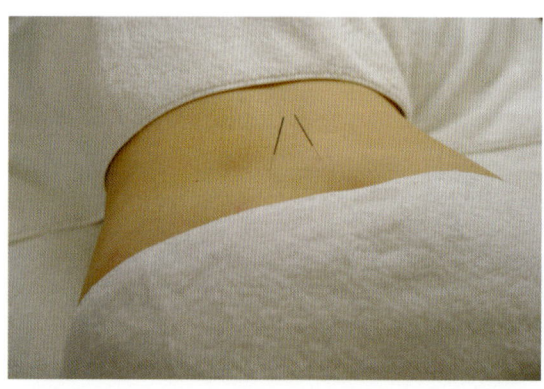

次髎（足太陽経）

第二後仙骨孔。
■補法
　肛門を引き上げる、また胞宮の機能を高めることができる（提肛約胞）。
■瀉法
　前陰、肛門、小腹、骨盤部や仙骨部の血をめぐらしたり（行血散滞）、同部位の熱邪を取り去ることができる（消散欝熱）。
◎針響は、骨盤腹腔内に重い感じが広がる。

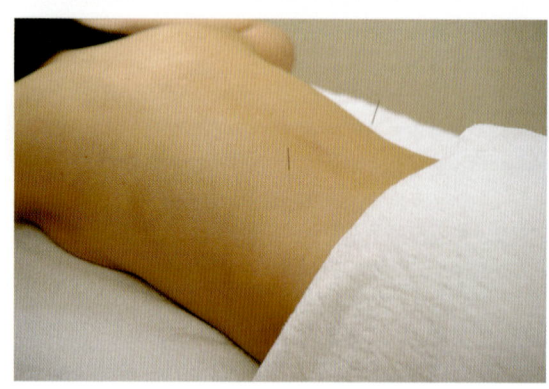

志室（足太陽経）

腰部、第2腰椎棘突起下縁と同じ高さで後正中線の外方3寸。
■補法
　腎気を補い、腎精を固渋させる（補腎固精）。
◎針響は、刺鍼部位に重い感覚を得る。

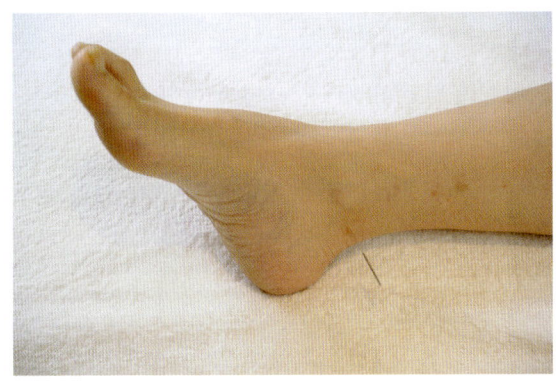

太谿（足少陰経）

足関節後内側で、内果尖とアキレス腱の間の陥凹部。
■補法
　腎気を補い（補益腎気）、腎陰・肝陰を補う（滋補肝腎）。
　血を髄に化生させ脳を健康に保つ（健脳益髄）。
■灸頭鍼（補法）あるいは棒灸などの温法
　腎陽を補う（温補腎陽）。
■瀉法
　経気の阻滞を改善する（舒筋活絡）。
◎針響は、刺鍼部位に重い感覚を得るのがよい。深刺すると足少陰経に沿って足底に向かって電撃が走る。

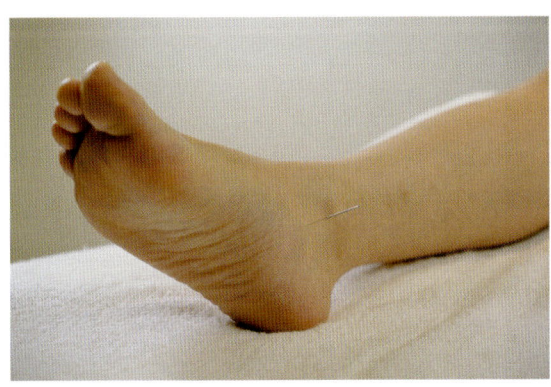

照海（足少陰経）

足関節内側で、内果尖の下方1寸の陥凹部。
■補法
　腎陰を補う（補益腎陰）。
　咽喉を補いながら気機を改善する（利咽喉）。
■瀉法
　経気の阻滞を改善する（舒筋活絡）。
◎針響は、刺鍼部位に重い感覚を得るのがよい。深刺すると足少陰経に沿って足底に向かって電撃が走る。

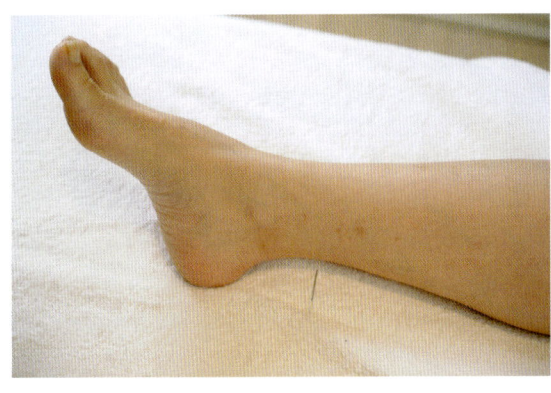

復溜（足太陰経）

下腿内側、内果尖の上方2寸で、アキレス腱の前縁。
■先瀉後補
　腎陰を補い虚熱を清す（滋陰降火）。
■補法
　腎陰を補う（滋陰補腎）。
■瀉法
　経気の阻滞を改善する（舒筋活絡）。
◎針響は、刺鍼部位に重い感覚を得るのがよい。深刺すると足少陰経に沿って足底に向かって電撃が走る。

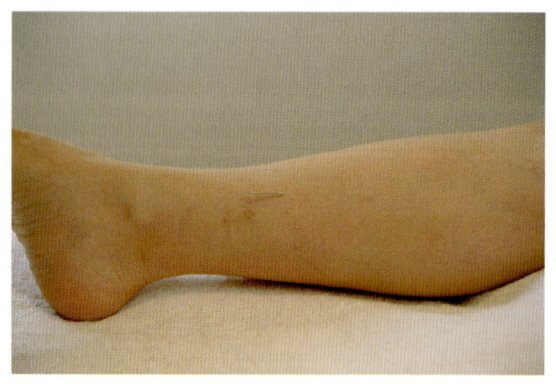

蠡溝（足厥陰経）

下腿前内側で内果尖の上 5 寸、脛骨内側面中央。
■瀉法
　足厥陰経の疏通を図り陰部の痒みを改善する（中国では陰部搔痒を治療する際の経験穴として取穴している）。
◎刺入方法は、針尖を足厥陰経循経に向けて水平刺（横刺）にて 1.5～2 寸刺入する。できるだけ外陰部へ針響を到達させるとよい。

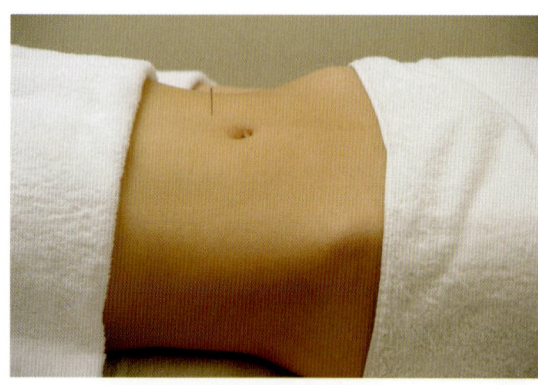

水分（任脈）

上腹部、前正中線上で、臍中央の上方 1 寸。
■補法
　中気を補い水湿の運化を促進する（健脾利水）。
■瀉法
　清濁の必別を促進する（必別清濁）。
◎針響は、刺鍼部位に重い感覚を得るのがよい。

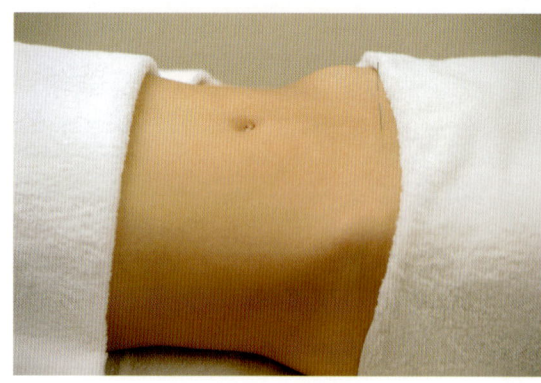

帰来（足陽明経）

下腹部で、臍中央下方の下 4 寸、前正中線の外方 2 寸にある。
■補法
　精宮を暖め精気を補う（暖宮益精）。
■瀉法
　衝脈と任脈の気機を疏通する（通調衝任）。
■灸頭鍼（瀉法）あるいは棒灸などの温法
　下焦の冷えを改善する（温陽散寒）。
◎針響は、刺鍼部位あるいは下腹部全体に重い感覚を得るのがよい。

第3章で用いる 内科雑病（不定愁訴）の刺鍼法

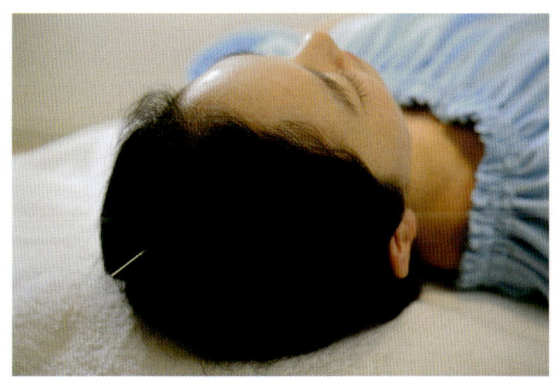

百会（督脈）

耳を折り返したとき両耳尖を結ぶ線の中央で、頭部正中線上にある。
- ■補法
  陽気を頭顔面部に上昇させる（昇陽益気）。
- ■温法
  途絶えようとしている陽気を回復することができる（回陽救逆）。
- ■瀉法
  内風を取り去り上昇している火熱を取り去ることができる（熄風潜陽）。
  停滞している外風を取り去る（去風あるいは疏風）。
  督脈を疏通し痙病を治す（通督解痙）。
- ◎針響は、刺鍼部位を中心に重い感じが広がる。

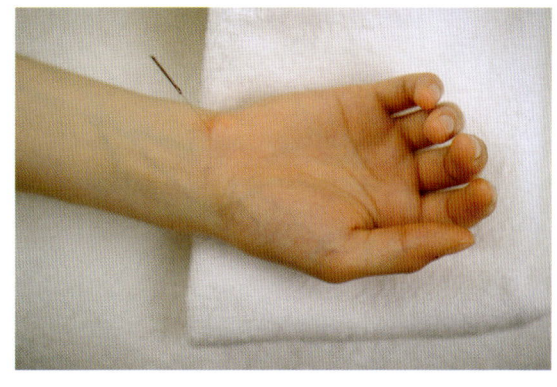

神門（手少陰経）

手関節内側横紋上で、橈側手根屈筋腱の橈側縁にある。
- ■補法
  心気を補い（補益心気）、心血を補う（補益心血）。
  心を補って心神を安定させる（養心安神）。
- ■瀉法
  心に阻滞している熱邪を取り去り心神を安定させる（清心安神）。
  心に阻滞している実邪を取り去り心神を安定させる（寧心安神）。
  阻滞している心系の経気を疏通させる（通心竅）。
- ◎針響は、刺鍼部位に重い感覚を得る、また、強く雀啄すると手少陰経に沿ってしびれる感じが小指の先まで走る。

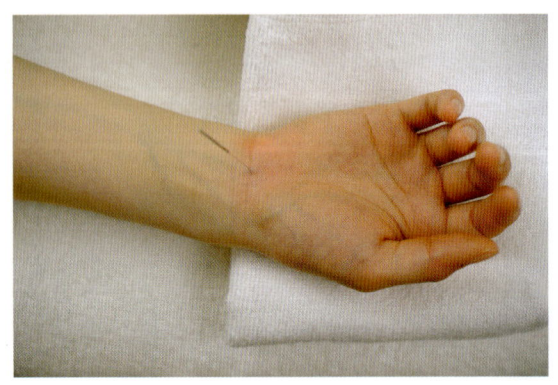

大陵（手厥陰経）

手関節前面の横紋上で、長掌筋腱と橈側手根屈筋腱の間にある。
■補法
　経筋を補う（壮筋補虚）。
■瀉法
　心に阻滞している熱邪を取り去り心神を安定させる（清心安神）。
　心系の経気を伸びやかに通す（通暢心絡）。
　厥陰経気を伸びやかに通す（通暢厥陰経気）
◎針響は、刺鍼部位に重い感覚を得る、また、強く雀啄すると手掌全体にあるいは中指尖端までしびれる感じが走る。

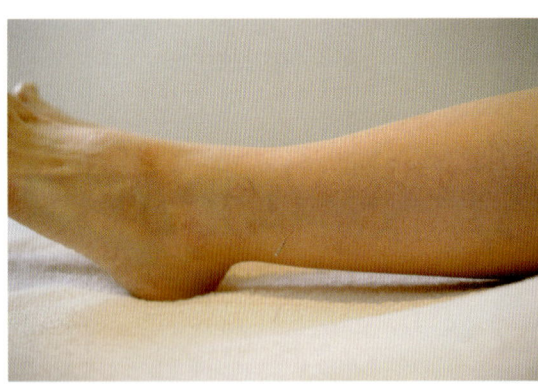

絶骨（足少陽経）

懸鐘の別名である。下腿外側、腓骨の前方で外果尖の上方3寸。
■補法
　精血の転化作用を強め髄を補う（補益精髄）。
　髄を補い骨への化生を促進する（補髄壮骨）。
■瀉法
　少陽経気を伸びやかに通す（通暢少陽経気）。
■温法
　局所の寒邪を取り去ることができる。
◎針響は、刺鍼部位に重い感覚を得る。

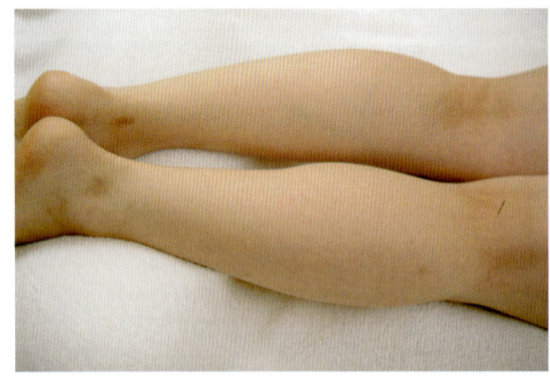

委中（足太陽経）

膝関節後面で膝窩横紋の中央にある。
■補法
　経筋を補う（養筋活絡）。
■瀉法
　血熱を清し、同時に阻滞している毒邪を取り去る（涼血解毒）。
　血をめぐらせ瘀血を取り去る（行血去瘀）。
　阻滞している邪気を取り去る（駆邪散滞）。
◎針響は、重い感じが局所に広がる。また、深刺し強く雀啄すると足太陽経に沿って足底までしびれる感じが走る。

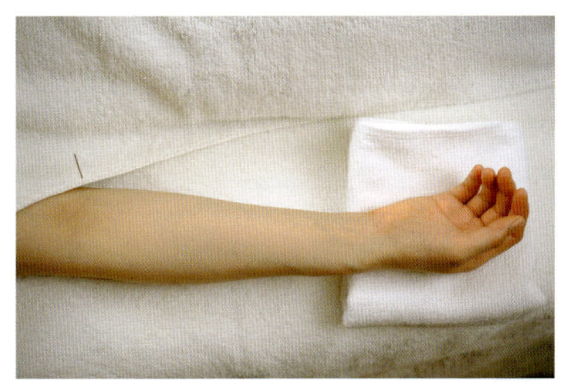

曲沢（手厥陰経）

肘関節前面の肘窩横紋上で、上腕二頭筋腱内方の陥凹部にある。
■補法
　経筋を補う（養筋活絡）。
■瀉法
　血熱を清し、同時に阻滞している毒邪を取り去る（涼血解毒）。
　心系の経気を伸びやかに通す（通暢心絡）。
◎針響は、局所に重い感じが広がる。

※委中と曲沢の組み合わせを四弯穴という。
■ともに瀉法
　血熱を清する（清熱涼血）。
　実熱を清し、同時に阻滞している毒邪を取り去る（清熱解毒）。
　暑邪を取り去り解熱を図る（清暑解熱）。
　心に阻滞している熱邪を取り去り心神を安定させる（清心安神）。
　五官を開き神志を安定させる（開竅啓閉）。

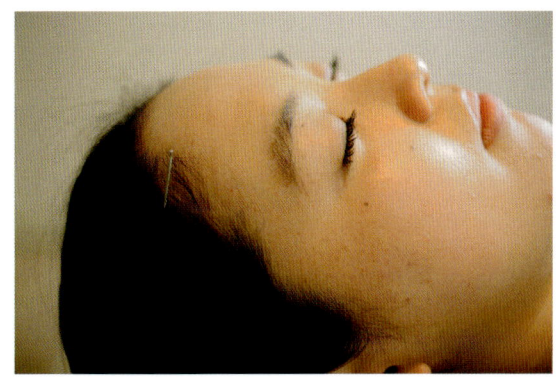

頭維（足陽明経）

前頭部で、額角髪際の直上0.5寸、前正中線の外方4.5寸にある。
■瀉法
　陽明経気を疏通させ、濁気を下に降ろす（降濁）。
◎針響は、局所に重い感じが広がる。

CONTENTS

はじめに……2

第1章で用いる　消化器科系症状の刺鍼法 ……4
第2章で用いる　泌尿器科系症状の刺鍼法 ……9
第3章で用いる　内科雑病（不定愁訴）の刺鍼法 ……13

本書の使い方　……20

第1章　消化器科系症状 ──25

消化器科系症状　問診と鑑別のポイント ……26

食欲不振 ……30
悪心嘔吐 ……34
からえずき（乾嘔）……38
のどに酸っぱい液体がこみ上げる（呑酸）……42
ゲップが多い（噯気）……44
しゃっくり（呃逆）……46
胸焼け（嘈雑）……50
腹部膨満感（腹満）……54
お腹が冷える（腹冷）……58
お腹が鳴る（腸鳴）……60
胃の痛み（胃脘痛）……64
臍周辺の痛み（臍腹痛）……68
下腹部中央の痛み（小腹痛）……72
下腹部両側の痛み（少腹痛）……76
側胸部の痛み（胸脇痛）……78
腹部にできる塊（癥瘕積聚）……80
食後すぐにおこる空腹感（消穀善飢）……82

食事中や食後すぐに眠くなる（食後困頓）……84
口臭 ……86
口内炎（口舌生瘡）……88
便秘（大便秘結、排便困難）……90
下痢（泄瀉）……94
大便失禁 ……98
テネスムス（裏急後重）……100
血便（大便下血）……102
膿血性の下痢（膿血便、痢疾）……104
嘔吐と下痢（霍乱、上吐下瀉）……108
内痔核・外痔核（痔疾、肛門生痔）…………110
脱肛 ……112

第2章 泌尿器科系症状 ——————115

泌尿器科系症状　問診と鑑別のポイント ……116

頻尿（小便頻数）……119
夜間多尿 ……122
尿失禁（小便失禁）……124
夜尿症（遺尿）……126
小便の切れが悪い（尿後余瀝）……128
尿量減少（小便不利）……130
排尿困難・尿閉（癃閉）……134
排尿痛（淋証）……138
小便清長 ……142
小便黄赤 ……144
血尿（尿血）……148
ＥＤ・勃起障害（陽萎）……152

早漏（早泄）……154
遺精 ……158
不射精 ……162
陰挙不衰 ……164
陰冷 ……166
外陰部の収縮（陰縮）……168
陰茎の疼痛と痒み（茎中痛痒）……170
陰嚢の痒み（陰嚢掻痒）……173
睾丸脹痛 ……175
精液に血液が混じる（血精）……179

第3章 内科雑病（不定愁訴） ——181

頭痛 ……182
頭重感、頭が重い（頭重）……187
頭が脹る（頭脹）……189
頭が揺れる（頭揺）……191
頭鳴（脳鳴）……193
頭の下垂（頭傾）……195
めまい（眩暈）……197
不眠（不寝）……199
いつも眠い（嗜眠）……203
夢をよく見る（多夢）……205
物忘れ（健忘）……207
認知症 ……211
よくため息をつく（善太息）……215
寒がる・冷え症 ……217
熱がる・発熱 ……221
潮熱 ……226

五心煩熱 ……230
よく汗をかく（発汗・大汗）……232
なにもしていないのに汗をかく（自汗）……236
寝汗をよくかく（盗汗）……238
頭顔面部だけに汗をかく（頭汗）……240
脇の下によく汗をかく（腋汗・腋臭）……242
前胸部に汗をかく（心胸汗出）……244
手掌・足底に汗をかく（手足汗出）……246
疲労倦怠感（疲乏）・疲れやすい（易疲労）……248
身体が重だるい（身重感）……251

教則資料　中医鍼灸治療の進め方 ——253

中医鍼灸の臨床を行うコツ ……254
臓腑弁証の基礎 ……258
　・八綱弁証 ……260
・気血津液弁証 ……266
・六淫（外感）弁証 ……273
五臓の生理作用と病理状態 ……276
六腑の生理作用と病理状態 ……284
奇恒の腑 ……287
臓腑間関係 ……288
補瀉手技 ……295
刺鍼による響き ……297

おわりに……299

本書の使い方

記載項目について

本書は、日常の臨床上によく診られる多くの症状に対し、それらの症状で多く起こり得る弁証タイプを挙げ、それぞれに対する主症状となる鑑別点、中医学的な観点での随伴症状、舌脈象、弁証名、治法、取穴例、病因病機を記載しました。

◎鑑別点

その症状の主症状であり、そのような症状が出現すればその弁証と判断できるという症状がある場合、それを記載しました。

◎随伴症状

それらの症状が出現していれば、その弁証と判断できるという症状群をまとめました。

◎舌脈象

その弁証名で特徴となるもの、あるいは出現頻度が高いものを記載しましたが、症状の程度やその経過などによって必ずしもこの通りの舌脈象が出現するとは限りませんのでご注意下さい。

◎弁証名

鑑別点、随伴症状、舌脈象から判断できる弁証名を記載しました。

◎治法

その弁証名に対する治療方針です。

◎取穴例

その治法に対する全身治療を行う上での基本的な配穴と局所取穴、および必要とする補瀉手技を記載しました。

◎病因・病機

その弁証名を発症させるための原因（病因）や、その弁証名に至るまでの機序（病機）を記載しました。

その症状の、その項に書ききれない鑑別のポイント、治療上の注意点がある場合には、別項にその症状の鑑別と治療のポイントという項目に記載しました。

利用上の注意と中医学的ポイント

◎ポイント①

中医学における治療においては、"病名や診断名"からではなく、"症状"からアプローチすることが可能なのです。逆の言い方をす

ると、病名や診断名に関わらず現在の出現している症状に対して治療できることが中医学の特徴でもあるわけです。

　そのために本書では現代医学的な病名や診断名、所見などはあえて記載しておりませんが、すべてにおいて中医学のみで対応してよいという意味でもありません。

　必要に応じて現代医学的な診察を優先する、現代医学的な治療と併用する、あるいは血液検査、生化学検査、画像診断など必要な検査を受けていただくことが重要なのはいうまでもありません。

◎ポイント②

　本書に記載されている症状に対して、主穴や手技が正しければほとんどの場合に良好な効果を上げることができますが、すべてにおいて治癒に導くことができるという意味ではありません。

　たとえば、腹脹（お腹が脹る）は単なる食べ過ぎにおいても出現するし、胃癌の末期にも出現します。どちらにおいても中脘や天枢、足三里などに瀉法を行うと症状は軽減できることが多いですが、その原疾患や症状が出現してからの期間などにより改善度は若干変わってくるので注意が必要です。

◎ポイント③

　多くの中医に関する書籍では、病因・病機が先頭に記載され、その次に症状、舌脈象、弁証名、治法、取穴および手技の順に表記されることが多いのですが、臨床を行う上では主症状あるいは随伴症状から鑑別して弁証し、治法立てをして配穴を組み立てる流れとなるため、本書では敢えてこの順に表記しました。

　しかしながら、病因・病機を軽視してよいという意味ではなく、病因・病機から弁証名を導くこともできるので重要な項目でもあります。

　たとえば、脂濃いものや甘いもの、味の濃いもののを摂る機会が多い人は痰湿を生みやすく、長期に渡るストレスや精神的な抑鬱感を感じることが多かったり、突然強いショックを受けた場合には肝気鬱結となりやすい、分娩時に出血が多く、その後めまいや目のかすみが出現した場合には血虚によるものなど、患者様がはっきりと意識していないことでも、病因病機から弁証を導き出すことも可能です。

　よって、問診時には症状を感じてからの期間に加え、その頃に何か原因となるようなことがなかったかどうかを聞くことは、非常に重要なことなのです。

各項目の記載内容

◎鑑別点の記載内容

鑑別点（主症状）の特徴、たとえば胃の痛み（胃脘痛）では、ストレスを感じると出現する場合は肝気鬱結による、冷たい物を食べると出現する場合は寒邪による、肉体疲労により出現する場合は気虚によるなど、症状の出現や悪化する原因がはっきりとしている場合には鑑別点から弁証することができます（同じ症状でもタイプによって治療法が変わることを同病異治と呼ぶ）。

◎随伴症状の記載内容

鑑別点となる症状を導き出せない場合、あるいは鑑別点となる症状がはっきりしない場合は随伴症状から弁証することとなります。

また、随伴症状を根拠として弁証名を決定することは、中医弁証の基本でもあります。

ただし、随伴症状に記載されているすべての症状がなければその弁証としてはいけないということではなく、その中から一つ、あるいは二つ程度出現していればその弁証名と判断してもよいのです。

またその場合には、その症状が慢性的に出現するものだけとは限らず、その原因が身体に影響した場合のみ症状が出現するものも含まれます。

たとえば痰湿によっておこる症状としては、めまい、難聴、咳嗽、腹脹や悪心嘔吐、下痢、月経後期（稀発月経）、排尿異常など痰湿が阻滞した部位によって多彩な症状が出現します。

これらすべての症状が同時に出現するとは限りませんが、同時に手掌や足底、腋窩や陰部などの湿り感を感じる、むくみやすい、口渇しても飲みたくないなどの症状を伴っていたり、脂濃いものや甘いものを食したときに症状が出現するという痰湿による病因病機が考えられれば、痰湿阻滞（痰濁阻滞）と弁証でき、治法は去痰降濁、局所の配穴には違いがあるものの、全身治療としては豊隆や陰陵泉に瀉法を行うことで治療が成立します。

これは痰湿阻滞（痰濁阻滞）に限らず、すべての弁証において共通であることが中医での基本です（中医ではこれを異病同治と呼ぶ）。

そのために、本書に記載してある随伴症状をしっかりと覚え、問診時にその内容を聞くことによって鑑別診断が非常に容易となりますし、これが中医診断の基本なのです。

◎取穴例の記載内容

取穴するツボは特に厳選して記載しました。治法に対する効果を上げるために、必要最低限な取穴のみとしています。

読者の中には"こんなに少ないツボの数で本当に大丈夫なの？"と思う方もいると思います。

しかし、筆者の取穴数は、基本的にはここに記載してある通りで治療しますし、ちゃんと効果は上がります。

たとえば、痰湿を除去するときには、豊隆だけということもありますし、陰陵泉を加穴する。さらに加穴する必要があると判断した場合には去痰や利湿の作用があるツボの中か

ら中極や中脘を加穴する。あるいは去痰を強めるために理気の作用のある太衝などを加穴したり、三焦の助けを借りて利水を図るために外関や支溝を加穴する、あるいは熱による症状がなければ温法を加えるなど合方することもありますが、基本的には本書の内容の通りです。

中国には"少而精"という言葉があります。これは、中医鍼灸において、臓腑弁証に対する取穴をする場合はできる限り少ない取穴で治療の精度を高めるという意味です。

目的によってはその作用を強めるために加穴や合方をしますが、多すぎるツボ、しかも目的が合っていない配穴はその効果を打ち消す、あるいは反作用的に働く可能性もあることは、肝に銘じる必要があります。

中医におけるツボの考え方

中医では穴位作用といってツボの作用が定義されています。

たとえば、足三里の穴位作用にはそれぞれ、補法をすると健脾益胃、補中益気、補法＋灸−温補脾胃、灸のみ−温運中焦、瀉法−和胃通暢、瀉法＋灸−温胃導滞などの作用と決められています。

肩こりや腰痛など経筋あるいは関節の治療においては別にして、臓腑に対するアプローチでは、中医ではこの穴位作用に基づいた取穴をし、手技を行うことが基本となります。

言い方を変えるとその治法に沿った取穴をすることが必要であり、目的に応じた取穴をするべきであって、逆の言い方をすると目的以外のツボは取る必要はない、あるいは取ってはいけないということでもあるのです。

"どこのツボを取るか"ということよりも、"なぜそのツボを取る必要があるのか"が非常に重要なことなのです。施術時にはいつもそのことを確認しながら施術にあたってほしいと思います。

施術者の単なる習慣で取穴する鍼灸師もいます。たとえば、すべての患者様の百会に刺鍼する、あるいはすべての患者様の合谷に刺鍼するなどです。

上述のように、中医ではすべてのツボに作用が定義されており、そのツボに刺鍼をして手技を行うということは、必要とする作用を引き出すことを目的に行うべきことです。

たとえば、気虚や陽虚が原因となってめまいがおこる、疲労時や活動時にめまいが悪化する昇陽不足が弁証となるのであれば、昇陽益気を目的に百会に補法を行うのは理にかなった配穴ですが、膀胱湿熱によっておこっている排尿障害では百会を取る優位性は感じられません。

また、仕事が忙しく、寝る時間がとれないために疲労感が持続している。そのために虚に傾きかけている程度の気虚でも同様です。合谷には補気の作用もありますが、合谷へ補法を行うと得られる効果は補気固表、補気固脱です。

補気固表というのは、気虚によって肌膚を守ることができず、そのために自汗となっている状態を改善することであり、補気固脱と

いうのは、気虚のために固摂作用が低下し、そのために尿や大便の失禁や滑精、内蔵下垂などがおこっている場合や、大出血や激しい下痢などによって急激におこる意識障害などの時に用いるツボですが、比較的重篤な状態や症状を改善することができるツボが合谷です。

同じ補気の作用があるツボでも、脾兪や足三里などによる補気と、気海や関元による補気と、合谷による補気の作用はその作用力が違います。補気を治療目的とした場合でも、その目的によってツボを使い分けることが必要です。

肩こりや腰痛などの経筋治療、および関節の治療では、数本の刺鍼で改善できるとは限らないため、対応すべき部位に応じて刺鍼数は多くなってしまうことは致し方ないのですが、臓腑の調整を目的とした施術の際には、施針するツボはできるだけ少なくすることが施術効果を左右する大変重要な要素となります。目的に応じ、その作用を引き出すことのできるツボを選べば最低限の刺鍼で施術を完了ことができ、尚かつ刺鍼による最大限の効果を引き出すことができます。

中医におけるツボの位置は固定されています。たとえば合谷は、手背橈側で第二中手骨の中央。三陰交は、脛骨内縁の後側で内果尖の上3寸。関元は腹部前正中線で臍中央の下方3寸という具合です。

患者様が変わるとツボの位置が変わる、同じ患者様でも日によって位置が変わるという概念は、中医鍼灸にはありません。

ツボの部位を押圧してツボの反応を見ることはあります。特に腹部のツボに対してですが私も行います。たとえば、中脘を押圧し、喜按や無力の状態になっていれば補法を行い、拒按であったり硬結が存在していれば瀉法を行うこともありますし、不妊の治療をする際、関元や帰来、子宮穴などを押圧し同様の観察に基づいて補瀉手技を決定することもあります。

また、醒脳開竅刺針時には、内関に刺鍼した際には手掌から中指まで響かせる、三陰交に刺鍼した際には下肢内側に沿って母趾まで響かせるなど、目的とする場所まで、目的とする種類の針響を到達させるためにツボの場所を変える（響きやすいところを探す）ことはあります。しかし中医鍼灸における取穴理由は穴位作用に基づいて行われるため、ツボの位置は固定されている必要があります。だから客観的に、再現性が高く、誰が行っても同じ効果を引き出すことができるわけです。

※「中医鍼灸治療の進め方」については、P.253〜をご参照ください。

消化器科系症状

第1章で紹介する主な経穴への刺鍼については、
P.4〜の写真解説をご参照ください。

消化器科系症状
問診と鑑別のポイント

消化器科系の症状の問診では、一般的な問診の他に、食欲、味覚などについてをはじめ、空腹感を感じるか、食欲があっておいしく食事を摂ることができるか、一日の大まかな飲食量、食事の前後に腹部の痛みや脹りなどの違和感を感じることはないか、その違和感は特定の飲食物あるいは特定の原因によっておこるのか、食後に便意を催すことはないか、味付けの好み（辛い、甘い、酸っぱい、塩辛い、苦い）、特定の飲食物の嗜好や嫌悪（辛いものが大好きでなんにでも唐辛子をかける、酸っぱいものは苦手、食事のたびに揚げ物は欠かせない、甘いものが大好き、薄い味付けでは食べた気がしないなど）や、味覚、および排便の状態を聞くことが重要である。

これらによって胃の受納作用や腐熟作用および降濁の状態、脾の虚実、中焦の寒熱、痰湿阻滞や胃脘食滞などの状況を把握することができる。

空腹感を感じ、食欲があっておいしく食事を摂ることができれば胃の受納作用、脾の運化作用は正常だが、虚の状態や実の状態であれば降濁作用が障害され、その結果受納作用や腐熟作用、運化作用も失調する。

食事前後の腹部の違和感については、食前に感じて食後に減弱するものは気虚あるいは虚寒であり、食後に違和感を感じるものは胃脘食滞、痰湿阻滞、腸胃気滞などの実証によっておこる。ただし、虚の状態でも食べ過ぎたり、強い機能の低下では食後にも違和感を感じる。

また、これらの状態は下記の分類の飲食物の嗜好（好んでよく食べる、食べる機会が多い）や嫌悪（食べると不調を感じる、特定の症状が出現または悪化する）からも鑑別することができる。臨床上、よく診られるものを紹介する。

特定の飲食物とリンクして鑑別

◎冷たい物や生もの

冷たい物や生もの（刺身や生野菜など）の嗜好や嫌悪あるいは、寒い環境に身体をさらすことが多い場合は寒証となることが多く、寒証は実寒証と虚寒証とに分類できる。

実寒証はそれらの摂取によって腹部が脹る、痛くなる、水様便を下痢するなどの症状が急激におこり、下痢のあとは劇的に症状が改善されることが多い。ただし、実寒証でも症状が長引くと次第に虚寒証へと移行する。

これに対して虚寒証は、急激な症状は少ないが、普段から寒冷刺激に弱い、空腹時に腹

部の痛みなどを感じるが温かいものを摂取すると楽になる胃気虚寒となり、それが長引けば寒がる、四肢や腰腹部の冷えに加え、未消化便を下痢する、五更泄瀉、小便清長、倦怠無力感などが主症状となる脾腎陽虚へと発展する。

◎辛いものやスパイシーなもの

辛いものやスパイシーなものの嗜好や嫌悪は熱証である。

熱証もまた、実熱証と虚熱証とに分類できる。実熱証（胃熱証）は灼熱感を伴う腹部の張り、口渇少飲（冷飲を好む）、口臭、呑酸、口苦、便秘、小便黄赤などが主症状となり、これが発展すると、食欲があるが食べられない、乾嘔、身体消痩などを主訴とする虚熱証（胃陰虚証）へと発展する。なお、全身の陰虚症状は、腎陰虚がベースとなっておこるが胃陰虚は単独で発生する。ただし治療は、補佐として補益腎陰を図るとよい。

また、全身の実熱証では口渇多飲となるが、胃熱証では口渇しても少飲となることが多いので注意が必要ある。

◎脂濃いものや甘いもの、味の濃いもの

脂濃いものや甘いもの、味の濃いものやアルコールの嗜好や嫌悪は痰湿（痰濁）阻滞である。随伴症状としては、胸苦しい、胃脘部のつかえ、水分を摂ると吐く、痰が絡む、清水や痰を吐くと楽になる、手足や全身の湿り感、頭重や全身が重だるい、浮腫などの症状を伴うことが多いが、顕著に伴わないこともある。また、痰湿の阻滞に熱症状が加わると湿熱証となり、口が粘る、尿が濃い、口渇するが飲みたくない、泥状便などの症状が出現する。ただし、一般的な痰湿の阻滞では、口渇はないあるいは口渇しても飲みたくないことが多いが、湿熱証でも熱の度合いが強くなると熱がる（風にあたると今度は寒がる）、口渇多飲（冷飲を好む）などとなる。また、湿熱が大腸に下注すると頻繁な下痢（黄色い粥状の便を下痢する、便意急迫）となり、特に脂濃いものや甘いもの、味の濃いものを食べるとその傾向は顕著となる。なお、内湿のある人は外湿の影響も受けやすくなる。

飲食以外の主要な原因

飲食以外の主要な原因としては、肝気鬱結、脾胃の気虚、外感寒邪などがある。

肝気鬱結が胃に横逆すると肝胃不和証となり、脾に横逆すると肝脾不調証となる。

肝胃不和証では呃逆、噯気、呑酸、嘈雑、矢気などが主症状となり、肝脾不調証では無力感や脱力感など気虚の症状を伴う、泥状便、矢気などが主症状となり、どちらにも共通しているのは精神的緊張やストレスによってそれらの症状が出現あるいは悪化することと、易怒あるいは精神抑鬱感、イライラ感、ため息が多い、胸脇部の脹満感や脹痛などの肝気鬱結の症状を伴うことが鑑別のポイントとなる。

脾気虚や脾胃気虚などの気虚がベースとなるものでは、無力感や脱力感を伴う疲労感を感じる、出現している症状が肉体疲労や精神

疲労によって悪化する、飲食によって気虚症状が軽減するが、食べ過ぎや飲み過ぎ、あるいは痰濁阻滞の原因となるようなものを摂取するとかえって気虚症状が悪化する。

また、脾気虚や脾胃気虚、あるいは胃実寒証は胃気虚寒証へと発展し、長期的には胃気虚寒証は脾陽虚証から脾腎陽虚証へと発展するので早めの改善が必要である。

外感寒邪によるものは、冬期に、あるいはクーラーなどによって身体を冷やしたために起こる。前項で紹介した実寒証によるものと同義である。主症状も同様に、腹痛、下痢などが急激に起こり、暖かい物の飲食や暖房、入浴などにより身体が温まると症状が消失するが、症状が長引くと次第に虚寒証へと移行する。また、この状態を臓腑弁証では寒邪犯胃証（寒邪直中証）と呼ぶ。同じような原因で起こる病態として風寒証があるが、風寒証は風寒の邪気が皮毛に侵襲して悪寒発熱、頭痛、無汗などを呈するものであり、寒邪犯胃証は寒邪が直接胃に侵入するために上記のような胃腸症状が起こるが、悪寒発熱のような表実証の症状は伴わないものをいう。

治療は、寒邪犯胃証であれば神闕、中脘、足三里などに瀉法＋温法を行い、風寒証であれば風池、外関などに瀉法＋温法、大椎に温法を行うことが基本取穴となるが、仮に寒邪犯胃による症状と風寒による症状が同時に出現している場合は、風寒による症状を先に治すことを主眼に治療を行うべきであり、神闕、中脘などの臓腑取穴は風寒による症状が治まってから行った方がよい。風寒の邪気を臓腑に伝搬させることを防ぐためである。

このほかの鑑別のポイントとしては、音、臭い、色などによって虚実寒熱を鑑別できる。

◎音で鑑別する

実証は、噯気、呃逆、嘔吐、矢気などの音がはっきりと大きく、力強い。また、それらをすることによって胃脘部や腹部の症状が軽減または消失することが多い。ただし、痰濁阻滞や胃脘食滞などでは、その阻滞が改善されないと胃脘部や腹部の症状は変化しないため、噯気、呃逆、嘔吐、矢気などをしても症状の軽減あるいは消失されないこともある。

それに対して虚証は、噯気、呃逆、嘔吐、矢気などの音が小さくて弱く、それらをしても胃脘部や腹部の症状の変化が少ない、あるいは変化しないことが多い。

◎臭いで鑑別する

口臭、噯気、呃逆、嘔吐、矢気、排便などの臭いがくさい、臭いが強いものは熱証あるいは実証である。

臭いが弱い、あるいは臭いがしないものは虚証あるいは寒証である。

臭いが腐酸臭のものは食滞によるものと判断できる。

◎色で鑑別する

色については、排便や排尿、喀痰など排泄物については共通であるが、熱の度合いが強くなると黄色くなり、さらに小便は赤みが増し、粘稠度も増してくる。

問診時の注意点

また、問診時の注意としては、消化器系症状の問診に限ったことではないが、漠然とした質問をするのではなく、具体的に聞くことが重要である。

たとえば、"お腹の具合はいかがですが？""お通じはいかがですか？"などの漠然とした質問ではなく、"食欲はありますか？""食後にお腹が張ったり痛くなることはないですか？""下痢をすることはないですか？"など具体的な質問をすることが必要である。

もし、食欲がないのであれば、飲食物が原因でそうなるのか、それならば冷たい物を食べたから？　それとも脂濃いものや甘いものの摂りすぎ？　あるいはストレスを感じると悪化するのか？　肉体疲労や精神疲労を伴うのか？　など、次の問診につなげやすくなる。

漠然とした質問では、特に初診時やこのような問診に慣れていない患者様はどう答えればいいのかがわからず、当然ながら漠然とした答えしかかえってこないため、証の決定どころか、次の問診内容の選定に苦しむこととなる。

また、こちらからの問診に対して"普通です""大丈夫です"と答える患者様もいらっしゃり、その答えに納得してしまう鍼灸師もいる。これも具体性にはほど遠い問診である。

そもそもその患者様の習慣あるいは患者様が異常であるという認識がないことに関しては、その患者様にとっては"いつもと同じ""普通"ということになるので注意が必要である。

たとえば、食後にはいつもお腹が張り胃薬を飲んでいる、4〜5日排便がなくてもお腹は張らないし痛くもないから平気など、これらは実際にあった話である。

できるだけ具体的に詳細な問診結果が得られれば、治療方針も具体的に決めることができるので、できる限り具体的な答えを引き出せるような問いかけができるよう普段から問診のトレーニングをしておくとよい。

ただし、問診自体が長すぎる、同じような内容の問診を繰り返す、また、中には患者様の主訴とは違う問診をされることを嫌がる方もいらっしゃるので、その場の雰囲気を見ながら問診を進めることも必要である。

✤ 食欲不振 しょくよくふしん

　食欲不振は、内経では"不欲食"、傷寒論では"不欲飲食"、あるいは納呆などと呼ばれ、食事を摂りたいという欲求を感じない状態を指すが、疲労や睡眠不足など、一時的な原因によって

	脾胃湿熱	胃脘食滞	肝胃不和	脾胃気虚
鑑別点	・食欲不振。 ・上腹部つかえや膨満感（拒按）を伴う。	・食欲不振。 ・腐酸臭がする噯気や悪心嘔吐および下痢をする。	・食欲不振。 ・ストレスや精神的刺激により誘発されたり悪化する。	・食欲が次第に低下する。 ・疲労時に食欲不振が悪化する。
随伴症状	口が粘る、口渇するが飲みたくない、悪心・嘔吐、泥状便（すっきり排便できない）、小便黄赤など。	胃脘痛（脹痛）、吐くと胃脘痛は軽減する、胃脘部拒按、厭食、矢気など。	胸脇部や胃脘部の脹満感や脹痛、呃逆、噯気、呑酸、嘈雑、矢気、口苦、易怒、イライラ感など。	疲労感、無力感、元気がない、懶言、多食はできない、食後腹脹、泥状便、面色萎黄など。
舌脈	舌苔－白膩または黄膩。 脈－濡数など。	舌苔－厚膩。 脈－滑、弦滑など。	舌質－紅。舌苔－白薄。 脈－弦。	舌質－淡、胖、歯痕。舌苔－白薄。 脈－虚、弱など。
弁証	脾胃湿熱	胃脘食滞	肝胃不和	脾胃気虚
治法	清熱利湿	消食導滞	疏肝理気、和胃暢中	補益脾胃
取穴例	・豊隆（瀉法）、陰陵泉（瀉法）－燥湿化痰、理気和中 ・中脘（瀉法）－去痰降濁	・下脘（瀉法）－消食導滞 ・足三里（瀉法）、中脘（瀉法）－通降胃気、消積導滞	・太衝（瀉法）－疏肝理気 ・内関（瀉法）、公孫（瀉法）－和胃降逆 ・上脘（瀉法）－理気和胃	・脾兪（補法）－健脾益気 ・中脘（補法）、足三里（補法）－補中益気
病因・病機	脂濃いものや甘いもの、味の濃いものの過食やアルコールの常飲、外界の湿邪の侵襲などによって生じた湿熱が脾胃に阻滞し、その影響で胃の受納作用を失調させるために食欲不振となる。	暴飲暴食をする、不衛生なものを飲食する、あるいは冷たいものや生もの、甘いもの、味の濃いものや油ものを摂りすぎたために食滞が生じて胃気不降となり、胃の受納作用が失調するために食欲不振となる。	長期にわたってストレスを感じたり、精神的な抑鬱感が続いたり、突然強い精神的な刺激を受けることにより、あるいは陰血不足の状態が長引くために肝気鬱結となり、その影響で肝気が横逆して胃を犯し、胃の和降作用を失調させたために食欲不振となる。	飲食不節、思慮過度、疲労や過労、久病などによって脾胃気虚となると、胃の受納作用も低下するために食欲不振となる。

おこる場合は病態とは言えず、下記のような全身症状を伴い、なおかつ、継続的に続く場合を病態とすべきである。

	胃気虚寒	脾腎陽虚	胃陰虚
鑑別点	・食欲不振。 ・空腹感を感じない。 ・食物の味がない。 ・食欲不振は、冷えると悪化し、暖めると軽減する。	・食欲不振、空腹感を感じない、食物の味がない。 ・食欲不振は、冷えると悪化し、暖めると軽減する。	・空腹感があるが食べられない。
随伴症状	空腹時に胃脘痛（隠痛、喜按、喜温）がおこりやすく暖かいものを摂ると痛みは軽減する、多食はできない、寒がる、身体消痩など。	寒がる、四肢や腰腹部の冷え、未消化便を下痢する、五更泄瀉、小便不利、下腹部冷痛、浮腫、腰膝酸軟、顔色が白い、倦怠無力感など。	乾嘔、胃脘部灼熱感または不快感、口渇少飲、便秘、消痩など。
舌脈	舌質−淡、胖。舌苔−白。脈−沈弱または細など。	舌質−淡、胖大。舌苔−白薄。脈−沈遅で無力など。	舌質−紅。舌苔−光剥。脈−細数など。
弁証	胃気虚寒	脾腎陽虚	胃陰虚
治法	健胃温中	温補脾腎	滋養胃陰、和胃
取穴例	・神闕（棒灸）−温散寒邪 ・中脘（灸または灸頭鍼（補法））−温陽益胃 ・胃兪（補法）、脾兪（補法）−健脾益胃	・関元（灸または灸頭鍼（補法））、脾兪（補法）−温補脾腎 ・中脘（補法）、胃兪（補法）−補益胃気	・内庭（瀉法）−清泄胃熱 ・中脘（補法）、足三里（補法）−益気健中 ・復溜（補法）−補益腎陰
病因・病機	生ものや冷たいものを食べすぎたため、または寒いところに長くいたり身体を冷やす、あるいは疲労倦怠などによって次第に胃気を損傷して内寒が生じたために胃気虚寒となり、その影響で胃の受納作用が失調するために食欲不振となる。	労倦内傷、久病虚損、久瀉久痢、房室過度などによって脾気と腎気がともに虚して腎陽が脾陽を温煦できなくなると、胃の受納作用も低下するために食欲不振となる。	辛いものの食べ過ぎ、熱病による津液の損傷、慢性の胃病による陰血の損傷などによって胃が濡養されなくなり、その影響で胃の和降作用が失調したために食欲不振となる。

✤ 食欲不振
─ 鑑別と治療のポイント ─

　中医における重要な治療原則の一つに"胃気の保護"がある。

　これは食欲が低下すると栄養の吸収も低下し、水穀の精微から化生される気血が減少することによる身体の機能低下を防ぐためである。胃気が充実しているということは、身体を隅々まで栄養する基本となる。

　なお、問診時に食欲に関して聞く際には、食欲があるかないかだけではなく、食欲があって"おいしく"食べられるかどうかを確認すべきである。

◎脾胃湿熱

　脾胃湿熱によるものは、湿邪が中焦に阻滞するためにおこり、上腹部のつかえや膨満感を伴い、口が粘る、口渇するが飲みたくない、泥状便などの症状を伴うことが鑑別のポイントとなる。ただし、熱が強い湿熱の状態となると、口渇多飲となり小便は黄赤となる。また、脂濃いものや甘いもの、味の濃いものの過食やアルコールの摂取などにより上記症状は悪化する。

　治療は、豊隆と陰陵泉に瀉法を行って燥湿化痰を、また中脘にも瀉法を行うと去痰消積の効がある。湿熱が取れにくい場合には、利尿と清熱利湿を目的に中極に瀉法を行うとよい。

◎胃脘食滞

　胃脘食滞によるものは、噯気や悪心嘔吐、下痢に腐酸臭を伴い、厭食となり、噯気や矢気をするあるいは吐くと胃脘部の脹痛や脹満が軽減することが鑑別のポイントとなる。

　治療は、下脘に瀉法を行って消食導滞を図り、足三里や中脘など通降胃気（和胃降濁）の作用のある穴に瀉法を行って胃気を降ろすとよい。

◎肝胃不和

　肝胃不和によるものの鑑別のポイントは、悪心嘔吐、噯気、呑酸が頻発して食欲不振となり、胸脇部や胃脘部の脹満感や脹痛、易怒、イライラ感などの肝気欝結の症状を伴うことである。また、上記の胃の症状は、ストレスを感じたり、情緒の変化によって悪化することも特徴の一つである。

　治療は、太衝で疏肝理気を図り、内関と公孫を組み合わせて和胃降逆を図り、上脘を加穴すると和胃暢中の作用がある。手技は全て瀉法である。

　ただし、これら四穴は補気の作用はない。素体は気虚のタイプ、あるいは気虚の症状を伴うタイプ、久病のために気虚となっているタイプにこの施術を行うと、かえって気虚を強めてしまうので、その場合には内関と公孫、上脘の取穴はせずに中脘への先瀉後補に変更

する。あるいはまずは脾兪や胃兪、足三里などに健脾益気を図った後に疏肝理気を行う。状態に合わせて使い分けるべきである。

◎脾胃気虚

脾胃気虚によるものは、食欲が次第に低下する、肉体疲労や精神疲労によって食欲低下が悪化する、多食をすると悪心嘔吐がおこる。また、気虚の症状である、腹部の下墜感、脱力感や全身の倦怠感や無力感、懶言などを伴うことが鑑別のポイントとなる。

治療は、脾兪で健脾益気を図り、足三里、中脘で補中益気を図るとよい。手技は全て補法である。また、これらの穴に温法を行うことも有効なことが多いが、のぼせや顔面紅潮などが出現しない程度に行うべきである。

◎胃気虚寒

胃気虚寒によるものは、冷えると食欲不振が悪化し、暖めると軽減する、空腹時に胃脘痛（隠痛、喜温、喜按）がおこり暖かいものを摂ると胃脘痛は軽減することに加え脾胃気虚の症状を伴うことが鑑別のポイントとなる。

治療は、神闕に棒灸などの温法を行うと中焦および下焦の温養を図ることができる。また中脘に灸頭鍼や棒灸を行うと胃を暖めることができる。同時に脾兪、胃兪などに補法を行い脾胃を補うとよい。

◎脾腎陽虚

脾腎陽虚によるものは、冷えると食欲不振が悪化し暖めると軽減することに加え、寒がる、四肢や腰腹部の冷え、未消化便の下痢や五更泄瀉、腰膝酸軟、倦怠無力感など脾腎陽虚の症状を伴うことが鑑別のポイントとなる。

治療は、関元と脾兪に灸や灸頭鍼を行って脾腎を暖め、中脘や胃兪で胃気を補うとよい。鍼の手技は全て補法である。

◎胃陰虚

胃陰虚によるものは、空腹感があるのに食べられない、乾嘔、胃脘部灼熱感または不快感、口渇少飲、便秘、身体消痩など胃陰虚の症状を伴うことが鑑別のポイントとなる。

治療は、内庭で胃熱を清し、中脘や足三里などで中焦を補い、太谿などで腎陰を補うとよい。ただし、胃脘部の不快感が強い、あるいは拒按となっているなど実証の状態の場合には中脘、足三里には瀉法を行い通降胃気を図った方がよい。

悪心嘔吐 おしんおうと

悪心・嘔吐は、胃気不降となって飲食物が上逆するためにおこる。悪心は、吐き気を感じるのに吐けず、吐き気が止まないことで泛悪ともいう。嘔吐は、ゲェーと声を出して物を吐出すること（有声有物）である。嘔吐にはほとんどの場合悪心を伴うことが多いが、悪心には嘔吐を伴う

	胃脘食滞	痰濁阻滞	肝胃不和	風寒
鑑別点	・急激に腐酸臭物を嘔吐する。 ・腹部脹満感あるいは脹痛が強く（拒按）、嘔吐のあとこれらは軽減する。	・清水や痰涎を嘔吐する。 ・脂濃いものや甘いもの、味の濃いものなどを過食すると悪心嘔吐がおこる。	・急激におこる悪心嘔吐。 ・ストレスや精神的刺激により誘発されたり悪化する。	・急激におこる悪心嘔吐。
随伴症状	腐酸臭がする噯気や下痢をする、厭食、矢気など。	胸苦しい、水分を飲むと吐く、食欲不振、手足や陰部の湿り、浮腫、痰が多い、頭重、身重感、めまいなど。	胸脇部や胃脘部の脹満感や脹痛、呃逆、噯気、呑酸、嘈雑、矢気、口苦、易怒、イライラ感など。	悪寒、発熱、無汗、頭痛、身体痛、痰や鼻水は透明で水様などの風寒証の症状を伴う。
舌脈	舌苔–厚膩。 脈–滑、弦滑など。	舌苔–白膩。 脈–滑など。	舌質–紅。舌苔–白薄。 脈–弦。	舌苔–白薄。 脈–浮緊。
弁証	胃脘食滞	痰濁阻滞	肝胃不和	風寒
治法	消食導滞、降逆止嘔	去痰降濁、和胃止嘔	疏肝理気、降逆止嘔	去風散寒、和胃止嘔
取穴例	・下脘（瀉法）–和胃導滞 ・内関（瀉法）、中脘（瀉法）、足三里（瀉法）–理気和胃、降逆止嘔	・豊隆（瀉法）、陰陵泉（瀉法）–燥湿化痰 ・内関（瀉法）、中脘（瀉法）、足三里（瀉法）–理気和胃、降逆止嘔	・太衝（瀉法）–疏肝理気 ・内関（瀉法）、公孫（瀉法）–和胃降逆 ・上脘（瀉法）–理気和胃	・風池（瀉法）–去風 ・外関（瀉法または灸頭鍼（瀉法））–散寒解表
病因・病機	暴飲暴食をする、不衛生なものを飲食する、あるいは冷たいものや生もの、甘いもの、味の濃いものや油ものを摂りすぎたために食滞が生じ、胃気が上逆するために悪心や嘔吐がおこる。	脂濃いものや甘いもの、味の濃いものの過食やアルコールの常飲、外界の湿邪、あるいは肝臓気滞から痰湿阻滞を引きおこすなどによって生じた痰湿が、中焦に阻滞して胃の和降作用を乱すために悪心や嘔吐がおこる。	長期にわたってストレスを感じたり、精神的な抑鬱感が続いたり、突然強い精神的な刺激を受けることにより、あるいは陰血不足の状態が長引くために肝気鬱結となり、その影響で肝気が横逆して胃を犯し、胃の和降作用を失調させたために悪心や嘔吐がおこる。	風寒の邪が直接胃に侵襲し、胃の和降作用を失調させるために悪心嘔吐がおこる。

とは限らない。しかし、悪心も嘔吐も胃気上逆という共通の病因によっておこるため、本項では同時に述べる。

	寒邪犯胃	胃気虚寒	脾胃気虚	胃陰虚
鑑別点	・急激におこる悪心嘔吐。 ・冷えると症状は悪化し、暖めると軽減する。 ・上腹部や心窩部の強い痛みを伴うことが多い（拒按）。	・食後しばらくして悪心嘔吐となるが吐物は少ない。 ・身体を冷したり、冷たい物の飲食によって悪化し、暖めると軽減する。	・少量の飲食で悪心や嘔吐がおこる。 ・疲労時に悪心嘔吐が悪化する ・病程は長く反復しておこる。	・悪心嘔吐あるいは乾嘔。
随伴症状	腹部冷痛（拒按喜温）、腸鳴、下痢（水様便）、腹脹、食欲不振など。	空腹時に胃脘痛（隠痛、喜按、喜温）がおこりやすく暖かいものを摂ると痛みは軽減する、冷えると悪化する、多食はできない、寒がる、身体消痩など。	疲労感、無力感、元気がない、懶言、食欲不振、食後腹脹、泥状便、面色萎黄など。	食欲はあるが食べられない、胃脘部灼熱感または不快感、口渇少飲、便秘、消痩など。
舌脈	舌質－淡紅。舌苔－白薄など。 脈－沈緊など。	舌質－淡、胖など。舌苔－薄白。 脈－緩、細など。	舌質－淡、胖、歯痕。舌苔－白薄。 脈－虚、弱など。	舌質－紅。舌苔－光剝。 脈－細数など。
弁証	寒邪犯胃	胃気虚寒	脾胃気虚	胃陰虚
治法	温中散寒、降逆止嘔	健胃温中、止嘔	補益脾胃、止嘔	滋養胃陰、和胃止嘔
取穴例	・神闕（棒灸）－温散寒邪 ・中脘（瀉法）、足三里（灸または灸頭鍼（瀉法））－温胃、通降胃気。	・神闕（棒灸）－温散寒邪 ・中脘（灸または灸頭鍼（補法））－温陽益胃 ・胃兪（補法）、脾兪（補法）－健脾益胃	・脾兪（補法）－健脾益気 ・中脘（補法）、足三里（補法）－補中益気	・内庭（瀉法）－清泄胃熱 ・中脘（補法）、足三里（補法）－益気健中 ・太谿（補法）－補益腎陰
病因・病機	急激に身体を冷やしたため、あるいは一度に多量の生ものや冷たいものを食べすぎたために寒邪が中焦に直中し、胃の和降作用が失調したために悪心や嘔吐がおこる。	生ものや冷たいものを食べすぎたため、または寒いところに長くいたり身体を冷やす、あるいは疲労倦怠などによって次第に胃気を損傷して内寒が生じたために胃気虚寒となり、そのために胃の和降作用が失調すると悪心や嘔吐がおこる。	飲食不節、思慮過度、疲労や過労、久病などによって脾胃気虚となると運化作用が失調して水穀が中焦に停滞し、胃気が降濁できずに上逆するために悪心や嘔吐がおこる。	辛いものの食べ過ぎ、熱病による津液の損傷、慢性の胃病による陰血の損傷などによって胃が濡養されなくなり、その影響で胃の和降作用が失調したために悪心や嘔吐がおこる。

悪心嘔吐
― 鑑別と治療のポイント ―

　悪心・嘔吐は、胃気が不降となって上逆するためにおこるため、病態としては実証によるものが多いが虚証でもおこる。随伴症状から鑑別するとよい。中医では悪心・嘔吐に対する固定処方として内関、中脘、足三里に瀉法を行う。

　内関は胃心胸の理気の作用がある。中脘、足三里を組み合わせると通降胃気、消食導滞の作用があり、これら三穴に瀉法を行うと理気和胃、降逆止嘔の効となる。実証の悪心・嘔吐には大変効果があるものの、虚証によるものには注意が必要である。

　内関の作用は理気和胃であり補気の作用はない。虚がベースでも胃心胸の気滞が存在するときには軽めの瀉法を行うことが有効なこともあるが、強めの瀉法はかえって胃心胸の虚を強めてしまうため、注意が必要である。虚が原因の場合には中脘、足三里に補法を行って補中益気を図るとよい。

◎胃脘食滞

　胃脘食滞によるものは、急激に腐酸臭物を嘔吐し、噯気や下痢も腐酸臭となる。また、厭食となり、胃脘部の脹痛や脹満があるが、噯気や矢気をするあるいは吐くとそれらは軽減することが鑑別のポイントであり、また、実証であるため、胃脘部を押圧すると悪心・嘔吐は悪化する。

　治療は、下脘に瀉法を行って消食導滞を図り、内関、中脘、足三里に瀉法を行う。

◎痰濁阻滞

　痰濁阻滞によるものは、胸苦しいあるいは脘腹が痞えるような悪心を感じる、清水や痰涎を嘔吐する、あるいは脂濃いものや甘いものの味の濃いものを食すると悪心・嘔吐がおこることが特徴で、水分を飲むと気分が悪くなるあるいは吐く、手足の湿り感、身重感などを伴うことが鑑別のポイントである。

　治療は、豊隆、陰陵泉に瀉法を行って燥湿化痰を図り、内関、中脘、足三里に瀉法を行う。

◎肝胃不和

　肝胃不和によるものは、ストレスを感じたり、精神的刺激や情緒の変化によって急激におこる悪心・嘔吐である。胸脇部や胃脘部の脹満感や脹痛、易怒、イライラ感などの肝気鬱結の症状を伴うことが鑑別のポイントである。

　治療は、太衝などで疏肝理気を図り、内関と公孫を組み合わせて和胃降逆を図り、上脘を加穴すると和胃暢中の作用がある。手技は全て瀉法である。

　ただし、これら四穴は補気の作用はない。素体は気虚のタイプ、あるいは気虚の症状を伴うタイプ、久病のために気虚となっている

タイプにこの施術を行うと、かえって気虚を強めてしまうので、その場合には内関と公孫、上脘の取穴は中脘への先瀉後補に変更する、あるいはまずは脾兪や胃兪、足三里などで健脾益気を図った後に疏肝理気を行うとよい。状態に合わせて使い分けるべきである。

◎風寒

風寒によるものは、風寒の侵襲によって急激におこる悪心・嘔吐である。鑑別のポイントは、悪寒発熱、無汗、頭痛、身体痛などの風寒による症状を伴うことがポイントである。

治療は、風池で去風、外関で解表を図る。手技は全て瀉法を行う。

◎寒邪犯胃

寒邪犯胃によるものは、冷たい物の飲食により、あるいは外界の寒邪によって急激に身体を冷やすことによっておこる実寒証である。突然おこる胃脘痛に伴い、腸鳴、水様便を下痢することが多く、腹部は拒按となる、また寒邪が阻滞しているために、これらの症状は冷やすと悪化し暖めると軽減することが鑑別のポイントである。

治療は、神闕に棒灸などの温法を行い、中脘、足三里で通降胃気を図るとよい。

◎胃気虚寒

胃気虚寒によるものは、身体を冷やしたり、冷たい物の飲食などによって悪心・嘔吐が出現したり悪化し、暖めると軽減する。空腹時に胃脘痛（隠痛、喜温、喜按）がおこり、暖かいものを摂ると胃脘痛は軽減することに加え、脾胃気虚の症状を伴うことが鑑別のポイントである。

治療は、神闕に棒灸などの温法を行うと同時に、中脘に灸頭鍼や棒灸を行って胃を暖め、さらに脾兪、胃兪などで脾胃を補うとよい。

◎脾胃気虚

脾胃気虚によるものは、少量の飲食でも悪心・嘔吐がおこり、肉体疲労や精神疲労によって悪化する。また、気虚の症状である、脱力感や全身の倦怠感や無力感、懶言、食欲不振などを伴うことが鑑別のポイントとなる。

治療は、脾兪で健脾益気を図り、足三里、中脘で補中益気を図るとよい。手技は全て補法である。また、これらの穴に温法を行うことも有効なことが多いが、のぼせや顔面紅潮などが出現しない程度に行うべきである。

◎胃陰虚

胃陰虚によるものは、悪心・嘔吐あるいは乾嘔となり、空腹感があるのに食べられない、胃脘部灼熱感または不快感、口渇少飲、便秘、身体消痩など胃陰虚の症状を伴うことが鑑別のポイントとなる。

治療は、内庭で胃熱を清し、中脘や足三里などで中焦を補い、太谿などで腎陰を補うとよい。ただし、胃脘部の不快感が強い、あるいは拒按となっているなど実証の状態の場合には中脘、足三里には瀉法を行い通降胃気を図った方がよい。

✳︎ からえずき（乾嘔）(かんおう)

　からえずきは、ゲエーッと嘔するが吐物がないもの（無物有声）、あるいは少量のつばやよだれしか吐かないものをいい、中医では乾嘔という。似た症状で"悪心""嘔吐"があるが、悪心

	胃脘食滞	肝胃不和	胃熱
鑑別点	・腐酸臭のする乾嘔。 ・吐きたいが吐けない。	・乾嘔はストレスや精神的刺激により誘発されたり悪化する。	・頻繁に乾嘔があり、音に力がある。 ・胃脘部の灼熱感や不快感を伴う。
随伴症状	胃脘痛（脹痛）、吐けると乾嘔や胃脘痛は軽減する、胃脘部拒按、腐酸臭がする噯気や下痢をする、厭食、矢気など。	胸脇部や胃脘部の脹満感や脹痛、呃逆、噯気、矢気、呑酸、嘈雑、口苦、易怒、イライラ感など。	口渇少飲（冷飲を好む）、口臭、呑酸、口苦、便秘、小便黄赤、歯齦出血など。
舌脈	舌苔−厚膩。 脈−滑、弦滑など。	舌質−紅。舌苔−白薄。 脈−弦。	舌質−紅。舌苔−黄。 脈−数、滑数など。
弁証	胃脘食滞	肝胃不和	胃熱
治法	消食導滞、和胃降逆	疏肝和胃、降逆	清泄胃熱、降逆止嘔
取穴例	・下脘（瀉法）−和胃導滞 ・内関（瀉法）、中脘（瀉法）、足三里（瀉法）−理気和胃、消積導滞。	・太衝（瀉法）−疏肝理気 ・内関（瀉法）、公孫（瀉法）−和胃降逆 ・上脘（瀉法）−理気和胃	・内庭（瀉法）、合谷（瀉法）−清陽明実熱 ・足三里（瀉法）、中脘（瀉法）−通降胃気
病因・病機	暴飲暴食をする、不衛生なものを飲食する、あるいは冷たいものや生もの、甘いもの、味の濃いものや油ものを摂りすぎたために食滞が生じ、胃の和降作用を失調させるために乾嘔がおこる。	長期にわたってストレスを感じたり、精神的な抑鬱感が続いたり、突然強い精神的な刺激を受けることにより、あるいは陰血不足の状態が長引くために肝気鬱結となり、その影響で肝気が横逆して胃を犯し、胃の和降作用を失調させたために乾嘔がおこる。	辛いもの、油濃いものや味の濃いものの過食や、アルコールの常飲などによって胃の気機が阻滞して化熱する、あるいは外感や内傷の熱邪が胃に停滞するために胃熱が生じ、その影響で胃の和降作用が失調したために乾嘔がおこる。

は吐きそうで吐かず「無物無声」の状態であり、嘔吐は「有物有声」で、ものを吐出することである。

	寒邪犯胃	胃気虚寒	胃陰虚
鑑別点	・乾嘔。 ・腹部は拒按となる。 ・冷えると乾嘔は頻繁となり暖めると軽減する。	・乾嘔。 ・音は弱い事が多い。 ・身体を冷やしたり、冷たい物の飲食によって悪化し、腹部を押さえたり、暖めたり、食事を摂ると軽減する。	・乾嘔。 ・胃脘部灼熱感あるいは不快感を伴う。
随伴症状	腹部冷痛（拒按喜温）、腸鳴、下痢（水様便）、腹脹、食欲不振など。	空腹時に胃脘痛（隠痛、喜按、喜温）がおこりやすく暖かいものを摂ると痛みは軽減し、冷やすと悪化する、多食はできない、寒がる、身体消痩など。	食欲はあるが食べられない、口渇少飲、便秘、消痩など。
舌脈	舌質−淡紅。舌苔−白薄など。 脈−沈緊など。	舌質−淡、胖など。舌苔−薄白。 脈−緩、細など。	舌質−紅。舌苔−光剥。 脈−細数など。
弁証	寒邪犯胃	胃気虚寒	胃陰虚
治法	温中散寒、和胃降逆	健胃温中	滋養胃陰、和胃止嘔
取穴例	・神闕（棒灸）−温散寒邪 ・足三里（棒灸または灸頭鍼（瀉法））−温胃導滞 ・上脘（瀉法）−理気和胃	・神闕（棒灸）−温散寒邪 ・中脘（灸または灸頭鍼（補法））−温陽益胃 ・胃兪（補法）脾兪（補法）−健脾益胃	・内庭（瀉法）−清泄胃熱 ・中脘（補法）、足三里（補法）−益気健中 ・太谿（補法）−補益腎陰
病因・病機	急激に身体を冷やしたため、あるいは一度に多量の生ものや冷たいものを食べすぎたために寒邪が中焦に直中し、胃の和降作用が失調したために乾嘔がおこる。	生ものや冷たいものを食べすぎたため、または寒いところに長くいたり身体を冷やす、あるいは疲労倦怠などによって次第に胃気を損傷して内寒が生じたために胃気虚寒となり、そのために胃の和降作用が失調すると乾嘔となる。	辛いものの食べ過ぎ、熱病による津液の損傷、慢性の胃病による陰血の損傷などによって胃が濡養されなくなり、その影響で胃の和降作用が失調したために乾嘔となる。

✤ からえずき（乾嘔）
── 鑑別と治療のポイント ──

　乾嘔も、悪心・嘔吐と同様に胃気が不降となるためにおこる。
悪心・嘔吐と病態および病因病機はほぼ同じであるため、同じ治療法を適用できる。

◎胃脘食滞

　胃脘食滞によるものは、腐酸臭のする音の大きな乾嘔が続く。また噯気や下痢にも腐酸臭を伴う。厭食となり、胃脘部の脹痛や脹満があるが、噯気や矢気あるいは吐くとそれらの症状は軽減することが鑑別のポイントとなる。

　治療は、下脘に瀉法を行って消食導滞を図り、内関、中脘、足三里に瀉法を行う。

◎肝胃不和

　肝胃不和によるものは、ストレスを感じたり、精神的刺激や情緒の変化によって誘発されたり悪化する乾嘔であり、また、胸脇部や胃脘部の脹満感や脹痛、易怒、イライラ感などの肝気鬱結の症状を伴うことが鑑別のポイントである。

　治療は、太衝などで疏肝理気を図り、内関と公孫を組み合わせて和胃降逆を図り、上脘で和胃暢中を図るとよい。手技は全て瀉法である。ただし、これら四穴は補気の作用はない。

　素体は気虚のタイプ、あるいは気虚の症状を伴うタイプ、久病のために気虚となっているタイプにこの施術を行うと、かえって気虚を強めてしまうので、その場合には内関と公孫、上脘の取穴はせずに中脘に先瀉後補を行う、あるいは脾兪や胃兪、足三里などで健脾益気を図った後に太衝など疏肝理気の配穴を行う。状態に合わせて使い分けるべきである。

◎胃熱

　胃熱によるものの特徴は、胃脘部の灼熱感や不快感を感じる、実証であるので音に力のある乾嘔となる。また、口渇して冷たい物を欲するが多飲できない、口臭、呑酸、口苦、便秘、尿が濃いなど胃熱による症状が鑑別のポイントとなる。

　治療は、内庭と合谷を組み合わせて陽明に停滞している鬱熱を取り、足三里と中脘で通降胃気を図る。手技はすべて瀉法である。

◎寒邪犯胃

　寒邪犯胃によるものは、冷たい物の飲食により、あるいは外界の寒邪によって急激に身体を冷やすことによっておこる実寒証である。突然おこる胃脘痛に伴い、腸鳴、水様便を下痢することが多く、腹部は拒按となる、また寒邪が阻滞しているために、これらの症状は冷やすと悪化し暖めると軽減することが鑑別のポイントである。

治療は、神闕に棒灸などの温法を行い、足三里に温法あるいは灸頭鍼を行って温胃導滞を図り、上脘で理気和胃を図る。鍼の手技はすべて瀉法である。

◎胃気虚寒

胃気虚寒によるものは、身体を冷やしたり、冷たい物の飲食などによって乾嘔が出現あるいは悪化し、暖めると軽減する。虚証であるので乾嘔の音は小さい。空腹時に胃脘痛（隠痛、喜温、喜按）がおこり暖かいものを摂ると胃脘痛は軽減することに加え、食欲不振など脾胃気虚の症状を伴うことが鑑別のポイントとなる。

治療は、神闕に棒灸などの温法を行うと同時に、中脘に灸頭鍼や棒灸を行って胃を暖め、さらに脾兪、胃兪などで脾胃を補うとよい。

◎胃陰虚

胃陰虚によるものは、乾嘔となり、空腹感があるのに食べられない、胃脘部灼熱感または不快感、口渇少飲、便秘、身体消痩など胃陰虚の症状を伴うことが鑑別のポイントとなる。

治療は、内庭で胃熱を清し、中脘や足三里などで中焦を補い、太谿などで腎陰を補うとよい。

ただし、胃脘部の不快感が強い、または拒按となっているなど実証の状態の場合には中脘、足三里には瀉法を行い、まず先に通降胃気を図った方がよい。また、胃脘部の灼熱感がない場合には、内庭は取穴しなくてもよい。

乾嘔の中医学における基本的な分類及び鑑別点は、以上であるが、痰濁阻滞あるいは脾胃気虚などによっておこることもあり得る。

痰濁阻滞によるものは、胸苦しいあるいは脘腹が痞えるような悪心を感じる、あるいは脂濃いものや甘いもの味の濃いものを食すると乾嘔がおこることが特徴で、治療は、豊隆、陰陵泉に瀉法を行って燥湿化痰を図り、内関、中脘、足三里に瀉法を行って和胃降濁を図るとよい。

脾胃の気虚によるものは、少量の飲食や、肉体疲労や精神疲労によって乾嘔がおこり、また、気虚の症状である、食欲不振、脱力感や全身の倦怠感や無力感、懶言などを伴うことが鑑別のポイントとなる。

治療は、脾兪で健脾益気を図り、足三里、中脘で補中益気を図るとよい。手技は全て補法である。

また、これらの穴に温法を行うことも有効なことが多いが、のぼせや顔面紅潮などが出現しない程度に行うべきである。

のどに酸っぱい液体がこみ上げる（呑酸）(どんさん)

本症は、咽喉や口中に酸っぱい液体がこみ上げるが吐かず、飲み込むと酸味のために咽喉や胸部に不快感を感じる症状を指し、中医では呑酸という。

	肝胃不和	胃脘食滞	寒湿阻滞
鑑別点	・呑酸。 ・ストレスや精神的刺激により誘発されたり悪化する。	・呑酸。 ・食物の臭いがしたり腐酸臭のある噯気を伴う。	・呑酸。 ・腹部の冷感を伴う。 ・身体を冷やすと呑酸は頻繁となり、暖めると軽減する。
随伴症状	胸脇部や胃脘部の脹満感や脹痛、呃逆、噯気、嘈雑、矢気、口苦、易怒、イライラ感など。	胃脘痛（脹痛）、吐くと胃脘痛は軽減する、胃脘部拒按、悪心嘔吐や下痢も腐酸臭がする、厭食、矢気など。	寒がる、小便不利、浮腫、食欲不振、腹脹または腹痛、泥状便〜水様便、胸や腹がつかえて脹る、水様物の嘔吐など。
舌脈	舌質−紅。舌苔−白薄。 脈−弦。	舌苔−厚膩。 脈−滑、弦滑など。	舌質−淡。舌苔−白膩。 脈−濡、緩など。
弁証	肝胃不和	胃脘食滞	寒湿阻滞
治法	疏肝理気、和胃暢中	消食導滞	温化化湿、理気和中
取穴例	・太衝（瀉法）−疏肝理気 ・内関（瀉法）、公孫（瀉法）−和胃降逆 ・上脘（瀉法）−理気和胃	・下脘（瀉法）−消食導滞 ・足三里（瀉法）、中脘（瀉法）−通降胃気、消積導滞	・神闕（棒灸）−温散寒邪 ・中脘（灸または灸頭鍼（瀉法））−暖胃逐邪 ・足三里（瀉法）−和胃通暢
病因・病機	長期にわたってストレスを感じたり、精神的な抑欝感が続いたり、突然強い精神的な刺激を受けることにより、あるいは陰血不足の状態が長引くために肝気鬱結となり、その影響で肝気が横逆して胃を犯し、胃の和降作用を失調させたために呑酸がおこる。	暴飲暴食をする、不衛生なものを飲食する、あるいは冷たいものや生もの、甘いもの、味の濃いものや油ものを摂りすぎたために食滞が生じ、胃気が降りなくなるために呑酸がおこる。	生ものや冷たいものの過食、雨に打たれて身体を冷やす、長期間の湿地での生活などによって寒湿の邪が中焦に停滞し、胃の和降作用が失調したために呑酸がおこる。

のどに酸っぱい液体がこみ上げる（呑酸）
― 鑑別と治療のポイント ―

呑酸も、胃気が不降となって上逆するためにおこる。

◎肝胃不和

肝胃不和によるものは、ストレスを感じたり、精神的刺激や情緒の変化によって急激におこる呑酸であり、また、胸脇部や胃脘部の脹満感や脹痛、易怒、イライラ感などの肝気鬱結の症状を伴うことが鑑別のポイントである。

治療は、太衝などで疏肝理気を図り、内関と公孫を組み合わせて理気和胃を図り、上脘を加穴すると和胃暢中の作用がある。手技は全て瀉法である。

ただし、これら四穴は補気の作用はない。素体は気虚のタイプ、あるいは気虚の症状を伴うタイプ、久病のために気虚となっているタイプにこの施術を行うと、かえって気虚を強めてしまうので、その場合には内関と公孫、上脘の取穴はせずに中脘に先瀉後補に変更する、あるいはまずは脾兪や胃兪、足三里などに健脾益気を図った後に疏肝理気を行うとよい。状態に合わせて使い分けるべきである。

◎胃脘食滞

胃脘食滞によるものは、食物の臭いがしたり、腐酸臭のする噯気を伴い、噯気や下痢にも腐酸臭がする。また、厭食となり、胃脘部の脹痛や脹満があるが、噯気や矢気をするあるいは吐くとそれらは軽減することが鑑別のポイントとなる。

治療は、下脘に瀉法を行って消食導滞を図り、足三里、中脘に瀉法を行い通降胃気を図るとよい。

◎寒湿阻滞

寒湿阻滞によるものは、生ものや冷たい物の過食、身体を冷やすと呑酸が誘発・悪化し、身体を暖めると軽減する。また、腹脹や腹痛（冷痛や絞痛）、泥状便〜水様便、浮腫みやすい、寒がるなどの寒湿の症状を伴うことが鑑別のポイントとなる。

治療は、神闕に棒灸などの温法を行うと同時に、中脘に灸頭鍼や棒灸を行って胃を暖め、足三里で和胃を図る。実証であるので手技は全て瀉法を行う。

なお、浮腫が強い、水様物の嘔吐が頻繁であるなら、利湿を目的に陰陵泉に瀉法を行うとよい。

ゲップが多い（噯気）（あいき）

　本症は、ゲップが出ることを指し、中医では噯気という。ただし、食後や一過性の食べ過ぎなどによりおこり、自然と消退する場合は病態とすべきではなく、継続的に、あるいは下記のような症状を伴う場合に病態とすべきである。

	胃脘食滞	肝胃不和	脾胃気虚
鑑別点	・腐酸。 ・腐酸臭を伴う濁った音のする噯気。	・頻繁で音の高い噯気。 ・ストレスや精神的刺激により誘発されたり悪化する。	・断続的で音が低く、力のない噯気。 ・疲労によって誘発されたり悪化する。
随伴症状	胃脘痛（脹痛）、吐くと胃脘痛は軽減する、胃脘部拒按、腐酸臭がする悪心嘔吐および下痢をする、厭食、矢気など。	胸脇部や胃脘部の脹満感や脹痛、呃逆、吞酸、嘈雑、矢気、口苦、易怒、イライラ感など。	疲労感、無力感、元気がない、懶言、食欲不振、食後腹脹、泥状便、面色萎黄など。
舌脈	舌苔−厚膩。 脈−滑、弦滑など。	舌質−紅。舌苔−白薄。 脈−弦。	舌質−淡、胖、歯痕。舌苔−白薄。 脈−虚、弱など。
弁証	胃脘食滞	肝胃不和	脾胃気虚
治法	消食導滞	疏肝理気、和胃暢中	補益脾胃
取穴例	・下脘（瀉法）−和胃導滞 ・足三里（瀉法）、中脘（瀉法）−通降胃気、消積導滞	・太衝（瀉法）−疏肝理気 ・内関（瀉法）、公孫（瀉法）−理気和胃 ・上脘（瀉法）−和胃降逆	・胃兪（補法）、脾兪（補法）−健脾益気 ・中脘（補法）、足三里（補法）−健脾和胃
病因・病機	暴飲暴食をする、不衛生なものを飲食する、あるいは冷たいものや生もの、甘いもの、味の濃いものや油ものを摂りすぎたために食滞が生じ、胃気が降りなくなるために噯気がおこる。	長期にわたってストレスを感じたり、精神的な抑欝感が続いたり、突然強い精神的な刺激を受けることにより、あるいは陰血不足の状態が長引くために肝気鬱結となり、その影響で肝気が横逆して胃を犯し、胃の和降作用を失調させたために噯気がおこる。	飲食不節、思慮過度、疲労や過労、久病などによって脾胃気虚となると水穀が中焦に阻滞し、胃気が降濁できないために噯気がおこる。

ゲップが多い（噯気）
― 鑑別と治療のポイント ―

　噯気も胃気不降となっておこる。虚実の鑑別のポイントとしては、噯気の音が大きいものは実証、音が小さいものは虚証である。また、実証によるものは、噯気によって胃脘部の脹痛や腸満が減少あるいは消失するが、虚証によるものは変化しないことが多い。

◎胃脘食滞

　胃脘食滞によるものは、腐酸臭を伴う噯気で低く濁った力のある音がする。また胃脘食滞の特徴である、腐酸臭のする悪心・嘔吐、下痢をすることが多い。また、厭食となり、胃脘部の脹痛や脹満があるが、噯気や矢気をするあるいは吐くとそれらは軽減することが鑑別のポイントとなる。

　治療は、下脘に瀉法を行って消食導滞を図り、足三里、中脘に瀉法を行い通降胃気を図るとよい。

◎肝胃不和

　肝胃不和によるものは、頻繁で音の高い噯気が多く、ストレスを感じたり、精神的刺激や情緒の変化によって急激におこる。また、胸脇部や胃脘部の脹満感や脹痛、易怒、イライラ感などの肝気鬱結の症状を伴うことが鑑別のポイントである。

　治療は、太衝などで疏肝理気を図り、内関と公孫を組み合わせて和胃降逆を図り、上脘を加穴すると和胃暢中の作用がある。手技は全て瀉法である。

　ただし、これら四穴は補気の作用はない。素体は気虚のタイプ、あるいは気虚の症状を伴うタイプ、久病のために気虚となっているタイプにこの施術を行うと、かえって気虚を強めてしまうので、その場合には内関と公孫、上脘の取穴は中脘への先瀉後補に変更する、あるいはまずは脾兪や胃兪、足三里などで健脾益気を図った後に疏肝理気を行うとよい。状態に合わせて使い分けるべきである。

◎脾胃気虚

　脾胃気虚によるものは、断続的で音が低く、力のない噯気で、疲労により誘発されたり悪化する。また、気虚の症状である脱力感や全身の倦怠感や無力感、懶言、食欲不振、泥状便、懶言などを伴うことが鑑別のポイントとなる。

　治療は、胃兪や脾兪、足三里、中脘など脾胃を補う穴を取るとよい。手技は全て補法である。

　また、これらの穴に温法を行うことも有効なことが多いが、のぼせや顔面紅潮などが出現しない程度に行うべきである。

しゃっくり（呃逆）（あくぎゃく）

しゃっくりは、中医では呃逆と呼び、胃気上逆によっておこる。

	胃脘食滞	肝胃不和	胃　熱
鑑別点	・腐酸臭をともない、音が大きくはっきりとした呃逆。	・頻繁で音の高い呃逆。 ・ストレスや精神的刺激により誘発されたり悪化する。	・大きくはっきりとした力のある呃逆。 ・胃脘部の灼熱感や不快感を伴う。
随伴症状	胃脘痛（脹痛）、吐くと胃脘痛は軽減する、胃脘部拒按、腐酸臭がする悪心嘔吐および下痢をする、厭食、矢気など。	胸脇部や胃脘部の脹満感や脹痛、呑酸、嘈雑、噯気、矢気、口苦、易怒、イライラ感など。	口渇少飲（冷飲を好む）、口臭、呑酸、口苦、便秘、小便黄赤、歯齦出血など。
舌脈	舌苔—厚膩。 脈—滑、弦滑など。	舌質—紅。舌苔—白薄。 脈—弦。	舌質—紅。舌苔—黄。 脈—数、滑数など。
弁証	胃脘食滞	肝胃不和	胃熱
治法	消食導滞	疏肝和胃、和胃平呃	清泄胃熱、和胃平呃
取穴例	・下脘（瀉法）—和胃導滞 ・中脘（瀉法）—通降胃気 ・内関（瀉法）、膈兪（瀉法）—降逆平呃	・太衝（瀉法）—疏肝理気 ・内関（瀉法）、公孫（瀉法）、膈兪（瀉法）—寛膈理気、降逆平呃	・内庭（瀉法）、合谷（瀉法）—清陽明実熱 ・内関（瀉法）、公孫（瀉法）、膈兪（瀉法）—寛膈理気、降逆平呃
病因・病機	暴飲暴食をする、不衛生なものを飲食する、あるいは冷たいものや生もの、甘いもの、味の濃いものや油ものを摂りすぎたために食滞が生じ、胃気が降りなくなるために呃逆がおこる。	長期にわたってストレスを感じたり、精神的な抑欝感が続いたり、突然強い精神的な刺激を受けることにより、あるいは陰血不足の状態が長引くために肝気欝結となり、その影響で肝気が横逆して胃を犯し、胃の和降作用を失調させたために呃逆がおこる。	辛いもの、油濃いものや味の濃いものの過食や、アルコールの常飲などによって胃の気機が阻滞して化熱する、あるいは外感や内傷の熱邪が胃に停滞するために胃熱が生じ、胃気不降となるために呃逆がおこる。

	胃陰虚	寒邪犯胃	脾腎陽虚
鑑別点	・促迫し、間欠的な呃逆。	・重く力のある呃逆。 ・呃逆は暖めると軽減し、冷えると増強する。	・持続的で微弱な呃逆。 ・呃逆は暖めると軽減し、冷えると増強する。
随伴症状	食欲はあるが食べられない、乾嘔、胃脘部灼熱感または不快感、口渇少飲、便秘、消痩など。	腹部冷痛（拒按、喜温）、腸鳴、下痢（水様便）、腹脹、食欲不振など。	寒がる、四肢や腰腹部の冷え、未消化便を下痢する、五更泄瀉、小便不利、下腹部冷痛、浮腫、腰膝酸軟、顔色が白い、倦怠無力感、食欲不振など。
舌脈	舌質−紅。舌苔−光剥。 脈−細数など。	舌質−淡紅。舌苔−白薄など。 脈−沈緊など。	舌質−淡、胖大。舌苔−白薄。 脈−沈遅で無力など。
弁証	胃陰虚	寒邪犯胃	脾腎陽虚
治法	滋養胃陰、和胃平呃	温中散寒、和胃平呃	温補脾腎
取穴例	・内庭（瀉法）−清泄胃熱 ・中脘（補法）、足三里（補法）−益気健中 ・太谿（補法）−補益腎陰 ・膈兪（補法）−寛胸利膈	・神闕（棒灸）−温散寒邪 ・足三里（棒灸または灸頭鍼（瀉法））−温胃導滞 ・上脘（瀉法）−理気和胃	・関元（灸または灸頭鍼（補法））、脾兪（補法）−温補脾腎 ・中脘（灸または灸頭針（補法））−健胃温中 ・膈兪（補法）−寛胸利膈
病因・病機	辛いものの食べ過ぎ、熱病による津液の損傷、慢性の胃病による陰血の損傷などによって胃が濡養されなくなり、その影響で胃の和降作用が失調したために呃逆がおこる。	急激に身体を冷やしたため、あるいは一度に多量の生ものや冷たいものを食べすぎたために寒邪が中焦に直中し、胃の和降作用が失調したために呃逆がおこる。	労倦内傷、久病虚損、久瀉久痢、房室過度などによって脾気と腎気がともに虚して腎陽が脾陽を温煦できなくなり、その影響で胃の降濁作用が失調したために呃逆がおこる。

しゃっくり（呃逆）
― 鑑別と治療のポイント ―

呃逆も、悪心・嘔吐、乾嘔と同じように胃気不降から胃気上逆を引きおこしたためにおこる病態の一つである。実証では胃脘食滞、肝気鬱結、胃熱、寒邪犯胃（寒邪直中）などによっておこり、虚証では胃陰虚、脾腎陽虚などによっておこる。

簡単な鑑別としては、実証による呃逆は音が大きく、その原因が身体に影響した場合に呃逆が出現したり頻繁となることが多い。それに対して虚証による呃逆は大きい音にはならないが、継続的におこることが多い。
実証によるものにはしっかりと瀉法を行って和胃平呃を図り、虚証によるものは胃気を補う。熱証によるものは清胃瀉火を図り、寒証によるものは温法を用いて中焦を暖めるとよい。

ただし、実証によるものでも病程が長いものは、体力の消耗から気虚の症状を併発する、いわゆる虚実挟雑の形へと発展することもあるので、その場合には和胃平呃を図ると同時に、脾兪や胃兪にて健脾や益胃を図る、中脘や足三里などで補中を図る、あるいはまず先に健脾、益胃を図り体力及び中気を回復させてから原因となっている実証の状態を改善させる必要もあることを念頭に置き、必要に応じて使い分けるべきである。

◎胃脘食滞

胃脘食滞によるものは、腐酸臭を伴い、音が大きくはっきりとした呃逆で、胃脘食滞の特徴でもある腐酸臭のする悪心・嘔吐、下痢をすることが多い。また厭食となり、胃脘部の脹痛や脹満があるが、噯気や矢気をするあるいは吐くとそれらは軽減することが鑑別のポイントとなる。

治療は、下脘に瀉法を行って消食導滞を図り、中脘に瀉法を行い通降胃気を図る。さらに内関、膈兪を組み合わせ降逆平呃を図るとよい。また、内関と公孫の組み合わせも高い効果を期待できる。手技は全て瀉法である。

◎肝胃不和

肝胃不和によるものは、頻繁で音の高い呃逆が多く、ストレスを感じたり、精神的刺激や情緒の変化によって急激におこる。また、胸脇部や胃脘部の脹満感や脹痛、易怒、イライラ感などの肝気鬱結の症状を伴うことが鑑別のポイントである。

治療は、太衝などで疏肝理気を図り、内関と公孫と膈兪を組み合わせて寛膈理気を図るとよい。手技は全て瀉法である。

ただし、これら四穴は補気の作用はないため、呃逆が長引いて体力を消耗しているタイプ、素体は気虚のタイプ、あるいは気虚の症状を伴うタイプに行うと気虚を強めてしまう

ので、その場合には内関と公孫は取穴せず、膈兪に軽い瀉法と中脘に先瀉後補のみにする、あるいは、先に脾兪や胃兪などに補法を行って健脾益気を図る、中脘や足三里などに補法を行って補中益気を図るとよい。状態に合わせて使い分けるべきである。

◎胃熱

　胃熱によるものは、音が大きくはっきりとした力のある呃逆で、胃脘部の灼熱感や不快感を感じることが特徴である。また、胃熱の症状である口渇して冷たい物を欲するが多飲できない、口臭、呑酸、口苦、便秘、小便黄赤などの症状が鑑別のポイントとなる。

　治療は、内庭と合谷を組み合わせて清陽明実熱を図り、内関と公孫と膈兪を組み合わせて寛膈利膈を図るとよい。手技はすべて瀉法となる。

◎胃陰虚

　胃陰虚によるものは、促迫し間欠的な呃逆となり、空腹感があるのに食べられない、胃脘部灼熱感または不快感、口渇少飲、便秘、身体消痩など胃陰虚の症状を伴うことが鑑別のポイントとなる。

　治療は、内庭で胃熱を清し、中脘や足三里などで中焦を補い、復溜などで腎陰を補う、さらに膈兪で胸膈を補うとよい。

　ただし、胃脘部の不快感が強い、あるいは拒按となっているなど実の状態の場合には中脘、足三里には瀉法を行い通降胃気を図った方がよい。

　また、胃脘部の灼熱感がない場合には、内庭は取穴しなくてもよい。

◎寒邪犯胃

　寒邪犯胃によるものは、音が大きく力のある呃逆で、暖めると軽減し、冷えると悪化することが特徴で、冷たい物の飲食によってあるいは外界の寒邪によって急激に身体を冷やすことによっておこる実寒証である。急激におこる腹部冷痛、腸鳴、水様便の下痢を伴うことが多く腹部は拒按となる、また寒邪によっておこっているので、これらの症状は冷やすと悪化し暖めると軽減することが鑑別のポイントである。

　治療は、神闕に棒灸などの温法を行い、足三里に瀉法あるいは灸頭鍼を行って温胃導滞を図り、上脘で理気和胃を図る。鍼の手技はすべて瀉法である。

◎脾腎陽虚

　脾腎陽虚によるものは、持続的だが音が弱い微弱な呃逆となる。また、冷えると悪化し暖めると軽減することに加え、寒がる、四肢や腰腹部の冷え、未消化便の下痢や五更泄瀉、腰膝酸軟、倦怠無力感など脾腎陽虚の症状を伴うことが鑑別のポイントとなる。

　治療は、関元と脾兪に灸や灸頭鍼を行って脾腎を暖め、中脘などで胃気を補い、さらに膈兪で胸膈を補うとよい。手技は全て補法である。

✤ 胸焼け（嘈雑）(そうざつ)

本症は、胃脘部や心窩部に感じる様々な感覚のことを指し、現代医学的には胸焼けに相当する

	胃脘食滞	肝胃不和	胃熱
鑑別点	・嘈雑。 ・腐酸臭がする噯気や悪心嘔吐および下痢をする。	・嘈雑。 ・ストレスや精神的刺激により誘発されたり悪化する。	・嘈雑。 ・上腹部灼熱感を伴う。
随伴症状	胃脘痛（脹痛）、吐くと胃脘痛は軽減する、胃脘部拒按、厭食、矢気など。	胸脇部や胃脘部の脹満感や脹痛、呃逆、噯気、呑酸、口苦、易怒、イライラ感など。	口渇少飲（冷飲を好む）、口臭、呑酸、口苦、便秘、小便黄赤、歯齦出血など。
舌脈	舌苔−厚膩。 脈−滑、弦滑など。	舌質−紅。舌苔−白薄。 脈−弦。	舌質−紅。舌苔−黄。 脈−数、滑数など。
弁証	胃脘食滞	肝胃不和	胃熱
治法	消食導滞	疏肝和胃	清泄胃熱
取穴例	・下脘(瀉法)−消食導滞 ・足三里(瀉法)、中脘(瀉法)−通降胃気、消積導滞	・太衝(瀉法)−疏肝理気 ・内関(瀉法)、公孫(瀉法)−和胃降逆 ・上脘(瀉法)−理気和胃	・内庭(瀉法) ・合谷(瀉法)−清陽明実熱 ・足三里(瀉法)、中脘(瀉法)−通降胃気
病因・病機	暴飲暴食をする、不衛生なものを飲食する、あるいは冷たいものや生もの、甘いもの、味の濃いものや油ものを摂りすぎたために食滞が生じ、胃気が降りなくなるために嘈雑がおこる。	長期にわたってストレスを感じたり、精神的な抑鬱感が続いたり、突然強い精神的な刺激を受けることにより、あるいは陰血不足の状態が長引くために肝気鬱結となり、その影響で肝気が横逆して胃を犯し、胃の和降作用を失調させたために嘈雑がおこる。	辛いもの、脂濃いものや味の濃いものの過食や、アルコールの常飲などによって胃の気機が阻滞して化熱する、あるいは外感や内傷の熱邪が胃に停滞するために胃熱が生じ、その影響で胃気不和となるために嘈雑となる。

症状を指し、中医では嘈雑と呼ぶ。

	痰濁阻滞	寒邪犯胃	胃気虚寒
鑑別点	・嘈雑。 ・脂濃いものや甘いもの、味の濃いものの摂取、アルコールの多飲などによって嘈雑が出現あるいは悪化する。	・嘈雑。 ・身体を冷やしたり、冷たい物の飲食によって悪化し、暖めると軽減する。	・嘈雑。 ・身体を冷やしたり、冷たい物の飲食によって悪化し、押さえたり暖めたり、食事を摂ると軽減する。
随伴症状	胸苦しい、水分を飲むと吐く、食欲不振、手足や陰部の湿り、浮腫、痰が多い、頭重、身重感、めまいなど。	腹部冷痛(拒按、喜温)、腸鳴、下痢(水様便)、腹脹、食欲不振など。	空腹時に胃脘痛(隠痛、喜按、喜温)がおこりやすく暖かいものを摂ると痛みは軽減する、冷えると悪化する、多食はできない、寒がる、身体消痩など。
舌脈	舌苔-白膩。 脈-滑など。	舌質-淡紅。舌苔-白薄など。 脈-沈緊など。	舌質-淡、胖など。舌苔-薄白。 脈-緩、細など。
弁証	痰濁阻滞	寒邪犯胃	胃気虚寒
治法	去痰降濁	温中散寒	健胃温中
取穴例	・豊隆(瀉法)、陰陵泉(瀉法)-燥湿化痰 ・内関(瀉法)、中脘(瀉法)、足三里(瀉法)-理気和胃、降逆止嘔	・神闕(棒灸)-温散寒邪 ・足三里(棒灸または灸頭鍼(瀉法))-温胃導滞 ・上脘(瀉法)-理気和胃	・神闕(棒灸)-温散寒邪 ・中脘(灸または灸頭鍼(補法))-温陽益胃 ・胃兪(補法)、脾兪(補法)-健脾益胃
病因・病機	脂濃いものや甘いもの、味の濃いものの過食やアルコールの常飲、外界の湿邪、あるいは肝鬱気滞から痰湿阻滞を引きおこすなどによって生じた痰湿が、中焦に阻滞して胃の和降作用を失調させるために嘈雑がおこる。	急激に身体を冷やしたため、あるいは一度に多量の生ものや冷たいものを食べすぎたために寒邪が中焦に直中し、胃の和降作用が失調したために嘈雑がおこる。	生ものや冷たいものを食べすぎたため、または寒いところに長くいたり身体を冷やす、あるいは疲労倦怠などによって次第に胃気を損傷して内寒が生じたために胃気虚寒となり、そのために胃の和降作用が失調すると嘈雑となる。

✢胸焼け（嘈雑）
― 鑑別と治療のポイント ―

　嘈雑は、現代医学的には胸焼けに相当するが、中医学的な表現としては、胃脘部や心窩部のあたりに空腹のようで空腹でなく、痛むようで痛みはなく、懊悩（おうのう＝腹部が悶々として安らかでない状態）する状態で、食事を摂ると軽減するものの、その後再発するものとされている〈醫学正傳〉。
　また、嘈雑は胃気が不降となり濁気が胃腑に阻滞するためにおこるものであるが、長期化すると胃気上逆を引きおこし、悪心嘔吐、噯気、呃逆などが出現するため、早めの改善が必要である。
　胃脘食滞、肝胃不和、胃熱、痰濁阻滞、寒邪犯胃によるものは実証、胃気虚寒によるものは虚証に属す。
　一般的に、嘈雑は食事を摂るとやや軽減するものであるが、実証によるものは変化がないか悪化することもある。胃熱によるものは辛いものや刺激物など辛温性の飲食物の摂取によって悪化し、普段から上腹部の灼熱感を感じる。痰濁によるものは脂濃いものや甘いもの、味の濃いものの摂取やアルコールの多飲によって悪化する。寒証によるものは生ものや冷たい物など寒涼性の飲食物の摂取によって悪化し、暖かい物の摂取や身体を暖めることによって症状が軽減する。また、実寒証によるものは腹部が拒按となり、虚寒証によるものは腹部は喜按となる。肝胃不和によるものは、ストレスを感じたり怒ったり、あるいは精神抑鬱を感じると悪化する。これらに加え、それぞれの随伴症状から鑑別するとよい。

◎胃脘食滞

　胃脘食滞によるものは、腐酸臭のする噯気や悪心嘔吐、下痢を伴うことが特徴で、胃脘痛（脹痛）、吐くと胃脘痛は軽減する、胃脘部拒按、厭食、矢気などを伴い、噯気や矢気あるいは吐くと嘈雑が軽減することが鑑別のポイントとなる。
　治療は、下脘に瀉法を行って消食導滞を図り、中脘、足三里に瀉法を行う。気虚の症状がなければ、中焦の理気を目的に内関に瀉法を行うことも効果的である。

◎肝胃不和

　肝胃不和によるものは、ストレスを感じたり、精神的刺激や情緒の変化によって誘発されたり悪化する嘈雑であり、また、胸脇部や胃脘部の脹満感や脹痛、易怒、イライラ感などの肝気鬱結の症状を伴うことが鑑別のポイントである。
　治療は、太衝などで疏肝理気を図り、内関と公孫を組み合わせて和胃降逆を図り、上脘を加穴すると和胃暢中の作用がある。手技は全て瀉法である。

ただし、素体は気虚のタイプ、あるいは気虚の症状を伴うタイプに行うと気虚を強めてしまうので、その場合には内関と公孫は取穴せず、膈兪に軽い瀉法と中脘に先瀉後補のみ、あるいは先に脾兪や胃兪などに補法を行って健脾益気を図る、中脘や足三里などに補法を行って補中益気を図るとよい。状態に合わせて使い分けるべきである。

◎胃熱

胃熱によるものの特徴は、胃脘部の灼熱感や不快感を伴う嘈雑である。また、口渇して冷たい物を欲するが多飲できない、口臭、呑酸、口苦、便秘、尿が濃いなど胃熱による症状を伴うことが鑑別のポイントである。

治療は、内庭と合谷を取って陽明に阻滞している鬱熱を取り、足三里と中脘で通降胃気を図る。手技はすべて瀉法となる。

◎痰濁阻滞

痰濁阻滞によるものは、脂濃いものや甘いもの味の濃いものを食する、あるいはアルコールの多飲などによって嘈雑が出現あるいは悪化することが特徴で、胸苦しい、水分を飲むと吐く、食欲不振、手足や陰部の湿り、浮腫、痰が多い、頭重、身重感、めまいなどの症状を伴うことが鑑別のポイントである。

治療は、豊隆、陰陵泉に瀉法を行って燥湿化痰を図り、内関、中脘、足三里に瀉法を行う。

◎寒邪犯胃

寒邪犯胃によるものは、飲食によってあるいは外界の寒邪によって急激に身体を冷やすことによっておこる実寒証である。急激におこる腹部冷痛、腸鳴、水様便の下痢を伴うことが多く腹部は拒按となる、また寒邪によっておこっているので、これらの症状は冷やすと悪化し暖めると軽減することが鑑別のポイントである。

治療は、神闕に棒灸などの温法を行い、足三里に温法あるいは灸頭鍼を行い温胃導滞を図り、上脘で理気和胃を図る。鍼の手技はすべて瀉法である。

◎胃気虚寒

胃気虚寒によるものは、身体を冷やしたり、冷たい物の飲食などによって嘈雑が出現、あるいは悪化し、暖めると軽減することが特徴で、空腹時に胃脘痛（隠痛、喜温、喜按）がおこり暖かいものを摂ると胃脘痛は軽減することに加え脾胃気虚の症状を伴うことが鑑別のポイントとなる。

治療は、神闕に棒灸などの温法を行うと同時に、中脘に灸頭鍼や棒灸を行って胃を暖め、さらに脾兪、胃兪などで脾胃を補うとよい。

✤ 腹部膨満感（腹満） ふくぶぼうまんかん（ふくまん）

　本症は、上腹部に膨満感を感じることをいい、中医では腹満、腹脹満などと呼ぶ。似た症状では"心下痞""胸悶"があるが、"心下痞"は心窩部が痞えて脹ることで胃脘の病変である。"胸

	胃脘食滞	陽明腑実	脾胃湿熱
鑑別点	・脹満感や脹痛を伴う腹部膨満感。 ・腐酸臭がする噯気や悪心嘔吐および下痢をする。	・持続的な腹満感、腹部が固く脹って痛む(拒按)。	・上腹部膨満感があり圧しても軽減しない、または拒按を呈する。
随伴症状	胃脘痛(脹痛)、吐くと胃脘痛は軽減する、胃脘部拒按、厭食、矢気など。	大便乾結、小便黄赤、潮熱、悪寒はない、熱感が持続するが発汗しても解熱しないなど。ひどくなると煩燥、譫語が診られる。	口が粘る、口渇するが飲みたくない、食欲不振、悪心・嘔吐、泥状便(すっきり排便できない)、尿が濃く量が少ないなど。
舌脈	舌苔－厚膩。 脈－滑、弦滑など。	舌苔－黄で乾燥あるいは亀裂して芒刺がある。 脈－沈実あるいは沈で有力。	舌苔－白膩または黄膩。 脈－濡数など。
弁証	胃脘食滞	陽明腑実	脾胃湿熱
治法	消食導滞	清熱攻下	清熱利湿
取穴例	・下脘(瀉法)－消食導滞 ・足三里(瀉法)、中脘(瀉法)－通降胃気、消積導滞	・内庭(瀉法)、合谷(瀉法)－清陽明実熱 ・天枢(瀉法)、中脘(瀉法)、足三里(瀉法)－蕩滌穢濁、清泄胃腸火	・豊隆(瀉法)、陰陵泉(瀉法)－燥湿化痰、理気和中 ・中脘(瀉法)－去痰降濁
病因・病機	暴飲暴食をする、不衛生なものを飲食する、あるいは冷たいものや生もの、甘いもの、味の濃いものや油ものを摂りすぎたために食滞が生じ、胃の和降作用が失調するために腹満となる。	温熱の邪が中焦に侵入したり、外感寒邪が裏に入って化熱して胃や大腸に阻滞し、その影響で胃の和降作用が失調するために腹満となる。	脂濃いものや甘いもの、味の濃いものの過食やアルコールの常飲、外界の湿邪の侵襲などによって生じた湿熱が脾胃に阻滞し、脾胃の昇降を阻滞させたために腹満となる。

"悶"は胸部が詰まって苦しいことで主として心・肺の病変である。

	寒湿阻滞	胃気虚寒	脾胃気虚
鑑別点	・腹満があり腹部を圧しても軽減しない、または拒按となる。 ・腹部を温めると腹満は軽減する。	・腹満は、身体を冷やしたり、冷たい物の飲食によって悪化する。 ・腹部を押さえたり暖めたり、食事を摂ると軽減する。	・食後に腹満を感じる。 ・疲労により誘発されたり悪化する。 ・多食できない。
随伴症状	寒がる、小便不利、浮腫、食欲不振、腹脹or腹痛、泥状便〜水様便、水様物の嘔吐など。	空腹時に胃脘痛(隠痛、喜按、喜温)がおこりやすく暖かいものを摂ると痛みは軽減する、多食はできない、寒がる、身体消痩など。	疲労感、無力感、元気がない、懶言、食欲不振、泥状便、面色萎黄など。
舌脈	舌質−淡。舌苔−白膩。 脈−濡、緩など。	舌質−淡、胖など。舌苔−薄白。 脈−緩、細など。	舌質−淡、胖、歯痕。舌苔−白薄。 脈−虚、弱など。
弁証	寒湿阻滞	胃気虚寒	脾胃気虚
治法	温化化湿	健胃温中	補益脾胃
取穴例	・神闕(棒灸)−温散寒邪 ・中脘(灸または灸頭鍼(瀉法))−暖胃逐邪 ・足三里(瀉法)−和胃通暢	・神闕(棒灸)−温散寒邪 ・中脘(灸または灸頭鍼(補法))−温陽益胃 ・胃兪(補法)、脾兪(補法)−健脾益胃	・脾兪(補法)−健脾益気 ・中脘(補法)、足三里(補法)−補中益気
病因・病機	生ものや冷たいものの過食、雨に打たれて身体を冷やす、長期間の湿地での生活などによって寒湿の邪が中焦に阻滞し、胃の和降作用が失調したために腹満がおこる。	生ものや冷たいものを食べすぎたため、または寒いところに長くいたり身体を冷やす、あるいは疲労倦怠などによって次第に胃気を損傷して内寒が生じたために胃気虚寒となり、そのために胃の和降作用が失調すると腹満となる。	飲食不節、思慮過度、疲労や過労、久病などによって脾胃気虚となると、運化作用が失調して水穀が中焦に阻滞し、胃気が降濁できなくなるために腹満がおこる。

✤腹部膨満感（腹満）
― 鑑別と治療のポイント ―

腹満は胃気不降となり、胃腑の気機が阻滞したためにおこる。

簡単な虚実の鑑別としては、実証によるものは強い膨満感となり、拒按となる。また脹痛となることもある。虚証による膨満感はそれほど強くなく、喜按となることが多い。

寒熱の鑑別では、辛いものやスパイシーなもの、熱いものの飲食によって悪化する場合は熱が原因となっており、冷たい物の飲食や、身体を冷やすと腹満が出現したり悪化し、暖かい物の飲食や身体を暖めることによって軽減する場合は寒によっておこっている。また、脂濃いものや甘いもの、味の濃いものの過食やアルコールの摂取などにより腹満が出現または悪化する場合は湿熱によるものである。

◎胃脘食滞

胃脘食滞によるものは、実証であるので上腹部は拒按となり、脹満感が強く、脹痛となることもある。また、胃脘食滞の特徴でもある腐酸臭のする悪心・嘔吐、下痢をすることが多く、厭食となり、噯気や矢気をするあるいは吐くとそれらは軽減することが鑑別のポイントとなる。

治療は、下脘に瀉法を行って消食導滞を図り、足三里、中脘に瀉法を行い通降胃気を図るとよい。

◎陽明腑実

陽明腑実によるものは、持続的な腹満で腹部が硬く脹って痛み、拒按となり、陽明病の特徴である日晡潮熱、悪寒はなく熱感が持続するが発汗しても解熱しない、大便秘結、強い口渇、尿の色が濃いなどの症状を伴うことが鑑別のポイントとなる。

治療は、合谷と内庭で陽明に欝している実熱を清し、天枢、中脘、足三里で蕩滌穢濁を図る。

また、煩燥や譫語が見られるときには大椎や百会を取る。手技は全て瀉法である。

◎脾胃湿熱

脾胃湿熱によるものは、上腹部のつかえや膨満感で圧しても軽減しないまたは拒按となる。また、口が粘る、口渇するが飲みたくない、泥状便などの湿熱の症状を伴うことが鑑別のポイントとなる。熱が強い湿熱の状態となると、口渇多飲となり小便は黄赤となる。また、脂濃いものや甘いもの、味の濃いものの過食やアルコールの摂取などにより上記症状は悪化する。

治療は、豊隆と陰陵泉に瀉法を行って燥湿化痰を、また中脘にも瀉法を行うと去痰消積の効がある。湿熱が取れにくい場合には、利尿と清熱を目的に中極に瀉法を行うとよい。

◎寒湿阻滞

　寒湿阻滞によるものは、腹満は腹部を圧しても軽減しないまたは拒按となり、生ものや冷たい物の過食、身体を冷やすと腹満が誘発・悪化し、腹部を暖めると軽減する。
　また、腹痛（冷痛や絞痛）、泥状便〜水様便、浮腫みやすい、寒がるなどの寒湿の症状を伴うことが鑑別のポイントとなる。
　治療は、神闕に棒灸などの温法を行うと同時に中脘に灸頭鍼や棒灸を行って胃を暖め、足三里で和胃を図る。実証であるので鍼の手技は全て瀉法を行う。
　なお、浮腫が強い、水様物の嘔吐が頻繁であるなら、利湿を目的に陰陵泉に瀉法を行うとよい。

◎胃気虚寒

　胃気虚寒によるものは、身体を冷やしたり、冷たい物の飲食などによって腹満が出現、あるいは悪化し、腹部を暖めると軽減する。空腹時に胃脘痛（隠痛、喜温、喜按）がおこり暖かいものを摂ると腹満は軽減することに加え脾胃気虚の症状を伴うことが鑑別のポイントとなる。
　治療は、神闕に棒灸などの温法を行うと同時に、中脘に灸頭鍼や棒灸を行って胃を暖め、さらに脾兪、胃兪などで脾胃を補うとよい。

◎脾胃気虚

　脾胃気虚によるものは、食後に腹満を感じ、疲労により誘発されたり悪化する。
　また、気虚の症状である脱力感や全身の倦怠感や無力感、食欲不振、泥状便、懶言などを伴うことが鑑別のポイントとなる。
　治療は、脾兪、足三里、中脘など脾胃を補う穴を取ると良い。手技は全て補法である。

　腹満は中焦の気滞であるため、胃気虚寒や脾胃気虚など虚が原因となっておこっている場合でも、中焦の理気を図った方がよいこともある。温補や補虚を継続していても改善されないあるいは反復しやすい場合には、中脘や足三里には瀉法あるいは先瀉後補を行った方がよい場合もある。
　ただし強い瀉法は、長期的には必ず、また短期的にも虚を強めることとなるので状態を診ながら補瀉手技を加減するとよい。
　また、胃脘食滞、陽明腑実、脾胃湿熱など、実証による腹満を治療する際、上記の配穴で改善しにくい場合に内関に瀉法を加穴するとより一層効果を強めることも多い。
　内関に瀉法を行うと中焦の理気の作用があり、中焦の気滞を解消することができるためである。
　ただし、内関には補虚の作用はないため、虚寒や気虚による脾胃の症状に対しては、基本的には取穴しない方がよい。また、寒湿阻滞など実寒証には内関を取るよりも神闕や中脘を取る方が効果的である。

✤ お腹が冷える（腹冷）（ふくれい）

　本症は、腹部の冷えを自覚することであり、中医では腹冷という。ただし、他覚的に腹部皮膚面の冷えを感じるだけのものは病態とはいえず、下記のような上腹部あるいは下腹部の症状、あるいは全身症状を伴う場合に病態とすべきである。

	脾胃陽虚	寒邪犯胃	衝任虚寒	寒滞肝脈
鑑別点	・腹部に冷えを感じ、痛み（隠痛）を伴うことがある。 ・温暖を好み寒冷を嫌う。 ・水様物の嘔吐を伴うことが多い。	・腹部に冷えを感じ、強い痛みが多くは急激におこる。 ・身体を冷やしたり、冷たい物の飲食によって悪化し、暖めると軽減する。	・主として小腹部に冷えを感じる ・冷えると悪化し、暖めると軽減する。	・少腹部冷痛。 ・冷痛は睾丸や陰嚢へ放散する。 ・冷えると悪化し、暖めると軽減する。
随伴症状	寒がる、面色蒼白、空腹時に胃脘痛（隠痛、喜按、喜温）、多食はできない、水様便または未消化便、精神疲労、脱力感、無力感、食欲不振、浮腫など。	腹部冷痛（拒按喜温）、腸鳴、下痢（水様便）、腹脹、食欲不振など。	寒がる、下腹部が冷える、下腹部の下墜感、腰が冷えてだるい、量が多く水様の白帯、小便清長、下痢、経遅、経血希薄で淡紅、量は少ないなど。	陰嚢や睾丸の掣痛、頭頂部や胸脇部の脹痛、寒がる、四肢の冷え、小便清長、甚だしければ尿失禁する、唾や涎が多い、冷たい水様物の嘔吐など。
舌脈	舌質−淡胖。舌苔−白。脈−沈弱または細など。	舌−淡紅。舌苔−白薄など。 脈−沈緊など。	舌質−暗。舌苔−白薄。脈−沈、遅など。	舌質−淡など。舌苔−白膩。 脈−沈弦など。
弁証	脾胃陽虚	寒邪犯胃	衝任虚寒	寒滞肝脈
治法	健脾助陽	温中散寒	温経散寒	温散厥陰寒邪
取穴例	・神闕（棒灸）、中脘（棒灸または灸頭鍼（補法））−温陽益脾、暖胃散寒 ・脾兪（補法）、胃兪（補法）−健脾益胃	・神闕（棒灸）−温散寒邪 ・足三里（棒灸または灸頭鍼（瀉法））−温胃導滞 ・上脘（瀉法）−理気和胃	・帰来（灸頭鍼（補法））、気海（灸頭鍼（補法））−温補衝任 ・次髎（補法）−補益虚損	・太衝（瀉法＋灸頭鍼）−温閂散寒理気 ・帰来（瀉法＋灸頭鍼）−温経散寒 ・気海（瀉法）−行気散滞
病因・病機	元来脾胃気虚があるためにそれが進行する、あるいは生ものや冷たいものを食べすぎたため、または寒いところに長くいたり身体を冷やしたために脾陽虚となり、中焦を温煦できなくなるために腹冷となる。	急激に身体を冷やしたため、あるいは一度に多量の生ものや冷たいものを食べすぎたために寒邪が中焦に直中し、胃の和降作用が失調したために腹冷がおこる。	陽虚の体質、房室過度、若年の出産、出産過多、気虚が生じて胞宮を栄養できないなどから胞宮の虚寒が生じ、胞宮を温煦できなくなるために腹冷となる。	寒邪を感受したり、冷たいものを多飲・多食する、雨に濡れるなどによって身体を冷やし、そのために寒邪が陰部をめぐる厥陰肝経に侵入して阻滞し、肝の経脈を収引するためにおこる実寒証である。

お腹が冷える（腹冷）
― 鑑別と治療のポイント ―

腹冷は、虚寒（陽虚）あるいは実寒によっておこる。虚実の別があるため、随伴症状から鑑別するとよい。

◎脾胃陽虚

脾胃陽虚によるものは、腹冷に伴って腹痛（隠痛、冷痛）を感じることもあり、温暖を好み寒冷を嫌う。また暖かい物を摂ると緩解する空腹時の胃脘痛（隠痛、喜按、喜温）を感じやすく、多食はできない、水様便〜未消化便を下痢する、精神疲労や無力感など脾胃陽虚の症状を伴うことが鑑別のポイントである。

治療は、神闕で中焦を暖め、中脘で胃を温補し、脾兪や胃兪などで健脾益胃を図るとよい。

なお、脾胃陽虚が継続すると、四肢や腰腹部の冷え、五更泄瀉、小便清長、浮腫、腰膝酸軟、顔色が白い、食欲不振などが主訴となる脾腎陽虚に発展する。その場合には温補脾腎を目的に関元にも温法を行うとよい。

◎寒邪犯胃

寒邪犯胃によるものは、冷たい物の飲食により、あるいは外界の寒邪によって急激におこる実寒証である。突然おこる胃脘痛に伴い、腸鳴、水様便を下痢することが多く、腹部は拒按となる。また、これらの症状は冷やすと悪化し暖めると軽減することが鑑別のポイントである。

治療は、神闕で中焦を暖め、足三里に温法あるいは灸頭鍼を行い温胃導滞を図り、上脘で理気和胃を図る。鍼はすべて瀉法である。

◎衝任虚寒

衝任虚寒によるものは、主として小腹部に冷えを感じ、普段から温暖を好み寒冷をきらい、下腹部の下墜感や小便清長、経血が希薄で淡紅となるが、下腹部痛がおこっても隠痛で、拒按とはならないことが鑑別のポイント。また、腎陽虚の症状を伴うこともある。

治療は、帰来、気海に温法と補法を行って衝任を温補し、次髎にも補法を行い下焦を補うとよい。

◎寒滞肝脈証

寒滞肝脈証によるものは、主として少腹部に冷痛を感じ、冷痛は睾丸や陰嚢へ放散する（掣痛となることもある）。冷痛は冷えると悪化し暖めると軽減する。また、頭頂部や胸脇部に脹痛を感じる、寒がる、小便清長などが寒滞肝脈証の特徴となる。

治療は、太衝に灸頭鍼を行って足厥陰経を温通し、気海、帰来に温法を併用して下元を暖めるとよい。実寒証のため、鍼の手技はすべて瀉法である。

お腹が鳴る（腸鳴）(ちょうめい)

本症は、腸の動きに伴って音を発するもので、中医では腸鳴といい、腹鳴やグル音に相当する。

	肝脾不調	痰濁阻滞	大腸湿熱
鑑別点	・精神的緊張やストレスによって腹痛を伴う腹鳴がおこる。	・腹鳴。 ・心窩部の膨満感を感じ悪化すると突き上げられるように脹る。	・腹鳴して悪臭のある便を下痢をするが下痢をしてもすっきりしない ・肛門部の灼熱感を伴う。
随伴症状	胸脇部の脹満感あるいは脹痛、精神抑鬱あるいは易怒、ため息が多い、食欲不振、泥状便〜水様便、矢気、疲労感、無力感など。	胸苦しい、水分を飲むと吐く、食欲不振、手足や陰部の湿り、浮腫、痰が多い、頭重、身重感、めまいなど。	上腹部膨満感や痛み（拒按）、口が粘る、口渇するが飲みたくない、食欲不振、悪心・嘔吐、泥状便（すっきり排便できない）、小便黄赤など。
舌脈	舌質−淡紅。舌苔−白薄。 脈−弦など。	舌苔−白膩。 脈−滑など。	舌苔−白膩または黄膩。 脈−濡数など。
弁証	肝脾不調	痰濁阻滞	大腸湿熱
治法	疏肝健脾	去痰降濁	清熱利湿
取穴例	・太衝（瀉法）、外関（瀉法）−疏肝理気 ・脾兪（補法）、中脘（補法）−健脾益気	・豊隆（瀉法）−化痰降濁 ・足三里（瀉法）−去痰和胃導滞 ・天枢（瀉法）−通腸導滞	・豊隆（瀉法）、陰陵泉（瀉法）−燥湿化痰、理気和中 ・中脘（瀉法）、天枢（瀉法）−調和腸胃
病因・病機	長期にわたってストレスを感じたり、精神的な抑鬱感が続いたり、突然強い精神的な刺激を受けることにより、あるいは陰血不足の状態が長引くために肝気鬱結となり、その影響で肝気が横逆して脾を犯し、脾の運化作用を失調させたために腸鳴がおこる。	脂濃いものや甘いもの、味の濃いものの過食やアルコールの常飲、外界の湿邪、あるいは肝鬱気滞から痰湿阻滞を引きこすなどによって生じた痰湿が、脾の運化作用および大腸の伝導作用を障害するために腸鳴がおこる。	脂濃いものや甘いもの、味の濃いものの過食やアルコールの常飲、外界の湿邪の侵襲などによって生じた湿熱が大腸に下注して阻滞した影響で腸鳴がおこる。

	寒湿阻滞	脾腎陽虚	脾気虚
鑑別点	・腹鳴。 ・腹部を暖めると腹鳴は軽減し、冷やすと悪化する。	・腹鳴 ・腹部を暖めたり押さえると軽減し冷やすと悪化する。	・腹鳴。 ・疲労時に腹鳴が誘発、悪化する。 ・悪化する。 ・腹部を押さえると軽減する。
随伴症状	寒がる、小便不利、浮腫、食欲不振、腹脹または腹痛、泥状便〜水様便、胸や腹がつかえて脹る、水様物の嘔吐など。	寒がる、四肢や腰腹部の冷え、未消化便を下痢する、小便不利、下腹部冷痛、浮腫、腰膝酸軟、顔色が白い、倦怠無力感、食欲不振など。	疲労感、無力感、元気がない、懶言、食欲不振、腹部下墜感、食後腹脹、面色萎黄など。
舌脈	舌質−淡。舌苔−白膩。 脈−濡、緩など。	舌質−淡、胖。舌苔−白薄。 脈−沈遅で無力など。	舌質−淡、胖、歯痕。舌苔−白薄。 脈−虚、弱など。
弁証	寒湿阻滞	脾腎陽虚	脾気虚
治法	温化化湿	温補脾腎	補中益気
取穴例	・神闕(棒灸)−温散寒邪 ・陰陵泉(瀉法)、豊隆(瀉法)−燥湿化痰、理気調中 ・天枢(瀉法)−通腸導滞	・関元(灸または灸頭鍼(補法))脾兪(補法)−温補脾腎 ・大腸兪(補法)−固渋腸道	・脾兪(補法)−健脾益気 ・足三里(補法)中脘(補法)−補中益気 ・大腸兪(補法)−健固腸腑
病因・病機	生ものや冷たいものの過食、雨に打たれて身体を冷やす、長期間の湿地での生活などによって寒湿の邪が中焦に阻滞し、大腸の伝導作用が失調したために腸鳴がおこる。	労倦内傷、久病虚損、久瀉久痢、房事過多などによって脾気と腎気がともに虚して腎陽が脾陽を温煦できなくなると、大腸の伝導機能も失調するために腸鳴がおこる。	飲食不節、思慮過度、疲労や過労などによって脾気虚となると脾の運化作用、大腸の伝導作用が低下するために腸鳴がおこる。

✳︎お腹が鳴る（腸鳴）
― 鑑別と治療のポイント ―

腸鳴は、大腸の伝導作用の失調によって起こる。実証では肝気鬱結、痰濁阻滞、大腸湿熱、寒湿阻滞などによって大腸の気滞となり、気機を通暢することができなくなるために起こる。虚証では脾腎陽虚、脾気虚などにより、気の推動作用が低下した影響で大腸の伝導作用も低下したためにおこる。

病位は大腸にあるが、肝の疏泄の失調、痰濁や湿熱、または寒湿の阻滞、腎の温煦作用の低下、脾胃の機能低下などが病因となる。それぞれの症状の特徴に基づいて鑑別するとよい。

腸鳴に限らず、大腸の症状を施術する際のポイントとして、次の2つがある。

1. 取穴例の配穴で効果が上がりにくいときには、同時に胃の降濁作用を強めるために、中脘や足三里を取るとよい。実証には瀉法、虚証には補法、熱証以外には温法を加えると著効を示すことも多い。

2. 肺の症状が無くても粛降作用を促進するために列欠や尺沢に瀉法を行うことによって下気を強化する。あるいは昇発過度や陰虚陽亢などを改善するために太衝や陽陵泉に瀉法を行う。また、虚証に対しては昇清作用を強化するために風池や百会と中脘に補法を行う。

これらによって気の昇降出入の調和を図ると著効を示すこともある。

◎肝脾不調

肝脾不調によるものは、ストレスを感じたり、精神的刺激や情緒の変化によって誘発されたり悪化する腸鳴であり、また、胸脇部や胃脘部の脹満感や脹痛、易怒、イライラ感などの肝気鬱結の症状と、食欲不振、泥状便、疲労感など脾気虚の症状を伴うことが鑑別のポイントである。

治療は、太衝や外関などに瀉法を行って疏肝理気を図り、脾兪や中脘などに補法を行い健脾益気を図るとよい。

ただし、肝脾不調には肝気鬱結の症状が主となるものと、脾気虚の症状が主となるものがある。肝気鬱結が主となっているものには、健脾益気の穴に補法を行っても症状には変化がないことが多い。また、中脘や足三里など補中益気の穴に補法を多用すると、かえって中焦の気滞を強めることがあるので注意が必要である。

また、脾気虚が主となっているものには、健脾益気や補中益気を治療方針とした方がよく、疏肝や理気の穴を取る、あるいは瀉法を多用するとかえって気虚を悪化させることになるので注意が必要である。どちらもその主症状および変化の度合いによって使い分ける

べきである。

◎痰濁阻滞

痰濁阻滞によるものは、心窩部の膨満感を伴い、胸苦しい、水分を取りたくないあるいは飲むと吐く、手足や陰部の湿り、浮腫、身重感など痰湿中阻の症状を伴うことが鑑別のポイントとなる。

治療は、豊隆、陰陵泉に瀉法を行って燥湿化痰を図り、天枢などに瀉法を行い通腸導滞を図るとよい。

◎大腸湿熱

大腸湿熱によるものは、腸鳴とともに悪臭のある下痢をするが下痢をしてもすっきりしない、また、湿熱がひどくなると肛門部の灼熱感を伴うことが特徴である。

また、湿熱の特徴である上腹部のつかえや膨満感があり、圧しても軽減しないまたは拒按となる、口が粘る、口渇するが飲みたくない、泥状便などの症状を伴うことが鑑別のポイントとなる。ただし、熱が強い湿熱の状態となると、口渇多飲となり小便は黄赤となる。また、脂濃いものや甘いもの、味の濃いものの過食やアルコールの摂取などにより上記症状は悪化する。

治療は、豊隆と陰陵泉で燥湿化痰を、中脘で去痰消積を、天枢で通腸導滞を図ることにより腸胃の調和を図る。手技は全て瀉法である。なお、湿熱が取れにくい場合には、利尿と清熱を目的に中極に瀉法を行うとよい

◎寒湿阻滞

寒湿阻滞によるものは、生ものや冷たい物の過食や身体を冷やすと腸鳴が誘発・悪化し、身体を暖めると軽減する。また、腹脹や腹痛（冷痛や絞痛で拒按）、泥状便〜水様便、浮腫みやすい、寒がるなどの寒湿の症状を伴うことが鑑別のポイントとなる。

治療は、神闕に棒灸などの温法を行い、陰陵泉や豊隆で燥湿化痰を図り、天枢で通腸導滞を図る。実証であるので鍼の手技は全て瀉法を行う。

◎脾腎陽虚

脾腎陽虚によるものは、腹部を温めたり抑えると軽減し、冷やすと悪化する。陽虚証であるので温暖を好み寒冷を嫌い、寒がる、四肢や腰腹部の冷え、未消化便の下痢や五更泄瀉、腰膝酸軟、倦怠無力感など脾腎陽虚の症状を伴うことが鑑別のポイントとなる。

治療は、関元と脾兪に灸や灸頭鍼を行って脾腎を暖め、大腸兪などで大腸を補うとよい。鍼の手技は全て補法である。

◎脾気虚

脾気虚によるものは、疲労時に腸鳴が誘発されたり悪化する、腹部を押さえると腸鳴が軽減することが特徴であり、気虚の特徴である疲労感や脱力感、懶言、腹部下墜感、食後腹脹、面色萎黄などの症状を伴うことが鑑別のポイントとなる。

治療は、脾兪で健脾益気を、足三里や中脘で補中益気を図り、大腸兪などで大腸を補うとよい。手技は全て補法である。

✲ 胃の痛み（胃脘痛）(いかんつう)

本症は、心窩部や上腹部の痛みを指し、中医では胃脘痛、心下痛という。

	胃脘食滞	肝胃不和	肝火犯胃	寒邪犯胃
鑑別点	・胃脘痛（脹痛）。 ・腐酸臭がする噯気や悪心嘔吐および下痢をする胃脘痛（脹痛）。	・胃脘部の膨満感を伴う痛み、あるいは胃脘部の脹痛、あるいは痞塞感を伴う痛み。 ・ストレスや精神的刺激により誘発されたり悪化する。	・胃脘部の灼熱感を伴う強い痛み。 ・寒冷を好み温暖を嫌う。	・突然におこる強い胃脘痛。 ・暖めると胃脘痛は軽減するが押さえても軽減しない。
随伴症状	吐くと胃脘痛は軽減する、胃脘部は拒按となる、厭食、矢気など。	胸脇部の脹満感や脹痛、噯気、呃逆、呑酸、嘈雑、口苦、易怒、イライラ感など。	胸脇部の灼熱感、脹満感や脹痛、呃逆、噯気、呑酸、口苦、面紅目赤、口渇多飲（冷飲を好む）、イライラ感、易怒、めまい、便秘、小便黄赤など。	腹部冷痛（拒按喜温）、腸鳴、下痢（水様便）、腹脹、食欲不振など。
舌脈	舌苔−厚膩。 脈−滑、弦滑など。	舌質−紅。舌苔−白薄。 脈−弦。	舌質−紅。舌苔−黄。 脈−弦数など。	舌質−淡紅。舌苔−白薄など。 脈−沈緊など。
弁証	胃脘食滞	肝胃不和	肝火犯胃	寒邪犯胃
治法	消食導滞	疏肝和胃、止痛	清肝和胃、止痛	温中散寒、理気止痛
取穴例	・下脘（瀉法）−和胃導滞 ・足三里（瀉法）、中脘（瀉法）−通降胃気、消積導滞	・太衝（瀉法）−疏肝理気 ・内関（瀉法）、公孫（瀉法）−和胃降逆 ・上脘（瀉法）−理気和胃	・行間（瀉法）−清泄肝火 ・内関（瀉法）、公孫（瀉法）−和胃降逆 ・上脘（瀉法）−理気和胃	・神闕（棒灸）−温散寒邪 ・足三里（棒灸または灸頭鍼（瀉法））−温胃導滞 ・上脘（瀉法）−理気和胃
病因・病機	暴飲暴食をする、不衛生なものを飲食する、あるいは冷たいものや生もの、甘いもの、味の濃いものや油ものを摂りすぎたために食滞が生じ、胃気が降りなくなるために胃脘痛がおこる。	長期にわたってストレスを感じたり、精神的な抑鬱感が続いたり、突然強い精神的な刺激を受けることにより、あるいは陰血不足の状態が長引くために肝気鬱結となり、その影響で肝気が横逆して胃を犯し、胃の和降作用を失調させたために胃脘痛がおこる。	長期にわたってストレスを感じ続けたり、精神的な抑鬱感が続いたり、突然に強い精神的ショックを受けたりするなどによって肝気鬱結となり、肝気鬱結の状態が長期化すると化火して肝火上炎となる。その影響で肝火、肝気が横逆して胃を犯し、胃の和降作用を失調させたために胃脘痛がおこる。	急激に身体を冷やしたため、あるいは一度に多量の生ものや冷たいものを食べすぎたために寒邪が中焦に直中し、胃の和降作用が失調したために胃脘痛がおこる。

第1章 ── 消化器科系症状

	胃気虚寒	胃陰虚	血瘀
鑑別点	・空腹時の胃脘痛（隠痛）。 ・身体を冷やしたり、冷たい物の飲食によって悪化し、押さえたり暖めたり、食事を摂ると軽減する。	・胃脘部の灼熱感を伴う鈍痛。 ・食欲はあるが食べたくないあるいは食後の胃脘部の不快感。	・上腹部の固定性で強い痛み（刺痛や絞痛） ・飲食により痛みが出現または悪化する。
随伴症状	冷えると悪化する、多食はできない、寒がる、身体消痩など。	乾嘔、嘈雑、口渇少飲、便秘、消痩など。	痛みの局所の圧痛（拒按）、テール便、吐血など。
舌脈	舌質-淡、胖など。舌苔-薄白。 脈-緩、細など。	舌質-紅。舌苔-光剥。 脈-細数など。	舌質-紫暗、瘀斑、瘀点など。 脈-渋など。
弁証	胃気虚寒	胃陰虚	血瘀
治法	健胃温中	滋養胃陰、和胃止痛	活血化瘀、止痛
取穴例	・神闕（棒灸）-温散寒邪 ・中脘（灸または灸頭鍼（補法））-温陽益胃 ・胃兪（補法）、脾兪（補法）-健脾益胃	・内庭（瀉法）-清泄胃熱 ・中脘（補法）、足三里（補法）-益気健中 ・太谿（補法）-補益腎陰	・期門（瀉法）、三陰交（瀉法）-理気活血 ・内関（瀉法）、公孫（瀉法）-通暢和胃
病因・病機	生ものや冷たいものを食べすぎたため、または寒いところに長くいたり身体を冷やす、あるいは疲労倦怠などによって次第に胃気を損傷して内寒が生じたために胃気虚寒となり、そのために胃の和降作用が失調すると胃脘痛となる。	辛いものの食べ過ぎ、熱病による津液の損傷、慢性の胃病による陰血の損傷などにより胃腑が濡養されず拘急するために胃脘痛がおこる。	肝気鬱結の状態が長期間持続したり、寒邪や熱邪、痰濁などが長期にわたって阻滞したために生じた瘀血が、胃腑に阻滞したために胃脘痛がおこる。

✤胃の痛み（胃脘痛）
― 鑑別と治療のポイント ―

　胃脘痛は、飲食不節、情志の失調、冷えや熱によって胃気不和となり、その影響で気機が阻滞するめにおこり、長期化すると瘀血を形成することもある。

◎胃脘食滞

　胃脘食滞によるものは、多くは脹痛となり、腐酸臭のする悪心・嘔吐、下痢をすることが多い。また、厭食となり、噯気や矢気をするあるいは吐くとそれらは軽減することが鑑別のポイントとなる。

　治療は、下脘に瀉法を行って消食導滞を図り、足三里、中脘に瀉法を行い通降胃気を図るとよい。

◎肝胃不和

　肝胃不和によるものは、ストレスを感じたり、精神的刺激や情緒の変化によって誘発されたり悪化する脹痛であり、噯気、呑酸や呃逆が出現することが多く、また、胸脇部の脹満感や脹痛、易怒、イライラ感などの肝気鬱結の症状を伴うことが鑑別のポイントである。

　治療は、太衝などで疏肝理気を図り、内関と公孫を組み合わせて和胃降逆を図り、上脘を加穴すると和胃暢中の作用がある。手技は全て瀉法である。

　ただし、これら四穴は補気の作用はない。素体は気虚のタイプ、あるいは気虚の症状を伴うタイプ、久病のために気虚となっているタイプにこの施術を行うと、かえって気虚を強めてしまうので、その場合には内関と公孫、上脘の取穴はせず、中脘への先瀉後補に変更する、あるいはまずは脾兪や胃兪、足三里などで健脾益気を図った後に疏肝理気を行うとよい。状態に合わせて使い分けるべきである。

◎肝火犯胃

　肝火犯胃によるものは、肝胃不和による症状に実熱の症状を伴うものであるため、胃脘部灼熱感、寒冷を好み温暖を嫌う、胸脇部の灼熱感や脹満感、面紅目赤、口渇多飲（冷飲を好む）、便秘、小便黄赤など肝火上炎の症状が同時に出現する。

　治療は、肝胃不和の配穴の中の太衝を、清泄肝火の効果のある行間に変更すればよい。胃腑への実熱の影響が強ければ内庭を、実熱の上炎が強ければ陽陵泉を配穴するとよい。ただし、肝火犯胃が長引くと胃陰を損傷するため、乾嘔、食欲はあるが食べられない、身体消痩などの症状が出現したら中脘や足三里、太谿や復溜などに補法を行うとよい。

◎寒邪犯胃

　寒邪犯胃によるものは、冷たい物の飲食により、あるいは外界の寒邪によって急激に身

体を冷やすことによっておこる実寒証である。突然おこる胃脘痛に伴い、腸鳴、水様便を下痢することが多く、腹部は拒按となる。また寒邪が阻滞しているために、これらの症状は冷やすと悪化し暖めると軽減することが鑑別のポイントである。

治療は、神闕に棒灸などの温法を行い、足三里で温胃導滞、上脘で理気和胃を図るとよい。鍼の手技は全て瀉法である。

◎胃気虚寒

胃気虚寒によるものは、身体を冷やしたり、冷たい物の飲食などによって胃脘痛が出現、あるいは悪化し、暖めると軽減する。虚証であるので胃脘痛は隠痛、喜温、喜按となる。また、胃脘痛は空腹時におこりやすく、暖かいものを摂ると胃脘痛は軽減することに加え脾胃気虚の症状を伴うことが鑑別のポイントとなる。

治療は、神闕に棒灸などの温法を行うと同時に、中脘に灸頭鍼や棒灸を行って胃を暖め、さらに脾兪、胃兪などで脾胃を補うとよい。鍼の手技は全て補法である。

◎胃陰虚

胃陰虚によるものは、胃脘部の鈍痛で灼熱感を伴うことが多い。空腹感があるのに食べられない、乾嘔、口渇少飲、便秘、身体消痩など胃陰虚の症状を伴うことが鑑別のポイントとなる。

治療は、内庭で胃熱を清し、中脘や足三里などで中焦を補い、太谿などで腎陰を補うとよい。ただし、胃脘部の不快感が強い、あるいは拒按となっているなど実の状態の場合には中脘、足三里には瀉法を行い通降胃気を図った方がよい。

◎血瘀

血瘀によるものは、上腹部の固定性で強い痛み（刺痛や絞痛）となり、飲食により痛みが出現または悪化する。痛みの局所の圧痛（拒按）吐血やテール便などが鑑別のポイントととなる。

治療は、期門や三陰交で理気活血を図り、内関と公孫で中気の通暢を図るとよい。手技は全て瀉法である。

臍周辺の痛み（臍腹痛）(さいふくつう)

本症は、臍周辺におこる腹痛を指し、中医では臍腹痛という。

	胃脘食滞	腸胃気滞	寒凝気滞
鑑別点	・臍腹痛（脹痛）。 ・腐酸臭のする曖気や嘔吐、下痢をする。	・臍周辺の脹満感あるいは脹痛。 ・矢気すると痛みは軽くなる。 ・情緒の変動によって痛みが増強することもある。	・急激におこる激しい臍腹痛。 ・痛みは冷やすと悪化し、暖めると軽減する。 ・腹部は拒按となる。
随伴症状	胃脘痛（脹痛）、吐くと痛みは軽減する、胃脘部拒按、厭食、矢気など。	食欲がない、気分がすぐれない、よくため息をつくなど。	腹部冷痛（拒按、喜温）、腸鳴、下痢（水様便）、腹脹、食欲不振など。
舌脈	舌苔−厚膩。 脈−滑、弦滑など。	舌苔−薄白。 脈−弦滑など。	舌質−淡紅。舌苔−白薄など。 脈−沈緊など。
弁証	胃脘食滞	腸胃気滞	寒凝気滞
治法	消食導滞	行気散滞、調中止痛	温中散寒、理気止痛
取穴例	・下脘（瀉法）−消食導滞 ・足三里（瀉法）、中脘（瀉法）−通降胃気、消積導滞	・内関（瀉法）、足三里（瀉法）、中脘（瀉法）−行気散滞、和胃暢中	・神闕（棒灸）−温散寒邪 ・足三里（棒灸または灸頭鍼（瀉法））−温胃導滞 ・上脘（瀉法）−理気和胃
病因・病機	暴飲暴食をする、不衛生なものを飲食する、あるいは冷たいものや生もの、甘いもの、味の濃いものや油ものを摂りすぎたために食滞が生じ、胃気が降りなくなるために臍腹痛がおこる。	暴飲暴食などの飲食不節、食滞などによって、腹中の気滞が生じたために臍腹痛がおこる。	急激に身体を冷やしたため、あるいは冷たいものの多飲・多食したために、寒邪が中焦に直中した影響で臍腹痛がおこる。

第1章 ── 消化器科系症状

	脾胃湿熱	陽明腑実	脾腎陽虚
鑑別点	・臍腹痛。 ・悪臭が強く裏急後重を伴う粘稠な下痢、あるいは膿血便。	・臍周辺が硬く脹り、強い圧痛(拒按)を伴う臍腹痛。	・臍周囲の持続性の隠痛。 ・隠痛は暖めたり押さえると軽減し、冷えると悪化する。
随伴症状	上腹部膨満感や痛み(拒按)、口が粘る、口渇するが飲みたくない、悪心・嘔吐、泥状便(すっきり排便できない)、小便黄赤など。	大便乾結、小便黄赤、潮熱、悪寒はない、熱感が持続するが発汗しても解熱しないなど。ひどくなると煩燥、譫語が診られる。	寒がる、四肢や腰腹部の冷え、未消化便を下痢する、五更泄瀉、小便不利、下腹部冷痛、浮腫、腰膝酸軟、顔色が白い、倦怠無力感、食欲不振など。
舌脈	舌苔−白膩または黄膩。 脈−濡数など。	舌質−紅、舌苔−黄厚で乾燥。 脈−沈滑、数。	舌質−淡、胖大。舌苔−白薄。 脈−沈遅で無力など。
弁証	脾胃湿熱	陽明腑実	脾腎陽虚
治法	清熱利湿、止痛	清熱攻下	温補脾腎
取穴例	・豊隆(瀉法)、陰陵泉(瀉法)−燥湿化痰、理気和中 ・中脘(瀉法)、天枢(瀉法)−調和腸胃	・内庭(瀉法)、合谷(瀉法)−清陽明実熱 ・天枢(瀉法)、中脘(瀉法)、足三里(瀉法)−蕩滌穢濁、清泄胃腸火	・関元(灸または灸頭鍼(補法))、脾兪(補法)−温補脾腎 ・中脘(補法)、気海(補法)−補中益気
病因・病機	脂濃いものや甘いもの、味の濃いものの過食やアルコールの常飲、外界の湿邪の侵襲などによって生じた湿熱が脾胃に阻滞し、気機の阻滞を引きおこすために臍腹痛がおこる。	温熱の邪が中焦に侵入したり、外感寒邪が裏に入って化熱して胃や大腸に阻滞するために臍腹痛となる。	労倦内傷、久病虚損、久瀉久痢、房事過多などによって脾気と腎気がともに虚して腎陽が脾陽を温煦できなくなると、中焦の気機を推動できなくなるために臍腹痛がおこる。

✳︎臍周辺の痛み（臍腹痛）
― 鑑別と治療のポイント ―

臍腹痛は、食滞、気滞、寒凝、陽虚、湿熱、実熱などによっておこる。それぞれの特徴によって鑑別するとよい。

- 胃脘食滞（食滞）によるものは、腐酸臭の悪心嘔吐、下痢、噯気を伴い厭食となる。
- 気滞によるものは、臍周辺の脹痛あるいは脹満感となり矢気により軽減する。
- 寒凝によるものは、冷やすと悪化して暖めると軽減するが、腹部は拒按となる。
- 陽虚によるものは、冷やすと悪化して暖めると軽減するが、腹部は喜按となる。
- 湿熱によるものは。悪臭の強い下痢となりすっきり排便できない、上腹部のつかえなどを伴う。
- 実熱によるものは、臍周辺が硬く張って拒按となり、口渇多飲などの実熱症状を伴う。

◎胃脘食滞

胃脘食滞によるものは、多くは脹痛となり、腐酸臭のする悪心・嘔吐、下痢をすることが多い。また胃脘痛を伴うことも多く、厭食となり、噯気や矢気をするあるいは吐くとそれらは軽減することが鑑別のポイントとなる。

治療は、下脘に瀉法を行って消食導滞を図り、足三里、中脘に瀉法を行い通降胃気を図るとよい。

◎腸胃気滞

腸胃気滞によるものは、臍周囲の脹痛あるいは脹満感となり、矢気をすると痛みは軽くなることが特徴である。そのために食欲がない、気分が優れない、ため息をつくなどが鑑別のポイントとなる。また、肝気鬱結からおこることもあるが、その場合には胸脇部の脹満感や脹痛、易怒、イライラ感、噯気、呑酸などを伴う。

治療は、中焦の理気を図ることが必要であり、内関、足三里、中脘などに瀉法を行う。肝気鬱結によっておこっているものには、太衝、期門などを加穴する。手技は全て瀉法である。ただし、素体は気虚のタイプ、あるいは気虚の症状を伴うタイプ、久病のために気虚となっているタイプに、これらの穴に刺鍼すると気虚を強めてしまうので、その場合には内関、足三里は取穴せず、中脘に先瀉後補のみ、あるいはまずは健脾益気を図るために、脾兪や胃兪に補法をしてから腸胃の理気を図ったほうがよい。状態に合わせて使い分けるとよい。

◎寒凝気滞

寒凝気滞によるものは、冷たい物の飲食により、あるいは外界の寒邪によって急激に身体を冷やすことによっておこる実寒証であるため、急激におこる激しい痛み、痛みは冷や

すと悪化して暖めると緩解し、腹部は拒按となることが特徴で、腸鳴、水様便を下痢するなどが鑑別のポイントである。

治療は、神闕に棒灸などの温法を行い、足三里で温胃導滞、上脘で理気和胃を図ると良い。鍼の手技は全て瀉法である。

◎脾腎陽虚

脾腎陽虚によるものは、腹部を温めたり圧すると軽減し、冷やすと悪化する持続性の臍腹痛であるが、陽虚証であるので痛みは隠痛、喜按となる。また、温暖を好み寒冷を嫌い、寒がる、四肢や腰腹部の冷え、未消化便の下痢や五更泄瀉、腰膝酸軟、倦怠無力感など脾腎陽虚の症状を伴うことが鑑別のポイントとなる。

治療は、関元と脾兪に灸や灸頭鍼を行って脾腎を暖め、中脘と気海で補中益気を図るとよい。手技は全て補法である。

◎脾胃湿熱

脾胃湿熱によるものは、悪臭が強い裏急後重を伴う粘液便あるいは膿血便を排便し、排便してもすっきりせず、湿熱がひどくなると肛門部の灼熱感を伴うことが特徴である。

また、上腹部のつかえや膨満感を伴い、圧しても軽減しないまたは拒按となる、口が粘る、口渇するが飲みたくない、泥状便などの湿熱の症状を伴うことが鑑別のポイントとなる。ただし、熱が強い湿熱の状態となると、口渇多飲となり小便は黄赤となる。また、脂濃いものや甘いもの、味の濃いものの過食やアルコールの摂取などにより上記症状は悪化する。

治療は、豊隆と陰陵泉で燥湿化痰を、中脘で去痰消積を、天枢で通腸導滞を図ることにより腸胃の調和を図る。手技は全て瀉法である。なお、湿熱が取れにくい場合には、利尿と清熱を目的に中極に瀉法を行うとよい。

◎陽明腑実

陽明腑実によるものは、臍周辺が硬く脹り、強い圧痛（拒按）を伴う臍腹痛であり、陽明病の特徴である日晡潮熱、悪寒はなく熱感が持続するが発汗しても解熱しない。また、大便秘結、強い口渇（冷飲を好む）、尿の色が濃いなどの症状を伴うことが鑑別のポイントとなる。

治療は、合谷と内庭で陽明に鬱している実熱を清し、天枢、中脘、足三里で蕩滌穢濁を図る。また、煩躁や譫語が見られるときには大椎や百会、あるいは人中を取るとよい。手技は全て瀉法である。

下腹部中央の痛み（小腹痛）(しょうふくつう)

　本症は、下腹部中央の痛みを指し、中医では小腹痛という。小腹は腎、膀胱、精宮、胞宮との関連が深いとされている。なお、胞宮が原因としておこる小腹痛は、本シリーズ下巻「婦人科系

	気　滞	血　瘀	膀胱湿熱
鑑別点	・疼痛よりも脹満感が強い小腹痛。	・強く、固定性の小腹痛（刺痛や絞痛）。	・多くは急激に発症する小腹部の膨満感と疼痛。 ・排尿時に尿や尿道の灼熱感や排尿痛を伴う。
随伴症状	すっきり排尿・排便できない、胸脇部の脹満や脹痛など。	痛みの局所の圧痛（拒按）、テール便、甚だしくなると腫塊を形成するなど。	小便短赤、頻尿、尿意急迫、身熱、口渇少飲または多飲（冷飲を好む）、尿混濁など。
舌脈	舌苔−白薄。 脈−弦など。	舌質−正常または紫暗、瘀斑、瘀点。 脈−正常または弦。	舌質−紅。舌苔−黄膩。 脈−数、滑数など。
弁証	気滞	血瘀	膀胱湿熱
治法	理気止痛	活血化瘀、止痛	清利膀胱湿熱、止痛
取穴例	・気海（瀉法）、太衝（瀉法）、支溝（瀉法）−行気散滞 ・中極（瀉法）−通利小便 ・天枢（瀉法）−通腸導滞	・三陰交（瀉法）−活血化瘀 ・気海（瀉法）、期門（瀉法）−行気散滞 ・中極（瀉法）−通利小便 ・天枢（瀉法）−通腸導滞	・中極（瀉法）、陰陵泉（瀉法）−清熱利湿 ・気海（瀉法）−行気散滞
病因・病機	気滞、寒邪、熱邪、湿熱、瘀血などが下焦の気機を阻滞させるために小腹痛がおこる。	肝気鬱結、寒邪や熱邪、湿邪などの停滞による気滞からの波及、あるいは外傷、手術、悪露の阻滞などが原因となって生じた瘀血が、小腹部に阻滞するために小腹痛がおこる。	脂濃いものや甘いもの、味の濃いものの過食やアルコールの常飲などにより中焦に溜まった湿熱が下焦に流注して膀胱の気化を阻滞させ、その影響で小腹痛がおこる。

症状の治療」の生理痛の項で述べる。

	胃腸実熱	寒凝気滞	下焦虚寒
鑑別点	・持続性の腹部脹痛。	・急激におこる激しい小腹痛。 ・痛みは冷やすと悪化し、暖めると軽減する。 ・腹部は拒按となる。	・小腹痛は持続性の隠痛(喜按)。 ・冷やすと悪化し、暖めると軽減する。
随伴症状	圧痛(拒按)、身熱、便秘、悪心、嘔吐あるいは食べると吐く、口渇少飲または多飲(冷飲を好む)、心煩、不眠など。	腹部冷痛(拒按、喜温)、腸鳴、下痢(水様便)、腹脹、食欲不振など。	寒がる、四肢の冷え、面色淡白、泥状便〜水様便、小便清長、陽萎、経遅、不妊など。
舌脈	舌質−紅。舌苔−黄で乾燥。 脈−滑数など。	舌質−淡紅。舌苔−白薄など。 脈−沈緊など。	舌質−淡。舌苔-白。 脈−沈、遅など。
弁証	胃腸実熱	寒凝気滞	下焦虚寒
治法	清胃腸熱、止痛	温中散寒、理気止痛	温補下焦
取穴例	・内庭(瀉法)、合谷(瀉法)−清陽明実熱 ・天枢(瀉法)、上巨虚(瀉法)−通腸導滞	・神闕(棒灸)−温散寒邪 ・足三里(棒灸または灸頭鍼(瀉法))−温胃導滞 ・気海(瀉法)−行気散滞	・関元(灸または灸頭針(補法))、腎兪(灸または灸頭針(補法))−温腎壮陽 ・気海(補法)−培補元気
病因・病機	陽盛体質の者、あるいは辛いもの、脂濃いものや味の濃いものの過食やアルコールの常飲などによって胃の気機が阻滞して化熱する、あるいは外感や内傷の熱邪が胃に阻滞するために胃熱が生じ、胃熱が大腸に積滞するために小腹痛がおこる。	急激に身体を冷やしたため、あるいは冷たいものを多飲・多食したために、寒邪が中焦に直中した影響で小腹痛がおこる。	疲労や過労、久病、老化などによって気を消耗すると火衰となりやすく、その影響で下焦の虚寒となり、下焦を温煦できなくなるために小腹痛がおこる。

✦下腹部中央の痛み（小腹痛）
― 鑑別と治療のポイント ―

　小腹痛は、腎、膀胱、精宮、胞宮などの病変と関係があることが多いが、大腸、小腸の異常による症状としても出現する。膀胱と関係のあるものは排尿の異常を伴うことが多く、虚証により排尿の異常を伴う場合には腎と関係のあることが多い。胞宮と関係あるものは月経の異常を伴うことが多く、大腸、小腸と関係のあるものは排便の異常を伴うことが多い。それぞれの特徴に基づいて弁証するとよい。ただし、胞宮に由来する小腹痛については、本シリーズ下巻「婦人科系症状」の生理痛の項に記載する。

◎気滞

　気滞によるものは、疼痛よりも脹満感が強い感覚を伴う。一般に気滞というと、肝気鬱結、寒邪、熱邪、湿熱などの阻滞によっておこるので、それぞれの病因による症状が顕著に出現している場合には、それぞれの鑑別点あるいは随伴症状から鑑別し施術を行うとよい。しかし、それぞれの特徴となる症状あるいは随伴症状が強く出現していなくても、脹満感が主訴となれば気滞によるものと判断できる。

　脹満感や脹痛となっている、排尿や排便をしてもすっきりしないという症状は気滞による特徴となる。

　治療は、太衝、支溝で全身の理気を図り、気海で下焦の理気を図る。排尿異常を伴うものには中極を、排便異常を伴うものには天枢を取る。手技は全て瀉法である。

　なお、寒邪によるものは実寒によるものと、虚寒によるものに分類される。実寒によるものは本項の寒凝気滞を、また、虚寒によるものは下焦虚寒によるものを参照のこと。熱邪によるものは胃腸実熱によるものを参照のこと。湿熱によるものは、膀胱湿熱や大腸湿熱によっても起こる。排尿時に尿や尿道の灼熱感を感じる、排尿痛を伴う、尿意急迫や排尿困難を伴うものは膀胱湿熱であり、悪臭が強く黄色く粥状の便を下痢する、肛門灼熱感を感じる、裏急後重、便意急迫を伴う場合には大腸湿熱である。天枢や上巨虚、曲池などに瀉法を行うとよい。また、湿熱によるものは、脂濃いものや甘いもの、味の濃いものの多食、アルコールの多飲により症状が悪化または出現することも特徴である。瘀血が阻滞すると固定性で強い痛み（刺痛や絞痛）となり、局所は拒按となり、甚だしくなると腫塊を形成することが特徴である。血瘀によるものの項を参照されたい。

　上記のような症状が明らかな場合には、それぞれの特徴に基づいて弁証・施術を行うとよい。

◎血瘀

血瘀によるものは、小腹部の固定性で強い痛み（刺痛や絞痛）となり、痛みの局所の圧痛（拒按）、テール便や甚だしくなると腫塊を形成することなどが鑑別のポイントとなる。

治療は、三陰交で活血化瘀を図り、気海、期門で行気散滞を図る。排尿異常を伴うものには中極を、排便異常を伴うものには天枢を取るとよい。手技は全て瀉法である。

◎膀胱湿熱

膀胱湿熱によるものは、排尿時に尿や尿道の灼熱感を感じることが特徴で、尿意急迫、頻尿となるが尿量は少ないなどの症状が膀胱湿熱の特徴である。

治療は、中極、陰陵泉で清熱利湿を図り、気海で下焦の行気散滞を図るとよい。手技は全て瀉法である。

◎胃腸実熱

胃腸実熱によるものは、持続性の腹部脹痛となり、痛みの局所の圧痛は強く（拒按）、身熱、便秘、悪心、小便短赤、口渇が強いが少飲あるいは多飲（冷飲を好む）、心煩、不眠などの症状が鑑別のポイントとなる。

治療は、内庭と合谷を組み合わせて陽明に阻滞している実熱を清し、天枢と上巨虚で大腸の腑気を通すとよい。手技は全て瀉法である。

◎寒凝気滞

寒凝気滞によるものは、実寒証であるため、急激におこる激しい小腹痛、痛みは冷やすと悪化して暖めると緩解し、腹部は拒按となることが特徴で、腸鳴、水様便を下痢するなどが鑑別のポイントである。

治療は、神闕に棒灸などの温法を行い、足三里で温胃導滞、気海で行気散滞を図るとよい。鍼の手技は全て瀉法である。

◎下焦虚寒

下焦虚寒によるものは、腹部を温めたり抑えると軽減し、冷やすと悪化する持続性の小腹痛であるが、虚寒証であるので痛みは隠痛、喜按となる。また、温暖を好み寒冷を嫌い、寒がる、四肢の冷え、泥状便〜水様便、小便清長、面色淡白などの症状を伴い、長期化すると陽萎、経遅、不妊などとなる。

治療は、関元と腎兪に灸や灸頭鍼を行って腎陽を暖め、気海で下焦を補うと良い。鍼の手技は全て補法である。

下腹部両側の痛み（少腹痛）（しょうふくつう）

　本症は、下腹部両側におこる痛みを指し、中医では少腹痛という。少腹部は近隣臓腑との関連はもちろん、足厥陰経の循行部位ということから足厥陰経と関連が強いとされている。

	肝気鬱結	寒滞肝脈	下焦虚寒	大腸湿熱
鑑別点	・ストレスを感じたり、情緒の変動とともに少腹部の脹満感や脹痛が生じる（拒按）。	・少腹部冷痛や掣痛（拒按）が陰嚢や睾丸へ放散する。 ・冷えると悪化し、暖めると軽減する。	・少腹痛は持続性の隠痛（喜按）。 ・冷やすと悪化し、暖めると軽減する。 ・睾丸への放散はない。	・急激に発生する強い少腹痛。 ・黄色い粥状の下痢、あるいは膿血性の下痢を伴う。
随伴症状	イライラ感、精神抑鬱感、易怒、ため息が多い、胸脇部や乳房の脹満感や脹痛。	頭頂部や脇部の脹痛、寒がる、四肢の冷え、小便清長、甚だしければ尿失禁する、唾や涎が多い、冷たい水様物の嘔吐など。	寒がる、四肢の冷え、面色淡白、泥状便〜水様便、小便清長、陽萎、経遅、不妊など。	肛門灼熱感、裏急後重、便意急迫、小便短赤、口渇少飲または多飲（冷飲を好む）、身熱、腹部膨満感や腹痛など。
舌脈	舌質−紅。苔−白薄。脈−弦。	舌質−淡など。苔−白膩。脈−沈弦など。	舌質−淡。舌苔−白。脈−沈、遅など。	舌質−紅。舌苔−黄膩。脈−滑数など。
弁証	肝気鬱結	寒滞肝脈	下焦虚寒	大腸湿熱
治法	疏肝理気、止痛	温散厥陰寒邪、止痛	温補下焦	清熱利湿、止痛
取穴例	・期門（瀉法）、陽陵泉（瀉法）、間使（瀉法）−疏肝理気 ・気海（瀉法）−行気散滞	・太衝（瀉法＋灸頭鍼）−温肝散寒理気 ・帰来（瀉法＋灸頭鍼）−温経散寒 ・気海（瀉法）−行気散滞	・関元（灸または灸頭針（補法））、腎兪（灸または灸頭針（補法））−温腎壮陽 ・気海（補法）−培補元気	・天枢（瀉法）、上巨虚（瀉法）−通腸導滞 ・陰陵泉（瀉法）−清熱利湿 ・曲池（瀉法）−清熱通腑
病因・病機	長期にわたりストレスを受け続けたり、精神的な抑鬱感が続いたり、突然強い精神的刺激を受けたり、陰血不足のために肝が滋養されなくなると肝気鬱結となり、その影響で少腹部の気機も阻滞するために少腹痛がおこる。	寒邪を感受したり、冷たいものを多飲・多食する、雨に濡れるなどによって身体を冷やし、そのために寒邪が陰部をめぐる厥陰肝経に侵入して阻滞し、肝の経脈を収引するために少腹痛がおこる実寒証である。	疲労や過労、久病、老化などによって気を消耗すると火衰となりやすく、その影響で下焦の虚寒となり、下焦を温煦できなくなるために少腹痛がおこる。	脂濃いものや甘いもの、味の濃いものの過食やアルコールの常飲、外界の湿邪の侵襲などによって生じた湿熱が大腸に下注して阻滞した影響で少腹痛を引きおこす。

下腹部両側の痛み（少腹痛）
― 鑑別と治療のポイント ―

少腹痛は、大腸や下焦全体の反応としても起こるが、少腹部は足厥陰経の循行部位ということから、足厥陰経の経気阻滞でもある。

◎肝気鬱結

肝気鬱結によるものは、ストレスを感じたり、精神抑鬱や怒ったときなど情緒の変動に伴って少腹部の脹満感や脹痛が発生するあるいは増強することが特徴である。また、イライラ感や易怒、ため息が多い、精神抑鬱など精神情緒の不安定症状、胸脇部や乳房（乳頭）の脹満や脹痛などを伴うことが鑑別のポイントとなる。

治療は、肝気の条達を図るために太衝、支溝、陽陵泉で全身の理気を図り、気海などで下焦の理気を図るとよい。手技はすべて瀉法である。

◎寒滞肝脈

寒滞肝脈によるものは、主として少腹部に冷痛を感じ、冷痛は睾丸や陰嚢へ放散する（掣痛となることもある）。冷痛は冷えると悪化し暖めると軽減する。また、頭頂部や胸脇部に脹痛を感じる、寒がる、小便清長などが寒滞肝脈証の特徴である。

治療は、足厥陰経を暖めるために太衝に灸頭鍼、下腹部を暖めるために帰来に灸頭鍼、および気海を取るとよい。実寒証のため鍼の手技は全て瀉法である。

◎下焦虚寒

下焦虚寒によるものは、腹部を温めたり抑えると軽減し、冷やすと悪化する持続性の少腹痛であるが、虚寒証であるので痛みは隠痛、喜按となる。また、温暖を好み寒冷を嫌い、寒がる、四肢の冷え、泥状便～水様便、小便清長、面色淡白などの症状を伴うことが鑑別のポイントとなる。

治療は、関元と腎兪に灸や灸頭鍼を行って腎陽を暖め、気海で下焦を補うとよい。鍼の手技は全て補法である。

◎大腸湿熱

大腸湿熱によるものは、急激におこる強い少腹痛で、黄色い粥状の下痢や膿血性の下痢を伴うことが特徴で、肛門灼熱感、裏急後重、便意急迫、小便短赤、口渇少飲または多飲（冷飲を好む）などの症状を伴うことが鑑別のポイントとなる。

治療は、天枢と上巨虚で大腸の腑気を通し、陰陵泉で清熱利湿を図り、曲池で大腸の熱を取るとよい。手技は全て瀉法である。

側胸部の痛み（胸脇痛）(きょうきょうつう)

　本症は、側胸部や季肋部の痛みを指し、中医では胸脇痛という。胸脇部は足厥陰経と足少陽経が循行しており、胸脇部の痛みは肝胆の病変とされている。

	肝気鬱結	肝胆湿熱	血瘀	肝陰虚
鑑別点	・胸脇部の脹痛。 ・脹痛部位は遊走性で一定しないことが多い。 ・ストレスや精神的刺激により誘発されたり悪化する。	・胸脇部の脹痛または灼痛。	・胸脇痛は固定性で痛みが強い(刺痛、絞痛、拒按)。 ・胸脇部に腫塊を形成することもある。	・胸脇部の持続性の隠痛。
随伴症状	イライラ感、精神抑鬱感、易怒、ため息が多い、乳房や少腹部の脹満感や脹痛など。	身熱不揚、口苦、口が粘る、食欲不振、黄疸、腹脹、厭食、小便短赤、下痢または便秘など。	全身症状はないあるいはイライラ感、易怒、精神抑鬱、顔色がどす黒い、肌膚甲錯など。	目の乾き、筋の引きつり、五心煩熱、頬部潮紅、盗汗、口乾、疲労感など。
舌脈	舌質−紅。舌苔−白薄。 脈−弦。	舌質−紅。舌苔−黄膩。 脈−弦数、弦滑など。	舌質−暗紅、紫暗、瘀斑、瘀点など。 脈−弦、渋など。	舌質−紅。舌苔−少苔または剥苔。 脈−細数など。
弁証	肝気鬱結	肝胆湿熱	血瘀	肝陰虚
治法	疏肝理気、止痛	清利肝胆湿熱、止痛	活血化瘀、止痛	滋補肝陰
取穴例	・期門(瀉法)、内関(瀉法)−疏通厥陰経気 ・太衝(瀉法)、陽陵泉(瀉法)−疏肝利胆	・期門(瀉法)、陽陵泉(瀉法)、間使(瀉法)−疏肝理気利胆 ・陰陵泉(瀉法)、中極(瀉法)−清熱利湿	・太衝(瀉法)、三陰交(瀉法)−理気活血 ・期門(瀉法)、内関(瀉法)−疏通厥陰経気	・復溜(先瀉後補)−滋陰降火 ・太谿(補法)、三陰交(補法)−滋補肝腎 ・外関(補法)−補益三焦
病因・病機	長期にわたりストレスを受け続けたり、精神的な抑鬱感が続いたり、突然強い精神的刺激を受けたり、陰血不足のために肝が滋養されなくなると肝気鬱結となり、その影響で胸脇部の気機も阻滞するために胸脇痛がおこる。	脂濃いものや甘いもの、味の濃いものの過食やアルコールの常飲、外界の湿邪などによって生じた湿熱が肝胆に蘊結し、胸脇部の経気を阻滞させるために胸脇痛がおこる。	肝気鬱結、寒邪や熱邪、湿邪などの停滞による気滞からの波及、あるいは外傷、手術などが原因となって瘀血が生じて胸脇部に阻滞するために胸脇痛がおこる。	久病、五志過極、精血不足、熱病による傷陰、肝気鬱結や肝火上炎などによって肝の陰液が不足し、肝経を滋潤することができないために胸脇痛がおこる。

側胸部の痛み（胸脇痛）
― 鑑別と治療のポイント ―

　胸脇痛は、本来足厥陰経と足少陽経の病とされており、消化器系の症状ではないが腹部に近い症状ということで本誌ではこの項で述べることとする。

　胸脇痛は実証では足厥陰経気および足少陽経気の阻滞、虚証では足厥陰経の不栄によっておこる。

◎肝気鬱結

　肝気鬱結によるものは、ストレスを感じたり、精神抑鬱や怒ったときなど情緒の変動に伴って胸脇部の脹満感や脹痛が発生するあるいは増強することが特徴である。また、イライラ感や易怒、ため息が多い、精神抑鬱など精神情緒の不安定症状、少腹部や乳房（乳頭）の脹満や脹痛などを伴うことが鑑別のポイントとなる。

　治療は、期門、内関で厥陰経気の疏通を図り、太衝、陽陵泉で疏肝理気を図る。手技はすべて瀉法である。

◎肝胆湿熱

　肝胆湿熱によるものは、胸脇部の脹痛が多く、湿熱の程度により灼痛となる。また、肝胆湿熱の特徴である身熱、口苦、食欲不振、黄疸、腹脹、厭食、小便黄赤、下痢（泥状便）などの症状が診られれば本症と判断できる。

　治療は、清熱利湿と肝胆二経の疏通を図ることが必要であり、中極、陰陵泉で清熱利湿を、期門、陽陵泉、間使で疏肝理気利胆を図るとよい。手技は全て瀉法である。

◎血瘀

　血瘀によるものは、胸脇部の固定性で強い痛み（刺痛や絞痛）となり、痛みの局所の圧痛（拒按）、腫塊を形成することなどが鑑別のポイントとなる。全身症状はないこともあるが、肝気鬱結からの波及型では肝気鬱結の症状であるイライラ感、易怒、精神抑鬱などを伴う。

　治療は、三陰交、太衝を組み合わせて理気活血を図り、期門、内関で厥陰経気の疏通を図るとよい。手技は全て瀉法である。

◎肝血虚

　肝血虚によるものは、痛みは強くはならないが持続的におこる隠痛が特徴となる。他に目の乾き、筋の引きつりや陰虚から熱症状が発生すると五心煩熱、頬部紅潮、盗汗、口乾などがおこる。また、肝腎陰虚となると、腰膝酸軟、めまい、耳鳴りなどがおこる。

　治療は、三陰交と太谿を組み合わせ滋補肝腎を図り、外関で三焦を補う。手技は全て補法である。虚熱の症状を伴う場合には、復溜に先瀉後補を行い滋陰降火を図るとよい。

腹部にできる塊（癥瘕積聚）（ちょうかせきしゅう）

　本症は、腹腔内に腫瘤を触知できることであり、あるいはそれに伴い腹部の脹りや痛みを主訴とするものを指し、中医では癥瘕積聚と呼ぶ。このうち、"癥""積"は境界が明瞭で固定性、"瘕""聚"は境界が不明瞭で可動性のものを指す。また"積聚"は上腹部や臍腹部など中焦の病変によっておこるものを指し、"癥瘕"は下焦および胞宮の病変によっておこるものをいう。

	血瘀	気滞	痰食凝滞	中気下陥
鑑別点	・硬さや大きさが明瞭で硬く固定性、疼痛も強く（拒按）、刺痛を呈することが多い腫塊。 ・腹部のいずれの部位に起こるが臍周囲に多い。	・胸脇部や小腹部におこりやすく、硬結を触れるものの硬くはなく、指で押すと上下左右に動く。 ・硬結は出現と消退を繰り返し、疼痛の部位も移動する。	・腫塊が上腹部〜臍周囲に発生することが多く、上腹部の膨満感や疼痛および圧痛が主となる。	・腫塊が臍〜下腹部に生じ、柔らかくて体位の変動によって大きさが変化する。平臥すると不明瞭となり起立すると顕著になる。 ・疼痛や圧痛は強くはない。
随伴症状	全身症状はない、あるいはテール便、顔色がどす黒い、肌膚甲錯など。	胸脇部の脹満感や脹痛、食欲不振、悪心・嘔吐、噯気、易怒、精神抑欝など。	胃脘痛（脹痛）、腐酸臭のする噯気、厭食、手足や陰部の湿り、浮腫、痰が多い、胸苦しい、水分を飲むと吐く、食欲不振、頭重、めまいなど。	無力感、脱力感、精神疲労、息切れ、食欲不振、大便溏薄、脘腹下墜感、内臓下垂、身体消痩、めまい、面色萎黄など。
舌脈	舌質–正常あるいは青紫、紫暗で瘀斑、瘀点。 脈–渋など。	舌質–紅。 脈–弦など。	舌苔–厚膩。 脈–滑、弦滑など。	舌質–淡、胖、歯痕など。 脈–緩、虚など。
弁証	血瘀	気滞	痰食凝滞	中気下陥
治法	活血化瘀	行気散滞	攻下痰食積聚	補中益気
取穴例	・三陰交（瀉法）、期門（瀉法）、間使（瀉法）–理気活血、疏肝通絡 ・上脘（瀉法）–消積軟堅	・期門（瀉法）、陽陵泉（瀉法）–疏肝理気 ・上脘（瀉法）–消積軟堅 ・内関（瀉法）–理気散滞	・豊隆（瀉法）、陰陵泉（瀉法）–燥湿化痰 ・下脘（瀉法）–消食導滞 ・中脘（瀉法）–和胃導滞	・足三里（補法）、中脘（補法）–補中益気 ・関元（補法または灸頭鍼（補法）、脾兪（補法）–温補脾腎
病因・病機	手術や外傷の影響による、あるいは長期間にわたり気滞や痰濁阻滞などの病理産物が阻滞したために形成された瘀血が、腹部の気機を阻滞させるためにおこる。	長期にわたりストレスを受け続けたり、精神的な抑欝感が続いたり、突然強い精神的刺激を受けたり、陰血不足のために肝が滋養されなくなると肝気鬱結となり、その影響で腹部の気機が阻滞するためにおこる。	脂濃いものや甘いもの、味の濃いものの過食やアルコールの常飲、外界の湿邪、あるいは肝鬱気滞から痰湿阻滞を引きおこすなどによって生じた痰湿が、食滞と腹中で互結するために癥瘕積聚となる。	飲食不節、肉体疲労、精神疲労、慢性の下痢などによって脾の運化作用が低下して気血の生成も低下し、そのために気虚下陥となるとその影響で気滞や食滞が生じ、それらが腹中に阻滞するためにおこる。

腹部にできる塊（癥瘕積聚）
― 鑑別と治療のポイント ―

癥瘕積聚は腹部にできる塊として、日常的にもよく診られる所見の一つである。どちらかというと実証によるものが多いと思われるが、詳細な鑑別はそれぞれの鑑別点および随伴症状から判断するとよい。

◎血瘀

血瘀によるものは、硬さや大きさが明瞭で、固定性で、疼痛や圧痛も強く拒按となり、刺痛を呈することが多い腫塊となる。発生部位は腹部のどこにでも発生するが、臍周辺におこりやすい。顔色がどす黒い、肌膚甲錯などの血瘀による症状を伴うこともあるが、他の血瘀による症状はなく、癥瘕積聚のみということも多い。

治療は、三陰交と期門、間使などを組み合わせて理気活血を図り、上脘で消積軟堅を図る。手技は全て瀉法である。

◎気滞

気滞によるものは、胸脇部や少腹部におこりやすく、硬結を触れるものの硬くはなく、指で押すと上下左右に動き、気滞の特徴の一つである遊走性となる。また、胸脇部の脹満感や脹痛、悪心嘔吐、噯気、易怒、精神抑欝などの肝気鬱結の症状を伴うこともある。

治療は、腹部の行気散滞を目的に、期門と陽陵泉で疏肝理気を図り、上脘や内関で理気散滞を図るとよい。手技は全て瀉法である。

◎痰食凝滞

痰食凝滞によるものは、上腹部〜臍周辺に発生することが多く、上腹部の膨満感や疼痛および圧痛が主症状となる。腐酸臭のする噯気や厭食など胃脘食滞による症状と、胸苦しい、水分を飲むと吐く、手足や陰部の湿り、浮腫など痰湿阻滞の症状が同時に出現していれば本証と判断できる。

治療は、豊隆と陰陵泉で燥湿化痰を図って痰湿に対処し、下脘で消食導滞を図り、中脘などで和胃を図るとよい。

◎中気下陥

中気下陥によるものは、腫塊が臍〜下腹部に生じ、柔らかくて体位の変動によって大きさが変化する。平臥すると不明瞭となり起立すると顕著になる。疼痛や圧痛は強くはないことが特徴となる。また、内臓下垂、脘腹下墜感、身体消痩、めまいなどの気虚下陥の症状と無力感、脱力感、精神疲労、大便溏薄など脾気虚の症状を伴うことが鑑別のポイントとなる。

治療は、百会、足三里、中脘を組み合わせて昇陽益気を図り、関元と脾兪で脾腎を補うとよい。手技は全て補法である。

✴食後すぐにおこる空腹感（消穀善飢）(しょうこくぜんき)

本症は、しっかりと食事を摂ったにもかかわらず、食後すぐに空腹感や飢餓感を感じるものを指し、中医では消穀善飢という。

	胃熱	胃陰虚	陰虚火旺	陽明蓄血
鑑別点	・消穀善飢。 ・胃脘部の灼熱感や不快感を伴う。	・消穀善飢。	・消穀善飢。	消穀善飢。
随伴症状	口渇少飲（冷飲を好む）、口臭、呑酸、口苦、便秘、小便黄赤、歯齦出血など。	消痩、乾嘔、胃脘部灼熱感または不快感、口渇少飲、便秘など。	消痩、のぼせ、顔面紅潮、心煩、易怒、口乾、不眠、多夢、口苦、便秘、小便黄赤、遺精、夢交、耳鳴り、腰膝酸軟など。	身熱、腹部が硬く脹る（拒按）、口渇するが口をすすぐだけで飲みたくない、大便は黒色で硬いが出やすい、面色や口唇が暗色、健忘、ひどくなると狂躁状態となるなど。
舌脈	舌質－紅。舌苔－黄。脈－数、滑数など。	舌質－紅。舌苔－光剝。脈－細数など。	舌質－紅絳。舌苔－少または無苔。脈－細数。	舌質－紅または紫暗、瘀斑、瘀点。脈－沈で数。
弁証	胃熱	胃陰虚	陰虚火旺	陽明蓄血
治法	清泄胃熱	滋養胃陰	滋陰降火	攻逐蓄血、清胃瀉火
取穴例	・内庭（瀉法）、合谷（瀉法）－清陽明実熱 ・足三里（瀉法）、中脘（瀉法）－通降胃気	・内庭（瀉法）－清泄胃熱 ・中脘（補法）、足三里（補法）－益気健中 ・太谿（補法）－補益腎陰	・復溜（先瀉後補）－滋陰降火 ・中脘（補法）、足三里（補法）－益気健中 ・太谿（補法）－補益腎陰	・内庭（瀉法）、合谷（瀉法）－清陽明実熱 ・三陰交（瀉法）、太衝（瀉法）－疏肝活血 ・足三里（瀉法）－和胃導滞
病因・病機	辛いもの、脂濃いものや味の濃いものの過食、アルコールの常飲などによって胃の気機が阻滞して化熱する、あるいは外感や内傷の熱邪が胃に阻滞するために胃熱が生じ、熱が胃の機能である受納作用を亢進させるために消穀善飢となる。	辛いものの食べ過ぎ、熱病や胃熱が長期化したためによる津液の損傷、慢性の胃病による陰血の損傷などによって胃が濡養されなくなり、その影響で胃の受納作用が失調したために消穀善飢がおこる。	精血不足、津液虚損、熱病による傷陰、久病、房事過多、五志過極、飲酒過度などによって腎陰が消耗した影響で内熱が生じて上炎し、その影響で胃の受納作用が失調したために消穀善飢がおこる。	陽明実熱に加え、胃腸に陳旧性の邪気が停滞したために瘀血が生じて気機を阻滞させ、さらに化熱して瘀熱と実熱が結びつき、その影響で胃の受納作用が亢進するために消穀善飢となる。

食後すぐにおこる空腹感（消穀善飢）
― 鑑別と治療のポイント ―

消穀善飢は、胃腑に熱邪が阻滞することにより、胃の受納作用が亢進するためにおこる。

施術上重要なことは、熱邪による胃腑の津液の損傷も同時に存在することである。

胃熱、陽明蓄血（瘀血）によるものは清泄胃熱を図り、熱症状が軽減してきたら中脘や足三里には補法を行い、胃気を補うとよい。

また、胃陰虚、陰虚火旺によるものでも、胃脘部の灼熱感や鈍痛が除去しにくい場合には、清泄胃熱を目的に内庭に瀉法を行う、あるいは先に中脘や足三里に瀉法を行い、和胃降濁を図った方がスムーズに症状に対応できる場合もある。状況を診ながら使い分けるとよい。

◎胃熱

胃熱によるものの特徴は、胃脘部の灼熱感や不快感を感じる、口渇多飲（冷飲を好む）、口臭、呑酸、口苦、便秘、小便黄赤などの胃熱の症状を伴うことが特徴となる。

治療は、内庭と合谷を取って陽明に停滞している欝熱を取り、足三里と中脘で通降胃気を図るとよい。手技はすべて瀉法となる。

◎胃陰虚

胃陰虚によるものは、胃脘部の灼熱感や鈍痛など不快感を伴うことが多い消穀善飢となり、消痩、乾嘔、口渇少飲、便秘など胃陰虚の症状を伴うことが鑑別のポイントとなる。

治療は、内庭に瀉法を行って胃熱を清し、中脘や足三里などで中焦を補い、太谿などで腎陰を補うとよい。

◎陰虚火旺

陰虚火旺によるものは、消穀善飢となり、消痩、のぼせ、顔面紅潮、心煩、易怒、口乾、不眠、多夢、口苦、便秘、小便黄赤、遺精、夢交など陰虚火旺の症状が出現することが鑑別のポイントとなる。

治療は、復溜に先瀉後補を行って滋陰降火を図り、中脘と足三里などに補法を行い中焦を補い、太谿や照海に補法を行って補益腎陰を図るとよい。

◎陽明蓄血

陽明蓄血によるものの特徴は、身熱、便秘などの内熱の症状と、口渇するが口をすすぐだけで飲みたくない、面色や口唇が暗色、健忘などの血瘀による症状が同時に出現していれば本症と判断できる。

治療は、内庭と合谷で胃熱を清し、三陰交と太衝を組み合わせて活血を図り、足三里で胃気を降ろすとよい。手技は全て瀉法である。

食事中や食後すぐに眠くなる（食後困頓）(しょくごこんとん)

　本症は、食後に身体がだるくて眠くなったり、食事中にもかかわらず、疲労感が強くて身体を支えていられずに眠ってしまう状態を指し、中医では食後困頓という。なお、似た症状で"嗜睡症（嗜眠症）"があるが、嗜睡症は昼夜を問わず眠りたがり、呼び起こせば目が覚めるがすぐに眠り込んでしまうもので、食後困頓は食事後あるいは食事中のみにおこるものを指す。

	脾気虚	痰湿困脾
鑑別点	・食後に身体がだるく眠くなる。 ・甚だしいと食事を止めて眠る。	・食後に身体がだるく眠くなる。 ・甚だしいと食事を止めて眠る。
随伴症状	疲労感、無力感、元気がない、懶言、食欲不振、腹部下墜感、食後腹脹、面色萎黄など。	胸苦しい、水分を飲むと吐く、手足や陰部の湿り、浮腫、痰が多い、頭重、身重感、めまい、疲労感、無力感、懶言など。
舌脈	舌質−淡、胖、歯痕。舌苔−白薄。 脈−虚、弱など。	舌苔−白膩。 脈−濡緩など。
弁証	脾気虚	痰湿困脾
治法	健脾、昇陽益気	健脾利湿、昇陽益気
取穴例	・脾兪(補法)−健脾益気 ・足三里(補法)、中脘(補法)−補中益気 ・百会(補法)−昇陽益気	・脾兪(補法)、陰陵泉(補法)−健脾利湿 ・足三里(補法)、中脘(補法)−補中益気 ・百会(補法)−昇陽益気
病因・病機	飲食不節、思慮過度、疲労や過労などによって脾気虚となると、昇清作用が失調するために清陽が昇らなくなり、その影響で神が栄養されなくなるために食後困頓となる。	脂濃いものや甘いもの、味の濃いものの過食やアルコールの常飲、長期間の湿地での生活、暑い時期に湿邪に犯されるなどによって湿邪が中焦に停滞し、脾の昇清作用が失調するために清陽が上らなくなり、その影響で神が栄養されなくなるために食後困頓となる。

食事中や食後すぐに眠くなる（食後困頓）
― 鑑別と治療のポイント ―

食後困頓は、気虚あるいは気虚によって運化作用が低下した影響により、脾虚湿困となるためにおこることが基本的な病機とされている。健常人でもある程度診られることもある症状であるが、顕著に出現している場合に病態とすべきである。

◎脾気虚

脾気虚によるものは、気虚の特徴である普段から疲労感や無力感を感じ、懶言、腹部下墜感、食後腹脹、食欲不振、大便溏薄（泥状便）、面色萎黄、午後や夕方になるとあるいは疲労時に決まって出現あるいは悪化する症状があるなどを伴うことが鑑別のポイントとなる。

治療は、脾兪で健脾益気を、足三里や中脘で補中益気を図り、百会で昇陽益気を図ると昇清作用を回復することができる。手技は全て補法である。また、各穴には温法を併用したり、気海や関元に補法を行い培補元気や助陽を図るとよいが、気虚発熱などの熱症状がある場合には、熱症状が亢進しすぎないよう様子を診ながら行うべきである。

◎痰湿困脾

痰湿困脾によるものは、普段から疲労感や脱力感を感じる、懶言、腹部下墜感、食後腹脹、食欲不振、大便溏薄（泥状便）、面色萎黄、午後や夕方になるとあるいは疲労時に決まって出現あるいは悪化する症状があるなどの脾気虚の症状に加え、胸苦しい、水分を飲むと吐く、手足や陰部の湿り感、浮腫、痰が多いなど痰湿阻滞の症状が出現していれば本証と確定できる。また、痰湿による症状は、脂濃いものや甘いもの、味の濃いものを食したり、アルコールの摂取により悪化することが多い。

治療は、脾兪と陰陵泉で健脾利湿を図り、足三里と中脘で補中益気を図る。さらに百会で昇陽益気を図るとよい。手技は全て補法である。

なお、本症は実証としての痰濁阻滞（痰湿中阻）によっておこる場合もあり得る。この場合には気虚の症状である疲労感や無力感などは伴わないか、伴っても顕著でないことが鑑別のポイントである。ただ、気虚による疲労感と、痰湿の特徴である身重感は鑑別が難しい場合もあるので、左記の痰湿困脾の処方で改善しない場合や胸苦しい、浮腫などの症状が悪化する場合には、去痰降濁を目的に豊隆、陰陵泉、中脘に瀉法を行うとよい。

口臭 こうしゅう

本症は、口から出る臭気を伴う気体を指し、自覚できるものと他人に指摘されて初めて知るものがある。

	胃熱	胃脘食滞	痰熱壅肺
鑑別点	・吐く息が熱く、臭いが強い口臭。 ・胃脘部に灼熱感や違和感を伴う。	・腐酸臭のする口臭。	・生臭い口臭。 ・咳痰。 ・痰は黄色く粘稠。
随伴症状	口渇少飲(冷飲を好む)、呑酸、口苦、便秘、小便黄赤、歯齦出血など。	胃脘痛(脹痛)、吐くと胃脘痛は軽減する、胃脘部拒按、腐酸臭がする噯気や悪心嘔吐および下痢をする、厭食、矢気など。	胸苦しいまたは胸痛、呼吸促迫、鼻翼呼吸、壮熱、発熱、口渇多飲または少飲(冷飲を好む)、煩燥など。
舌脈	舌質—紅。舌苔—黄。 脈—数、滑数など。	舌苔—厚膩。 脈—滑、弦滑など。	舌質—紅。舌苔—黄膩。 脈—数など。
弁証	胃熱	胃脘食滞	痰熱壅肺
治法	清泄胃熱	消食導滞	清熱利湿、粛肺理気
取穴例	・内庭(瀉法)、合谷(瀉法)—清陽明実熱 ・足三里(瀉法)、中脘(瀉法)—通降胃気	・下脘(瀉法)—消食導滞 ・足三里(瀉法)、中脘(瀉法)—通降胃気、消積導滞	・魚際(瀉法)—清泄肺熱 ・尺沢(瀉法)、豊隆(瀉法)—清肺去痰 ・列欠(瀉法)—粛肺理気
病因・病機	辛いもの、脂濃いものや味の濃いものの過食、アルコールの常飲などによって胃の気機が阻滞して化熱する、あるいは外感や内傷の熱邪が胃に停滞するために胃熱が生じ、その影響で胃気不和となるために口臭がおこる。	暴飲暴食をする、不衛生なものを飲食する、あるいは冷たいものや生もの、甘いもの、味の濃いものや油ものを摂りすぎたために食滞が生じ、胃気が降りなくなるために口臭がおこる。	脂濃いものや甘いもの、味の濃いものの過食やアルコールの常飲、外界の湿邪の侵襲などによって生じた湿熱が肺に阻滞して化熱する、あるいは肺熱のために津液が濃縮したために痰熱となり、腐濁した気体が口中に上るために口臭となる。

口臭
― 鑑別と治療のポイント ―

　口臭の多くは、胃気不降によっておこる。実証によって臭気がおこり、熱の度合いが強くなるとさらに臭気が強くなることが特徴である。

◎胃熱

　胃熱によるものの特徴は、臭いが強く、吐く息が熱く感じられる口臭で、胃脘部の灼熱感や不快感を感じることが特徴である。また、口渇少飲（冷飲を好む）、呑酸、口苦、便秘、小便黄赤などが鑑別のポイントである。

　治療は、内庭と合谷で清陽明欝熱を、足三里と中脘で通降胃気を図る。手技はすべて瀉法である。

◎胃脘食滞

　胃脘食滞によるものは、腐酸臭のする口臭で、厭食となり、噯気や矢気も腐酸臭がすることが鑑別のポイントとなる。

　治療は、下脘で消食導滞を図り、足三里、中脘で通降胃気を図る。手技は瀉法を行う。

◎痰熱壅肺

　痰熱壅肺によるものは、生臭い口臭となり、黄色く粘稠な咳痰を伴う。また、胸苦しいまたは胸痛、呼吸促迫、鼻翼呼吸、壮熱や発熱、煩燥などの症状を伴うことも多い。

　治療は魚際で清泄肺熱、尺沢と豊隆で清肺去痰、列欠で粛肺理気を図るとよい。手技は全て瀉法である。

　このほか、肝胃不和、肝火犯胃、脾胃湿熱、胃陰虚なども口臭が出現することがある。共通主穴は、足三里と中脘に通降胃気を目的に瀉法を行い、各弁証タイプにより加穴する。

◎肝胃不和

　肝胃不和によるものは、ストレスを感じたり精神的刺激により胃脘部の症状が誘発されたり悪化する。太衝、内関に瀉法を加穴する。

◎肝火犯胃

　肝火犯胃によるものは、肝胃不和の症状に加え胃脘部や胸脇部の灼熱感を伴う。行間、内関に瀉法に瀉法を加穴する。

◎脾胃湿熱

　脾胃湿熱によるものは、胃脘部のつかえや膨満感、口が粘るなどの症状を伴う。豊隆、陰陵泉に瀉法を加穴する。

◎胃陰虚

　胃陰虚によるものは、乾嘔、胃脘部の灼熱感や不快感などを伴う。内庭に瀉法、太谿や復溜に補法を加穴する。足三里、中脘には補法を行う方がよいことが多い。

口内炎（口舌生瘡） こうないえん（こうぜつせいそう）

本症は、口腔内の粘膜や舌面におこる炎症の総称であり、灰白色～紅色の色斑の形成、痛みを感じたり、悪化すると出血したり潰瘍を形成するものを指す。中医では口舌生瘡や口瘡などと呼ぶ。

	胃熱	陰虚火旺	中気下陥
鑑別点	・口内、唇、舌、歯槽などに鮮紅色の潰瘍が生じ、痛みが強い。	・口内、唇、舌、歯槽などに潰瘍面が黄白色で、潰瘍周囲が淡紅色の潰瘍が生じ、夜間に痛みが増強する。	・口内、唇、舌、歯槽などに淡紅色の潰瘍が生じるが、痛みは軽度。 ・肉体疲労時に悪化する。
随伴症状	歯齦出血、胃脘部の灼熱感や不快感、口渇少飲（冷飲を好む）、口臭、呑酸、口苦、便秘、小便黄赤など。	のぼせ、顔面紅潮、心煩、易怒、口乾、不眠、多夢、口苦、便秘、小便黄赤、遺精、夢交、消痩、耳鳴り、腰膝酸軟など。	無力感、脱力感、精神疲労、息切れ、食欲不振、大便溏薄、脘腹下墜感、内臓下垂、身体消痩、めまい、面色萎黄など。
舌脈	舌質-紅。舌苔-黄。 脈-数、滑数など。	舌質-紅絳。舌苔-少苔または剥苔。 脈-細数。	舌質-淡、胖、歯痕など。 脈-緩、虚など。
弁証	胃熱	陰虚火旺	中気下陥
治法	清泄胃熱	滋陰降火	補中益気
取穴例	・内庭(瀉法)、合谷(瀉法)-清陽明実熱 ・足三里(瀉法)、中脘(瀉法)-通降胃気 ・頬車(瀉法)-駆邪散滞	・復溜(先瀉後補)-滋陰降火 ・太谿(補法)、照海(補法)-滋陰補腎 ・頬車(瀉法)-駆邪散滞	・足三里(補法)、中脘(補法)-補中益気 ・関元(補法または灸頭鍼(補法))、脾兪(補法)-温補脾腎
病因・病機	辛いもの、脂濃いものや味の濃いものの過食、アルコールの常飲などによって胃の気機が阻滞して化熱する、あるいは外感や内傷の熱邪が胃に阻滞するために胃熱が生じ、胃熱が口舌に上炎するために口内炎となる。	精血不足、津液虚損、熱病による傷陰、久病、房事過多、五志過極、飲酒過度などによって腎陰が消耗したために内熱が生じ、口舌に上炎するために口内炎がおこる。	肉体疲労、精神疲労、慢性の下痢、分娩過多、産後の消耗などによって元気が損耗し、そのために気虚下陥となると口舌を栄養したり防御することができないために口内炎が生じる。

口内炎（口舌生瘡）
― 鑑別と治療のポイント ―

　口内炎は、実熱あるいは虚熱によっておこることが多く、中気下陥など気虚によってもおこる。実熱によるものは、多くは胃熱によるものが多く、急激におこり、色斑や潰瘍部位の赤みが強く、痛みも強くなる。虚熱によるものは、慢性的に存在することが多く、夜間に痛みが悪化することが多い。気虚によるものは痛みはさほどではないが、肉体疲労時に悪化することが多い。それぞれの随伴症状から鑑別するとよい。

◎胃熱

　胃熱によるものの特徴は、口内、唇、舌、歯槽などに鮮紅色の潰瘍が急激に生じ、痛みが強いことが特徴で、歯齦出血、胃脘部の灼熱感や不快感、口渇少飲（冷飲を好む）、口臭、吞酸、口苦、便秘、小便黄赤などの胃熱の症状を伴うことが鑑別のポイントとなる。

　治療は、内庭と合谷を取って陽明に阻滞している欝熱を清し、足三里と中脘で通降胃気を図り、頬車で局所の駆邪散滞を図るとよい。手技はすべて瀉法である。

◎陰虚火旺

　陰虚火旺によるものは、口内、唇、舌、歯槽などに、潰瘍面が黄白色で潰瘍周囲が淡紅色の潰瘍が生じ、夜間に痛みが増強することが特徴で、のぼせ、顔面紅潮、心煩、易怒、口乾、不眠、多夢、口苦、便秘、小便黄赤、遺精、夢交など陰虚火旺の症状が出現することが鑑別のポイントとなる。

　治療は、復溜に先瀉後補を行って滋陰降火を図り、太谿や照海に補法を行って補益腎陰を、頬車に瀉法を行って駆邪散滞を図るとよい。

◎中気下陥

　中気下陥によるものは、痛みなどの自覚症状はさほど強くなはいが、口内、唇、舌、歯槽などに淡紅色の潰瘍が生じ、肉体疲労時に悪化することが特徴で、無力感、脱力感、精神疲労、息切れ、食欲不振、大便溏薄、脘腹下墜感、内臓下垂、身体消痩、めまい、面色萎黄などの気虚下陥の症状を伴うことが鑑別のポイントとなる。

　治療は、足三里、中脘を組み合わせて補中益気を図り、関元と脾兪で脾腎を補うとよい。手技は全て補法である。

便秘（大便秘結、排便困難）(だいべんひけつ、はいべんこんなん)

　本症は、連続して4日以上排便がない状態を指し、中医では大便秘結という。似た症状で"排便困難"がある。大便秘結と排便困難は便が出にくいことは同じであるが、排便困難は隔日ある

	胃腸実熱	気　滞	気　虚
鑑別点	・大便秘結、排便困難。 ・胃脘部の灼熱感や不快感。 ・小腹部の脹満感や脹痛。(拒按)	・大便秘結、排便困難。 ・あるいは便意急迫するが排便できない。	・便意はあるが排便困難、大便は硬いときもあり軟らかいときもある。 ・排便に時間がかかり、力むと疲労感を感じる。
随伴症状	壮熱、悪心、嘔吐、口渇少飲または多飲（冷飲を好む）、心煩、不眠など。	腹部脹満や脹痛、腹部拒按、ゲップや失気が多い、あるいはイライラ感、精神抑鬱感、易怒、ため息が多い、胸脇部や乳房の脹満感や脹痛など。	疲労感、無力感、元気がない、懶言、食欲不振、食後腹脹、面色萎黄など。
舌脈	舌質−紅。舌苔−黄、乾燥。 脈−洪数、滑実など。	舌質−紅。舌苔−白薄。 脈−弦。	舌質−淡、胖、歯痕。舌苔−白薄。 脈−虚、弱など。
弁証	熱秘	気秘	虚秘
治法	清熱通便	疏肝理気、通腸導滞	健脾益気、寛腸通便
取穴例	・内庭(瀉法)−和胃清熱 ・天枢(瀉法)、合谷(瀉法)、上巨虚(瀉法)−清熱通便	・太衝(瀉法)、支溝(瀉法)−疏肝理気 ・天枢(瀉法)、上巨虚(瀉法)−通腸導滞 ・列欠(瀉法)−粛肺理気	・中脘(補法)、脾兪(補法)−補中益気 ・大腸兪(補法)−寛腸通便 ・肺兪(補法)−補益肺気
病因・病機	陽盛体質の者、あるいは辛いもの、脂濃いものや味の濃いものの過食、アルコールの常飲などによって胃の気機が阻滞して化熱する、あるいは外感や内傷の熱邪が胃に阻滞するために胃熱が生じ、胃熱が大腸に移って大腸の伝導作用を傷害させるために便秘となる。	長期にわたりストレスを受け続けたり、精神的な抑鬱感が続いたり、突然強い精神的刺激を受けたり、陰血不足のために肝が滋養されなくなると肝気鬱結となり、あるいは長期臥床などのために大腸の気機が阻滞するために便秘となる。	飲食不節、思慮過度、疲労や過労などによって脾気虚となると、大腸の伝導作用が低下するために便秘となる。

いは2〜3日程度間隔が空くものの、排便の周期には大きな乱れはないあるいは排便をスムーズに行えないものを指す。どちらの症状も病因病機は同じであるため、本項でまとめて説明する。

	血　虚	下焦虚寒
鑑別点	・排便困難。 ・便は硬く兎糞状。	・排便困難、大便秘結。 ・温暖を好み、寒冷を嫌う。
随伴症状	面色や口唇が淡白or面色萎黄、爪が薄くもろい、めまい、不眠、多夢、目の乾きやかすみ、筋の引きつりやシビレ感、経遅、経量少など。	寒がる、四肢の冷え、面色淡白、小便清長、陽萎、経遅、不妊など。
舌脈	舌質−淡紅。 脈−細など。	舌質−淡。舌苔−白薄。 脈−沈遅で無力など。
弁証	虚秘	冷秘
治法	補血生津、潤腸通便	温補下焦、寛腸通便
取穴例	・血海（補法）−健脾生血 ・復溜（補法）、三陰交（補法）−補益精血 ・大腸兪（補法）−寛腸通便	・関元（灸または灸頭鍼（補法））、腎兪（灸または灸頭鍼（補法））−温腎壮陽 ・大腸兪（補法）、気海（補法）−寛腸通便
病因・病機	久病、慢性の出血や産後の失血、脾気虚弱による生血不足、老化や腎陰不足などのために大腸の潤いがなくなり、そのために伝導作用が弱くなると便秘となる。	疲労や過労、久病、老化などによって気を消耗すると火衰となりやすく、その影響で下焦の虚寒となり、大腸を温煦できなくなるために便秘となる。

便秘（大便秘結、排便困難）
― 鑑別と治療のポイント ―

　大便が腸胃に停滞している大便秘結、排便困難は、主として大腸における"気滞"を形成しているが、身体のある部位における気滞は他の臓腑や経絡・経筋・関節の気機にも影響させることでもある。
気機の昇降出入に影響し、胃の受納作用に影響すると食欲不振、胃の降濁作用に影響すると悪心嘔吐、胃脘痛、噯気、呃逆などの症状を出現させることとなる。また、大腸の気機が阻滞すると、表裏の臓である肺の宣散作用、粛降作用を失調させ呼吸の異常、鼻や喉の異常などの症状を出現させ、肺気の宣散作用、粛降作用の失調も同様に大腸の気機も阻滞させることとなる。

　また、長期間に渡る大腸の気滞は、肝の疏泄作用を失調させて昇発過度となると易怒、イライラ感などの症状を出現させることとなったり、経絡・経筋・関節の気機の阻滞を引きおこし、身体各所の痛み、凝り感を強めることもある。

　このように、気滞はその部位のみならず他部位の気滞を導く結果になりかねないので、できれば早めに改善することが望ましい。

　なお、身体の"虚"による大便秘結を中医では虚秘と呼ぶが、虚秘には気虚によるものと血虚によるものがある。他書ではそれぞれまとめて虚秘と呼ばれることもあるようだが、本書では気虚による大便秘結と、血虚による大便秘結を分けて説明する。

◎**胃腸実熱**

　胃腸実熱によるものを中医では熱秘と呼ぶ。胃脘部の灼熱感や不快感、あるいは小腹部の脹満感や脹痛（拒按）を伴うことが多く、壮熱、悪心、嘔吐、口渇が強いが少飲あるいは多飲（冷飲を好む）、心煩、不眠などの症状が鑑別のポイントとなる。

　治療は、内庭で和胃清熱を図り、天枢、合谷、上巨虚で清熱通便を図る。手技は全て瀉法である。

　ただし、実熱の症状が軽減しても排便が改善されない場合は、大腸の津液が虚損し滋潤作用が低下したためである（これを腸燥便秘という）。この場合には内庭、合谷は取る必要はなく、瀉天枢、瀉支溝、補復溜、補大腸兪で潤腸通便を図るとよい。

◎**気滞**

　気滞によるものを中医では気秘と呼ぶ。肝気鬱結が原因となるとイライラ感、精神抑欝、易怒、ため息が多い、胸脇部や少腹部、乳房の脹満感や脹痛、便意急迫するが排便できないなどの症状を伴うが、矢気が多い、小腹部の脹満感や脹痛など腸胃の気滞だけのこともある。

　治療は、天枢、上巨虚で通腸導滞を、列欠

で粛肺理気を図ることにより通便を促進する。肝気鬱結の症状を伴えば太衝、支溝を加穴して疏肝理気を図る。

なお、肝気鬱結の症状がなければ太衝、支溝は不要だが、長期的なあるいは頑固な気秘には、通腸導滞の配穴だけでなく疏肝理気を同時に図ることによって気機を促進でき、その結果通便を促すことができるため、疏肝理気を同時に図ることも有効である。

◎気虚

気虚によるものは、力むと疲労感を感じる、大便は硬いときと柔らかいときがあることが特徴となる。その他、疲労感や無力感、懶言、面色萎黄などが気虚によるものの鑑別のポイントとなる。

治療は、中脘や脾兪で補中益気を、大腸兪で寛腸通便を、肺気を補うと通便を促進できるため肺兪を取る。手技は全て補法である。

◎血虚

血虚によるものは、大便は硬く兎糞状になることが特徴であり、面色や口唇の色が淡白（脾気虚がベースにあると面色は萎黄となる）、爪が薄くもろい、めまい、不眠、多夢、目の乾きやかすみ、筋の引きつりなど血虚の症状が出現することが鑑別のポイントとなる。

治療は、血海で健脾生血を、復溜と三陰交で補益精血を、大腸兪で寛腸通便を図るとよい。手技は全て補法である。

◎下焦虚寒

下焦虚寒によるものを中医では冷秘と呼ぶ。温暖を好み寒冷を嫌う、寒がる、四肢の冷え、小便清長、面色淡白などの症状を伴うことが鑑別のポイントとなる。なお、下焦虚寒が長期化すると、腰膝酸軟、精神不振、倦怠無力感などを伴う腎陽虚へと発展する。

治療は、下焦虚寒も腎陽虚も同じ配穴で良く、関元、腎兪などに棒灸、隔物灸または灸頭鍼を行って温腎壮陽を図り、大腸兪に気海を組み合わせ寛腸通便を強める。鍼の手技は全て補法である。

大便秘結や排便困難は虚実寒熱に分けられるため、基本的には虚証には補法、実証には瀉法、寒証には温法、熱証には清法が治療原則となるが、大便が停滞している大腸は実の状態となるため、"虚"が原因による大便秘結や排便困難でも、なかなか排便できないときや腹脹や腹痛が強いときなどは、天枢や中脘に瀉法を行うと、排便を誘導できるときもある。ただし、強すぎる瀉法や、太衝、上巨虚などとの配穴は、虚の状態を強めるので注意が必要である。状況によって、あるいはその変化を診ながら使い分けるべきである。

下痢（泄瀉）(せっしゃ)

本症は、形のある大便ではなく、泥状、水様、未消化状などの大便を排便するとともに排便回

	大腸湿熱	寒湿阻滞	胃脘食滞
鑑別点	・悪臭が強く黄色い粥状の便あるいは膿血便ですっきり排便できない。 ・便意急迫。 ・肛門の灼熱感を伴う。	・激しく急迫で稀薄な水様便（悪臭はない）。 ・腹部冷痛や絞痛で拒按、腸鳴を伴う。 ・腹部を温めると楽になり、冷やすと悪化する。	・腐酸臭がする水様の下痢または未消化便。 ・排便後は腹痛は軽減するがしばらくしてぶり返すことが多い。
随伴症状	小便短赤、口渇少飲または多飲（冷飲を好む）、身熱、腹部膨満感や腹痛など、悪化すると裏急後重を伴うようになる。	寒がる、小便不利、浮腫、食欲不振、腹脹または腹痛、胸や腹がつかえて脹る、咳喘、水様の痰など。	胃脘痛（脹痛）、吐くと胃脘痛は軽減する、胃脘部拒按、噯気や悪心嘔吐も腐酸臭がする、厭食、矢気など。
舌脈	舌質−紅。舌苔−黄膩。 脈−滑数など。	舌質−淡。舌苔−白膩。 脈−濡、緩など。	舌苔−厚膩。 脈−滑、弦滑など。
弁証	大腸湿熱	寒湿阻滞	胃脘食滞
治法	清熱利湿、止瀉	温化化湿、止瀉	消食導滞、止瀉
取穴例	・天枢（瀉法）、上巨虚（瀉法）−通腸導滞 ・陰陵泉（瀉法）−清熱利湿 ・曲池（瀉法）−清熱通腑	・神闕（棒灸）−温散寒邪 ・天枢（瀉法または灸または灸頭針（瀉法））−温通腸道 ・上巨虚（瀉法）−通腸導滞	・下脘（瀉法）−消食導滞 ・天枢（瀉法）、上巨虚（瀉法）−通腸導滞
病因・病機	脂濃いものや甘いもの、味の濃いものの過食やアルコールの常飲、外界の湿邪の侵襲などによって生じた湿熱が大腸に下注し、その影響で大腸の伝導機能が失調するために下痢となる。	生ものや冷たいものの過食、雨に打たれて身体を冷やす、長期間の湿地での生活などによって寒湿の邪が中焦に阻滞して脾の運化作用が失調し、清濁の泌別作用が障害されるために下痢となる。	暴飲暴食をする、不衛生なものを飲食する、あるいは冷たいものや生もの、甘いもの、味の濃いものや油ものを摂りすぎたために食滞が生じ、清濁の泌別ができなくなるために下痢となる。

数が増加するが、排便時に裏急後重（テネスムス）を伴わないものを指す。中医では泄瀉という。

	肝脾不調	脾気虚	脾腎陽虚
鑑別点	・精神的緊張やストレスによって腹痛や腸鳴を伴う下痢がおこる。 ・便意急迫。	・大便溏薄または脾虚便であり反復して下痢を繰り返す。 ・疲労時に下痢は悪化する。	・未消化便を下痢する。 ・五更泄瀉。 ・身体を冷やしたり冷たものの飲食により下痢は悪化する。
随伴症状	胸脇部の脹満感あるいは脹痛、精神抑欝あるいは易怒、ため息が多い、食欲不振、疲労感、無力感、矢気、腸鳴など。	疲労感、無力感、元気がない、懶言、食欲不振、食後腹脹、面色萎黄など。	寒がる、小便不利、下腹部冷痛、浮腫、腰膝酸軟、顔色が白い、倦怠無力感、食欲不振など。
舌脈	舌質−淡紅。舌苔−白薄。 脈−弦など。	舌質−淡、胖、歯痕。舌苔−白薄。 脈−虚、弱など。	舌質−淡、胖大。舌苔−白薄。 脈−沈遅で無力など。
弁証	肝脾不調	脾気虚	脾腎陽虚
治法	疏肝健脾、止瀉	健脾益気、止瀉	温補脾腎、止瀉
取穴例	・太衝（瀉法）、外関（瀉法）−疏肝理気 ・脾兪（補法）、中脘（補法）−健脾益気	・脾兪（補法）−健脾益気 ・足三里（補法）、中脘（補法）−補中益気 ・大腸兪（補法）−健固腸腑	・関元（灸または灸頭鍼（補法））、脾兪（補法）−温補脾腎 ・大腸兪（補法）、天枢（補法）−固渋腸道
病因・病機	長期にわたってストレスを感じたり、精神的な抑欝感が続いたり、突然強い精神的な刺激を受けることにより、あるいは陰血不足の状態が長引くために肝気鬱結となり、その影響で肝気が横逆して脾を犯し、脾の運化作用を失調させたために下痢がおこる。	飲食不節、思慮過度、疲労や過労などによって脾気虚となると運化作用が低下し、清濁の泌別ができなくなるために下痢となる。	労倦内傷、久病虚損、久瀉久痢、房事過多などによって脾気と腎気がともに虚して腎陽が脾陽を温煦できなくなり、その影響で水穀の腐熟ができなくなるために下痢となる。

下痢（泄瀉）
― 鑑別と治療のポイント ―

　下痢は、大腸湿熱、寒湿阻滞、胃脘食滞、肝脾不調、脾気虚、脾腎陽虚などによって起こる。それぞれ便意の感じ方や便の性状に違いがある。それぞれの特徴および随伴症状から鑑別するとよい。

　なお、大腸湿熱、寒湿阻滞、胃脘食滞および肝気鬱結によるものは実証であり、脾気虚、脾腎陽虚によるものは虚証であり、肝脾不調によるものは虚実挟雑証である。

　治療方針として、虚証は健脾あるいは温補脾腎など、脾の運化作用を強めることが主となる。実証ではそれらの原因となっている邪気あるいは病理産物を除去することが主となるが、脾気虚の症状が同時に診られれば健脾を図るとよいものの、診られなければ健脾を行う必要はない。

◎大腸湿熱

　大腸湿熱によるものは、便意急迫、悪臭が強く黄色い粥状の便あるいは膿血便を下痢し、すっきり排便できない、肛門の灼熱感を伴うことが特徴で、小便短赤、口渇少飲または多飲（冷飲を好む）、身熱、腹部の膨満感や腹痛などの症状を伴うことが鑑別のポイントとなり、脂濃いものや甘いもの、味の濃いものの摂取やアルコールの多飲によって症状が悪化する。また、湿熱の阻滞が長引き、経過が悪化してくると裏急後重を伴うようになる。

　治療は、天枢と上巨虚で大腸の腑気を通し、陰陵泉で清熱利湿を図り、曲池で大腸の熱を取るとよい。手技は全て瀉法である。

◎寒湿阻滞

　寒湿阻滞によるものは、激しく急迫で希薄な水様便となるが、大便の臭気はない。腸鳴を伴い、冷痛や絞痛などの腹痛となり、腹部は拒按となる。甚だしくなると激しい腹痛となる。暖めると腹痛と腹鳴は軽減し、生ものや冷たい物の過食、身体を冷やすと下痢や腹痛が誘発・悪化することが特徴で、寒がる、小便不利、浮腫、腹脹や腹痛（冷痛や絞痛で拒按）、食欲不振などの寒湿の症状を伴うことが鑑別のポイントとなる。

　治療は、神闕に棒灸などの温法を行うと同時に、天枢にも温法を行い、上巨虚で通腸導滞を図るとよい。実証であるので鍼の手技は全て瀉法を行う。

◎胃脘食滞

　胃脘食滞によるものは、便意急迫で、腐酸臭のする、腹痛を伴う水様の下痢あるいは未消化便となることが特徴である。排便後は腹痛は軽減するが、食滞が改善されないとしばらくして腹痛と下痢を繰り返す。
腹部は拒按となる、悪心や嘔吐を伴うことも

多く、厭食となり、噯気や矢気をするあるいは吐くと下痢や腹痛、腹脹は軽減することが鑑別のポイントとなる。

治療は、下脘に瀉法を行って消食導滞を図り、天枢と上巨虚で通腸導滞を図るとよい。手技は全て瀉法である。

◎肝脾不調

肝脾不調によるものは、便意急迫となり、ストレスを感じたり、精神的刺激や情緒の変化によって腹痛と腹鳴を伴う下痢をすることが特徴であり、また、胸脇部や胃脘部、乳房や少腹部の脹満感や脹痛、精神抑鬱あるいは易怒、イライラ感、ため息が多いなどの肝気鬱結の症状と、食欲不振、泥状便、疲労感など脾気虚の症状を伴うことが鑑別のポイントである。

治療は、太衝や外関などに瀉法を行って疏肝理気を図り、脾兪や中脘などに補法を行い補中益気を図る。

ただし、肝脾不調には肝気鬱結の症状が主となるものと、脾気虚の症状が主となるものがある。

肝気鬱結が主となっているものには、補中益気の穴に補法を行っても症状には変化がないことが多い。また、中脘や足三里など補中益気の穴に補法を多用すると、かえって中焦の気滞を強めることが多いので注意が必要である。

また、脾気虚が主となっているものには、健脾益気や補中益気を治療方針とした方がよく、疏肝や理気の穴を取る、あるいは瀉法を多用するとかえって気虚を悪化させることになるので注意が必要である。どちらもその主症状および変化の度合いによって使い分けるべきである。

◎脾気虚

脾気虚によるものは、大便溏薄または脾虚便であり反復して下痢を繰り返す、疲労時に下痢は悪化することが特徴であり、気虚の特徴である疲労感や無力感、元気がない、懶言、食後腹脹、面色萎黄などの症状を伴うことが鑑別のポイントとなる。

治療は、脾兪で健脾益気を、足三里や中脘で補中益気を図り、大腸兪で大腸を補うとよい。手技は全て補法である。

気虚による発熱が診られなければ、上記の配穴に温法を加えることも効果的である。

◎脾腎陽虚

脾腎陽虚によるものは、未消化便を下痢すること、五更泄瀉となることが多いこと、身体を冷やしたり、冷たい物の飲食によって下痢が悪化することが特徴となる。また寒がる、小便清長、下腹部冷痛となるが喜按である、四肢や腰腹部の冷え、食欲不振、腰膝酸軟、倦怠無力感などや、甚だしくなると下肢を中心として浮腫が出現するなど、脾腎陽虚の症状を伴うことが鑑別のポイントとなる。

治療は、関元と脾兪に灸や灸頭鍼を行って脾腎を暖め、大腸兪と天枢を組み合わせて大腸を補うとよい。鍼の手技は全て補法である。

大便失禁 だいべんしっきん

本症は、排便を自制できずにもらしてしまう状態を指す。甚だしくなると。失禁した状態を自覚できなくなる。なお、頻回の排便があっても自制できる状態や、肛門部の外傷や、手術の後遺症によるものは本症の範疇には含めない。

	中気下陥	脾腎陽虚	大腸湿熱
鑑別点	・多くは無自覚の大便失禁、甚だしければ脱肛を伴う。	・慢性的な頻回な大便失禁。 ・未消化便が多いが時に粘液便となる。	・放屁時や荷物を持ち上げようとしたときのように一時的に下腹部に力が入る時など、あるいは何も原因がなくても急激に大便を失禁する。 ・悪臭が強く黄色い粥状の便あるいは膿血便ですっきり排便できない。 ・肛門の灼熱感を伴う。
随伴症状	無力感、脱力感、精神疲労、息切れ、懶言、食欲不振、大便溏薄、脘腹下墜感、内臓下垂、身体消痩、めまい、面色萎黄など。	五更泄瀉、寒がる、四肢や腰腹部の冷え、小便不利、下腹部冷痛、浮腫、腰膝酸軟、顔色が白い、倦怠無力感、食欲不振など。	小便短赤、口渇少飲または多飲(冷飲を好む)、身熱、腹部膨満感や腹痛など、悪化すると裏急後重を伴う。
舌脈	舌質−淡、胖、歯痕など。 脈−緩、虚など。	舌質−淡、胖大。舌苔−白薄。 脈−沈遅で無力など。	舌−紅。舌苔−黄膩。 脈−滑数など。
弁証	中気下陥	脾腎陽虚	大腸湿熱
治法	補中益気、固脱	温補脾腎、固脱	清熱利湿、止瀉
取穴例	・合谷(補法)、関元(補法)、気海(補法)−益気回陽固脱 ・足三里(補法)−補中益気	・合谷(補法)、関元(灸または灸頭鍼(補法)、気海(補法)−温養益気、回陽固脱 ・脾兪(補法)−健脾益気	・天枢(瀉法)、上巨虚(瀉法)−通腸導滞 ・陰陵泉(瀉法)−清熱利湿 ・中極(瀉法)−清瀉鬱熱
病因・病機	肉体疲労、精神疲労、慢性の下痢、分娩過多、産後の消耗などによって元気が損耗し、そのために気虚下陥となると固摂作用も低下するために大便失禁がおこる。	労倦内傷、久病虚損、久瀉久痢、房事過多などによって脾気と腎気がともに虚して腎陽が脾陽を温煦できなくなると、脾虚下陥となるために大便失禁がおこる。	脂濃いものや甘いもの、味の濃いものの過食やアルコールの常飲、外界の湿邪の侵襲などによって生じた湿熱が大腸に下注して阻滞するため大便失禁がおこる。

大便失禁
― 鑑別と治療のポイント ―

　大便失禁は、気虚や陽虚などの裏虚証、大腸湿熱などの裏実証によっておこる。陽虚には寒証を伴い、気虚には寒証はないが、長期化して気虚が進展すると陽虚の症状を併発する。湿熱によるものは、急激におこり、大便の臭いが強いことが特徴となる。随伴症状から弁証するとよい。

◎中気下陥

　中気下陥によるものは、多くは無自覚の大便失禁で、甚だしくなると脱肛を伴うことが特徴である。また、内臓下垂、脘腹下墜感、身体消痩、めまい、無力感、脱力感、精神疲労、大便溏薄など気虚下陥の症状を伴うことが鑑別のポイントとなる。

　治療は、合谷、関元、気海を組み合わせて益気回陽固脱を図り、足三里で中気を補う。また、脾兪など健脾益気を図ったり、冷え症状がなくても関元や気海に温法を加えることも有効である。鍼の手技は全て補法である。

◎脾腎陽虚

　脾腎陽虚によるものは、慢性的で頻回な大便失禁で、未消化便が多いが、甚だしくなると粘液便となることが特徴で、また、五更泄瀉、寒がる、四肢や腰腹部の冷え、腰膝酸軟、倦怠無力感など脾腎陽虚の症状を伴うことが鑑別のポイントとなる。

　治療は、合谷、関元、気海を組み合わせて温養益気、回陽固脱を図り、脾兪などで健脾益気を図る。

　関元には温補脾腎の効果があるが、灸頭鍼などの温法を組み合わせると、温補脾腎の効果を一層強めることができる。また、足三里や中脘などで補中益気を図ることも有効である。鍼の手技は全て補法である。

◎大腸湿熱

　大腸湿熱によるものは、放屁時や荷物を持ち上げようとしたときのように一時的に下腹部に力が入る時など、あるいは何も原因がなくても急激に、悪臭が強く黄色い粥状の便あるいは膿血便を失禁し、すっきり排便できない、肛門の灼熱感を伴うことが特徴で、小便短赤、口渇少飲または多飲（冷飲を好む）身熱、腹部の膨満感や腹痛などの症状を伴うことが鑑別のポイントとなる。

　治療は、天枢と上巨虚で大腸の腑気を通し、陰陵泉で清熱利湿を図り、中極で清瀉欝熱を図るとよい。手技は全て瀉法である。

テネスムス（裏急後重）(りきゅうこうじゅう)

　本症は、西医ではテネスムス、俗にしぶり腹と呼ばれるもので、中医では裏急後重という。"裏急"は腹痛を伴って便意が急迫すること、"後重"は排便時に切迫し、肛門が重墜して排便しにくいことをいう。痢疾の症状の一つであるが、大腸病変でもおこる症状である。

	大腸湿熱	気滞	陰虚内熱	中気下陥
鑑別点	・裏急後重。 ・悪臭が強く黄色い粥状の便あるいは膿血性の下痢。 ・肛門の重墜感と灼熱感。	・裏急後重。 ・腹が張って遊送性の痛みがあり、甚だしくなると胸脇に放散する。 ・排便後には腹痛は軽減する。	・裏急後重。 ・腹部の持続的な隠痛、排便時に力んでも便が出ないか数滴のゼリー状の粘液が出るだけ、または膿血便。	・裏急後重。 ・腹部の持続的な隠痛。 ・肛門の下墜感、甚だしいときは脱肛となる。 ・これらの症状は疲労時に悪化する。
随伴症状	小便短赤、口渇少飲または多飲（冷飲を好む）、身熱、腹部膨満感や腹痛など。	すっきり排便できない、肛門の重墜感、膿血便など、全身症状を伴わないこともある。	腹部鈍痛、目の乾き、頬部紅潮、盗汗、潮熱、五心煩熱、不眠、多夢、消痩、腰膝酸軟、便秘、尿が濃いなど。	無力感、脱力感、精神疲労、息切れ、懶言、食欲不振、大便溏薄、脘腹下墜感、内臓下垂、身体消痩、めまい、面色萎黄など。
舌脈	舌質-紅。舌苔-黄膩。脈-滑数など。	舌質-紅。舌苔-白薄。脈-弦。	舌質-紅。舌苔-少苔または剥苔。脈-細数など。	舌質-淡、胖、歯痕など。脈-緩、虚など。
弁証	大腸湿熱	気滞	陰虚内熱	中気下陥
治法	清熱利湿	理気、通腸導滞	滋陰清熱	補中益気、固渋陽道
取穴例	・天枢（瀉法）、上巨虚（瀉法）-通腸導滞 ・中極（瀉法）、陰陵泉（瀉法）-清熱利湿 ・曲池（瀉法）-清熱通腑	・天枢（瀉法）、上巨虚（瀉法）-通腸導滞 ・太衝（瀉法）、気海（瀉法）-行気散滞	・復溜（先瀉後補）-滋陰降火 ・太谿（補法）-補益腎陰 ・天枢（瀉法）、上巨虚-（瀉法）-通腸導滞	・中脘（補法）、合谷（補法）、足三里（補法）-補中益気、昇陽挙陥 ・大腸兪（補法または加灸）-健固腸腑
病因・病機	脂濃いものや甘いもの、味の濃いものの過食やアルコールの常飲、外界の湿邪の侵襲などによって生じた湿熱が大腸に下注して阻滞するために裏急後重となる。	湿熱や瘀血、熱邪や寒邪の阻滞、元来の肝気鬱結の体質などにより、大腸の気機が阻滞するために裏急後重となる。	精血不足、津液虚損、熱病による傷陰、久病、房事過多、五志過極、飲酒過度などによって陰虚となって内熱が生じ、虚熱が大腸に阻滞するためにおこる。	肉体疲労、精神疲労、慢性の下痢、分娩過多、産後の消耗などによって元気が損耗し、そのために気虚下陥となると大腸の気機を推動できなくなるために裏急後重となる。

テネスムス（裏急後重）
― 鑑別と治療のポイント ―

　裏急後重は、湿熱や熱邪が阻滞して大腸の気滞となる、あるいは気虚により大腸の腑気を推動できなくためにおこる。それぞれの鑑別点及び随伴症状から鑑別するとよい。

◎大腸湿熱

　大腸湿熱によるものは、悪臭が強く黄色い粥状の便や膿血便となり、肛門の灼熱感を伴うことが特徴で、小便短赤、口渇少飲または多飲（冷飲を好む）などの症状を伴うことが鑑別のポイントとなる。

　治療は、天枢と上巨虚で通腸導滞を、中極と陰陵泉で清熱利湿を、曲池で清熱通腑を図るとよい。手技は全て瀉法である。ただし、中極には清熱利湿の作用があるものの、瀉しすぎると下元が虚し、排尿機能、月経の状態、男性の性機能の低下を招くこともある。大便の臭気が軽くなる、尿の色が薄くなってきたら中極の取穴は中止した方がよい。

◎気滞

　気滞によるものは、腹脹とともに遊走性の腹痛があり、甚だしくなると胸脇部に放散する。排便後には腹痛は軽減することが特徴で、肛門の重墜感、膿血便を伴うこともあるが、これ以外の全身症状は出現しないこともある。

　治療は、天枢と上巨虚で通腸導滞を、太衝と気海を組み合わせ、下焦の理気を図るとよい。手技は全て瀉法である。

◎陰虚内熱

　陰虚内熱によるものは、腹部の持続的な隠痛、膿血便となり、潮熱、盗汗、五心煩熱、頬部紅潮、るい痩など虚熱の症状を伴うことが鑑別のポイントとなる。

　治療は、復溜に先瀉後補を行って滋陰清熱を、太谿に補法を行い補益腎陰を、天枢、上巨虚に瀉法を行い通腸導滞を図るとよい。ただし、るい痩や疲労感など全身機能低下の症状が強い場合には、天枢と上巨虚への瀉法はかえって大腸の機能を落とす場合があるため、瀉法は軽めにするか、あるいは滋陰清熱のみの治療のみとした方がよい。

◎中気下陥

　中気下陥によるものは、腹部の持続的な隠痛とともに、肛門の下墜感、甚だしくなると脱肛となり、裏急後重とともにこれらの症状は疲労時に悪化することが特徴である。また、内臓下垂、脘腹下墜感、身体消痩、めまい、無力感、脱力感、精神疲労など気虚下陥の症状を伴うことが鑑別のポイントとなる。

　治療は、百会、中脘、足三里で補中益気、昇陽挙陥を図り、大腸兪で大腸を補うとよい。手技はすべて補法である。

血便（大便下血）（だいべんげけつ）

本症は、排便に血液が混じるものを指し、中医では大便下血という。大便下血には、出血だけのものと、"先便後血""先血後便""便血雑下"があり、先便後血は先に排便があり排便の後半に出血するもの、先血後便は最初に出血がありのちに排便となるもの、便血雑下は常に大便に血液が付着しているものを指す。

	大腸湿熱	大腸風熱	陰虚内熱	脾腎陽虚
鑑別点	・便血雑下。 ・暗黒色や、紫黒色で黒豆汁のような血便。 ・肛門灼熱感をともない、肛門が硬く腫れて痛む。	・先血後便で四方に飛び散るような鮮紅色の出血。 ・肛門の灼熱感を伴うが痛みはないもの。 ・急激におこり経過が短い。	・先便後血。 ・鮮紅色や深紅色の血液が点滴するが出血量は多くない。	・先便後血。 ・薄く暗淡あるいは黒色粘稠で出血量が多い。
随伴症状	裏急後重、悪臭の強い粘液便あるいは水様の下痢、小便短赤、口渇少飲または多飲（冷飲を好む）、身熱、腹部膨満感や腹痛など。	発熱、口渇多飲（冷飲を好む）、便秘、歯齦の腫脹や出血、口苦、口臭など。	腹部鈍痛、目の乾き、頬部紅潮、盗汗、潮熱、五心煩熱、不眠、多夢、消痩、腰膝酸軟、便秘、尿が濃いなど。	寒がる、四肢や腰腹部の冷え、小便不利、下腹部冷痛、浮腫、腰膝酸軟、顔色が白い、倦怠無力感、食欲不振など。
舌脈	舌質-紅。舌苔-黄膩。脈-滑数など。	舌質-紅で乾燥。舌苔-黄。 脈-数で有力。	舌質-紅。舌苔-少苔または剥苔。 脈-細数など。	舌質-淡、胖大。舌苔-白薄。 脈-沈遅で無力など。
弁証	大腸湿熱	大腸風熱	陰虚内熱	脾腎陽虚
治法	清熱利湿	清熱涼血、熄風寧血	滋陰清熱	温補脾腎、益気摂血
取穴例	・天枢（瀉法）、上巨虚（瀉法）-通腸導滞 ・中極（瀉法）、陰陵泉（瀉法）-清熱利湿 ・曲池（瀉法）-清腸通腑	・天枢（瀉法）、内庭（瀉法）、足三里（瀉法）-攻下泄熱 ・合谷（瀉法）、血海（瀉法）-清熱涼血	・復溜（先瀉後補）-滋陰降火 ・太谿（補法）-補益腎陰 ・天枢（瀉法）、上巨虚-（瀉法）-通腸導滞	・関元（灸または灸頭鍼（補法））、腎兪（補法）、脾兪（補法）-温補脾腎 ・大腸兪（補法）-固渋腸道
病因・病機	脂濃いものや甘いもの、味の濃いものの過食やアルコールの常飲、外界の湿邪の侵襲などによって生じた湿熱が大腸に下注して化熱し、血絡を傷灼したために下血がおこる。	風熱が陽明経脈に侵襲したため、あるいは湿熱が腸胃に蘊積したためなどにより、実熱が腸胃に停滞して脈絡を損傷するために下血がおこる。	精血不足、津液虚損、熱病による傷陰、久病、房事過多、五志過極、飲酒過度などによって陰虚となって内熱が生じ、虚熱が大腸に停滞するためにおこる。	労倦内傷、久病虚損、久瀉久痢、房事過多などによって脾気と腎気がともに虚して腎陽が脾陽を温煦できなくなるために、脾気が虚して統血ができず、腎気が虚して封臓できなくなるために下血がおこる。

血便（大便下血）
― 鑑別と治療のポイント ―

　血便は、迫血妄行または脾不統血によっておこるが、消化管における重篤な疾患によっておこる場合もあるので、必要に応じて西洋医学的な検査及び処置を優先すべきである。

◎**大腸湿熱**

　大腸湿熱によるものは、便血雑下となる。出血は暗紅や紫黒色となり、肛門灼熱感を伴って肛門が硬く腫れ、痛むことが特徴となる。また、裏急後重、悪臭が強い大便、小便短赤、口渇少飲または多飲（冷飲を好む）、腹部の膨満感や腹痛などの症状が出現することが鑑別のポイントとなる。

　治療は、天枢と上巨虚で通腸導滞、中極と陰陵泉で清熱利湿、曲池で清熱通腑を図る。手技は全て瀉法。ただし、中極には清熱利湿の作用があるが、瀉しすぎると下元が虚し、排尿機能、月経の状態、男性性機能の低下を招くこともある。大便の臭気が軽くなる、尿の色が薄くなったら中極の取穴は中止する。

◎**大腸風熱**

　大腸風熱によるものは、先血後便で鮮紅色で量が多く、四方に飛び散るように出血する。肛門の灼熱感を伴うが痛みは伴わないことが多い。また、実証のため急激におこり、経過が短いことが特徴。口渇多飲（冷飲を好む）、歯齦の腫脹や出血、口苦、口臭など腸胃実熱の症状を伴うことが鑑別のポイントとなる。

　治療は天枢、内庭、足三里で陽明経の鬱熱を清し、合谷と血海で清熱涼血を図るとよい。手技はすべて瀉法である。

◎**陰虚内熱**

　陰虚内熱によるものは、先便後血となり、出血は鮮紅色や深紅色の血液が点滴するが、出血量は多くないことが特徴で、潮熱、盗汗、五心煩熱、頬部紅潮、るい痩など陰虚内熱の症状を伴うことが鑑別のポイントとなる。

　治療は、滋陰清熱のため復溜に先瀉後補、太谿に補法を行って補益腎陰を、通腸導滞のために天枢、上巨虚に瀉法を行うとよい。ただし、るい痩や疲労感など身体機能低下の症状が強い場合、天枢と上巨虚への瀉法はむしろ大腸の機能を落とす場合があり、軽めにするか滋陰清熱のみの治療とすべきである。

◎**脾腎陽虚**

　脾腎陽虚によるものは、先便後血で出血量は多く、暗淡で薄いまたは暗紅粘稠となる。また寒がる、四肢や腰腹部の冷え、腰膝酸軟、倦怠無力感など脾腎陽虚の症状を伴うことが鑑別のポイントとなる。

　治療は、関元、腎兪、脾兪に灸や灸頭鍼を行って脾腎を温補し、大腸兪で大腸を補うとよい。鍼の手技は全て補法である。

膿血性の下痢（膿血便、痢疾）（のうけつべん、りしつ）

　本症は、ゼリー状の粘液や血液を伴う下痢があり、頻回の排便および裏急後重を伴うものを指す。中医では膿血便や赤白痢といい、痢疾の範疇でもある。似た症状で下痢（泄瀉）がある。腹

	中暑	大腸湿熱	寒湿阻滞
鑑別点	・膿血便（赤白痢）。 ・裏急後重や強い腹痛を伴う。	・最初は水様便で次第に膿血便となる。 ・排便は少量だが頻繁。 ・肛門の灼熱感、裏急後重を伴う。	・粘液が多く出血の少ない水様の下痢。 ・暖めると軽減し冷やすと悪化する腹痛。 ・裏急後重。
随伴症状	強い口渇、多汗、激しい頭痛、発疹、尿は少なく濃い、甚だしければ四肢の痙攣、意識障害を伴う。	便意急迫、小便短赤、口渇少飲または多飲（冷飲を好む）、身熱、腹部膨満感や腹痛など。	尿は薄くて量が少ない、寒がる、浮腫、食欲不振、腹脹、胸や腹がつかえて脹る、水様の痰など。
舌脈	舌質−紫絳。舌苔−腐など。 脈−細数。	舌質−紅。舌苔−黄膩。 脈−滑数など。	舌苔−白滑または白膩。 脈−沈細など。
弁証	中暑	大腸湿熱	寒湿阻滞
治法	清暑泄熱、解毒	清熱利湿	温化化湿
取穴例	・委中（瀉法）、曲沢（瀉法）−清暑解毒 ・合谷（瀉法）−清気分熱 ・天枢（瀉法）−通腸導滞	・天枢（瀉法）、上巨虚（瀉法）−通腸導滞 ・中極（瀉法）、陰陵泉（瀉法）−清熱利湿 ・曲池（瀉法）−清熱通腑	・神闕（棒灸）−温散寒邪 ・陰陵泉（瀉法）、豊隆（瀉法）−燥湿化痰、理気調中 ・天枢（瀉法）−通腸導滞
病因・病機	蒸し暑い環境での長時間の作業などにより、暑熱の邪が侵襲し、大腸に阻滞したために大便膿血となる。	脂濃いものや甘いもの、味の濃いものの過食やアルコールの常飲、外界の湿邪の侵襲などによって生じた湿熱が大腸に下注して化熱し、血絡を損傷したために大便膿血となる。	生ものや冷たいものの過食、雨に打たれて身体を冷やす、長期間の湿地での生活などによって寒湿の邪が胃腸に侵襲して大腸の腑気を阻滞させて気血が凝滞し、脈絡を損傷するために膿血便となる。

痛と排便の回数増加は同じだが、泄瀉には裏急後重は伴わない。

	陰虚内熱	脾腎陽虚
鑑別点	・ゼリー状の膿血便。 ・腹部鈍痛（喜按）。 ・裏急後重。	・未消化便や水様便に白色ゼリー状あるいは薄い血液が混じる。 ・腹部鈍痛（喜按、喜温）を伴う。 ・裏急後重。
随伴症状	目の乾き、頬部紅潮、盗汗、潮熱、五心煩熱、不眠、多夢、消痩、腰膝酸軟、便秘、尿が濃いなど。	寒がる、四肢や腰腹部の冷え、小便不利、下腹部冷痛、浮腫、腰膝酸軟、顔色が白い、倦怠無力感、食欲不振など。
舌脈	舌質−紅。舌苔−少苔または剥苔。脈−細数など。	舌質−淡、胖大。舌苔−白薄。脈−沈遅で無力など。
弁証	陰虚内熱	脾腎陽虚
治法	滋陰清熱	温補脾腎、渋腸止瀉
取穴例	・復溜（先瀉後補）−滋陰降火 ・太谿（補法）−補益腎陰 ・天枢（瀉法）、上巨虚−（瀉法）−通腸導滞	・関元（灸または灸頭鍼（補法））、腎兪（補法）、脾兪（補法）−温補脾腎 ・大腸兪（補法）−固渋腸道
病因・病機	精血不足、津液虚損、熱病による傷陰、久病、房事過多、五志過極、飲酒過度などによって陰虚となって内熱が生じ、虚熱が大腸に阻滞するためにおこる。	慢性の下痢が続いたため、実証の大便膿血が改善しきれないために脾腎がともに虚して大腸を温煦できず、その影響により大腸の伝導作用が失調するために大便膿血となる。

✽膿血性の下痢（膿血便、痢疾）
― 鑑別と治療のポイント ―

　膿血性の下痢は、外感の邪気の侵襲、飲食不節による湿熱や寒湿の阻滞、陰虚や陽虚などによっておこり、これらの病因が大腸の伝導作用を失調させた上に、気血の凝滞が生じたためにおこる。また、膿血性の下痢は、赤白痢ともいう（赤は血液のこと、白は粘液のことを指す）。

　本来膿血性の下痢は、痢疾によって起こる主症状とされている。痢疾は、夏・秋の季節によく診られる細菌性の急性伝染性疾患であり、その病因と主症状から風痢、寒痢、湿熱痢（赤白痢）、禁口痢、五色痢などに分類をされていたが、現代では湿熱痢、寒湿痢、禁口痢、疫毒痢、休息痢に分類されている。これらについての詳細は、他の専門書あるいは中医用語辞典などを参照していただきたい。いずれにしても痢疾は細菌性大腸炎、あるいは赤痢の類などによるものに相当するため、病邪の最盛期には西洋医学的な加療が優先となるが、それらの緩解期以降に症状が継続しているものは中医鍼灸で対応することができる。また、内傷によって起こる膿血便にも高い効果を得ることができるため、本書では内傷によって起こる膿血便について記載する。

　治療は、実証には瀉法、虚証には補法が基本であるが、多くの場合は症状が長く続くことが多いことから、実が原因となっている場合でも、大腸や脾を強めるために大腸兪や脾兪、中脘などに、下焦の機能を高めるために関元や気海、中極などにそれぞれ補法をおこなう必要がある。状態を診ながら使い分けるべきである。また、のぼせ、面紅など陽亢の症状が診られなければ温法を併用することも効果的である。

◎中暑

　中暑によるものは、急激におこり、膿血便や血性の水様便を排泄し、裏急後重や腹痛も強いことが特徴で、強い口渇、多汗、頭痛、発疹、尿が濃く量が少ないなどの症状を伴うことが鑑別のポイントとなる。また、甚だしくなると痙攣や意識障害をきたすこともある。

　治療は、委中、曲沢の配穴で清暑解毒を、合谷で清熱を、天枢で通腸導滞を図るとよい。また、全身痙攣や、意識障害を伴う場合には、内関、人中を配穴する。手技は全て瀉法である。

◎大腸湿熱

　大腸湿熱によるものは、排便は少量だが頻繁で、最初は水様便や黄色い粥状の悪臭の強い大便だが次第に膿血便となる。肛門の灼熱感、湿熱が阻滞しているために裏急後重も強くなることが特徴である。また、小便短赤、口渇少飲または多飲（冷飲を好む）、身熱、

腹部の膨満感や腹痛などの症状を伴うことが鑑別のポイントとなる。

　治療は、天枢と上巨虚で大腸の腑気を通し、中極と陰陵泉で清熱利湿を図り、曲池で大腸の熱を取るとよい。手技は全て瀉法である。ただし、中極には清熱利湿の作用があるものの、瀉しすぎると下元が虚し、排尿機能、月経の状態、男性の性機能の低下を招くこともある。大便の臭気が軽くなる、尿の色が薄くなる、あるいは小腹部の無力感を感じたり、排尿、月経、男性各機能の低下が診られるような場合には中極の取穴は中止した方がよい。また、それらの機能の低下が診られた場合には、気海や関元に補法を行って調節するとよい。

◎寒湿阻滞

　寒湿阻滞によるものは、粘液が多く出血が少ない水様の下痢となる。裏急後重が強く、暖めると症状は緩和され、冷やすと悪化することが特徴である。寒がる、尿は薄くて量が少ないあるいは小便不利、浮腫、水様の痰が多い、腹脹や腹痛（冷痛や絞痛）、食欲不振などの寒湿の症状を伴うことが鑑別のポイントとなる。

　治療は、神闕に棒灸などの温法を、陰陵泉と豊隆を組み合わせて燥湿化痰、理気調中を、天枢で通腸導滞を図るとよい。実証のため鍼の手技は全て瀉法を行う。

◎陰虚内熱

　陰虚内熱によるものは、ゼリー状の膿血便となるが、出血量はそれほど多くなく、裏急後重を伴い、腹部の鈍痛も伴うことが多い。腹部の鈍痛は、喜按であることが多い。随伴症状としては、口やのどの乾燥、午後潮熱あるいは夜間潮熱、盗汗、五心煩熱、頬部紅潮、るい痩、疲労感など陰虚によっておこる内熱の症状を伴うことが鑑別のポイントとなる。

　治療は、虚熱を清するために復溜に先瀉後補、太谿に補法をおこなって滋陰補腎を図り、大腸に停滞している邪気を取り去り、大腸の腑気を通すために天枢、上巨虚に瀉法を行うとよい。

　ただし、るい痩や疲労感など身体の機能低下の症状が強い場合には、天枢と上巨虚への瀉法は、かえって大腸の機能を落とす場合があるために瀉法は軽めにするか、あるいは滋陰清熱のみの治療とした方がよい。

◎脾腎陽虚

　脾腎陽虚によるものは、未消化便や水様便にゼリー状の粘液あるいは薄い血液がまじり、腹部は喜按、喜温となる。冷たい物を食したり、身体を冷やすと悪化し、身体を暖めたり、暖かい物を食すると症状はいくらか軽減する。また寒がる、四肢や腰腹部の冷え、小便清長、下腹部冷痛、浮腫、腰膝酸軟、顔色が白い、倦怠無力感、食欲不振など脾腎陽虚の症状を伴うことが鑑別のポイントとなる。

　治療は、温補脾腎の要穴である関元に灸や灸頭鍼を行い、同時に脾兪と腎兪を取って脾腎を温補し、大腸兪で大腸を補うとよい。鍼の手技は全て補法である。

嘔吐と下痢（霍乱、上吐下瀉）（かくらん、じょうとげしゃ）

　本症は、嘔吐と水様便の下痢が同時にあるいは交互に発生するものを指し、中医では霍乱、上吐下瀉あるいは吐瀉という。病因としては六淫によるもの、臓腑の失調によるもの、西医でいう食中毒によるものなど幅広い原因によっておこる。

	暑湿	胃脘食滞	寒湿阻滞	脾陽虚
鑑別点	・急激な嘔吐と下痢。 ・腹痛は絞痛、悪臭のする黄色の水様便あるいは粘液便を下痢する。	・腐酸臭のする嘔吐と下痢。	・急激な水様物の嘔吐や水様の下痢。 ・臭気は少ない。 ・腹痛(拒按)があり、暖めると軽減し、冷やすと悪化する。	・慢性的におこる嘔吐と下痢。 ・排便は水様便や未消化便。 ・症状は暖めると軽減し冷やすと悪化する。
随伴症状	胃脘部のつかえ、身熱不揚、顔面紅潮、煩渇、身重感、小便短赤など。悪寒を伴うこともある。	胃脘痛(脹痛)、胃脘部拒按、腐酸臭のする噯気、厭食、矢気などで吐くとこれらの症状は軽減する。	寒がる、小便不利、浮腫、食欲不振、胸や腹がつかえて脹る、水様の痰など。	寒がる、腹部冷痛（喜按）、水様便または未消化便を下痢する、倦怠感、脱力感、面色萎黄、腹脹、食欲不振、浮腫など。
舌脈	舌質−紅。舌苔−黄膩。 脈−滑数、洪大など。	舌苔−厚膩。 脈−滑、弦滑など。	舌苔−白膩。 脈−濡、緩など。	舌質−淡、胖大。舌苔−白。 脈−沈遅で無力など。
弁証	暑湿	胃脘食滞	寒湿阻滞	脾陽虚
治法	清暑利湿、蕩滌穢濁	消食導滞	温化化湿	健脾助陽
取穴例	・委中(瀉法)、曲沢(瀉法)−清暑解毒 ・天枢(瀉法)、中脘(瀉法)−蕩滌穢濁	・下脘(瀉法)−消食導滞 ・天枢(瀉法)、中脘(瀉法)、公孫(瀉法)−開結導滞、寛腸和胃	・神闕(棒灸)−温散寒邪 ・豊隆(瀉法)−去痰降濁 ・内関(瀉法)−理気散滞 ・天枢(瀉法)−通腸導滞	・神闕(棒灸)−温散寒邪 ・関元(灸または灸頭鍼(補法))、脾兪(補法)−温補脾腎
病因・病機	暑くて湿気の多い土用や夏の頃に多い。暑湿穢濁の邪が侵入して中焦に停滞し脾胃の昇降が失調して発生する。邪気が胃を犯して嘔吐し、同時に水湿が大腸に下迫して下痢をおこす。	暴飲暴食をする、不衛生なものを飲食する、あるいは冷たいものや生もの、甘いもの、味の濃いものや油ものを摂りすぎたために食滞が生じ、そのために脾胃の機能が障害されて昇降が失調するために霍乱となる。	生ものや冷たいものの過食、雨に打たれて身体を冷やす、長期間の湿地での生活などによって寒湿の邪が中焦に侵襲して脾胃の昇降機能が障害されたために霍乱となる。	元来脾胃気虚があるためにそれが進行する、あるいは生ものや冷たいものを食べすぎたため、または寒いところに長くいたり身体を冷やしたために脾陽虚となり、そのために脾の運化作用、胃の和降作用が失調すると霍乱となる。

嘔吐と下痢（霍乱、上吐下瀉）
― 鑑別と治療のポイント ―

霍乱は、下記のように内傷によっても起こるが、食中毒による、細菌による、ウィルスによるものもある。病邪の最盛期には西洋医学的な加療が優先となるが、それらの緩解期以降に症状が継続しているものは中医鍼灸で対応することができる。

◎暑湿

暑湿によるものは、嘔吐や下痢が突然おこり、強い腹痛（絞痛）や胃脘部の痞えを伴い、悪臭のする黄色い水様便あるいは粘液便が特徴となる。随伴症状は身熱、煩渇、身体が重だるい、小便短赤、咳嗽などを伴う。

治療は、委中と曲沢で清暑解毒を、天枢と中脘で蕩滌穢濁を図る。熱症状が強い場合には大椎を取るとよい。手技は全て瀉法である。

◎胃脘食滞

胃脘食滞によるものは、腐酸臭のする嘔吐と下痢となる。吐瀉によって食滞が改善されれば吐瀉は軽減または消失するが、改善されないと慢性化することも多い。随伴症状は胃脘痛（脹痛、拒按）、厭食、噯気や矢気が多くなり、吐くとこれらの症状は軽減することが鑑別のポイントとなる。

治療は、下脘で消食導滞を、天枢、中脘、公孫で開結導滞、寛腸和胃を図るとよい。手技は全て瀉法である。

◎寒湿阻滞

寒湿阻滞によるものは、激しく急迫で希薄な水様物の嘔吐と水様便となるが、吐瀉物の臭気は少ない。腹痛（冷痛、絞痛など）を伴い、暖めると軽減し、冷たい物の飲食、身体を冷やすと症状は誘発・悪化することが特徴で、寒がる、小便不利、浮腫、食欲不振、水様の痰などの寒湿の症状を伴うことが鑑別のポイントである。

治療は、神闕に棒灸などの温法を、豊隆で去痰降濁を、内関で理気散滞を、天枢で通腸導滞を図るとよい。実証であるので鍼の手技は全て瀉法を行う。

◎脾陽虚

脾陽虚によるものは、慢性的に吐瀉がおこり、吐物は少量、排便は水様便や未消化便となり、症状は暖めると軽減し、身体を冷やしたり疲労や過労によって悪化することが特徴で、寒がる、面色蒼白、精神疲労、脱力感や無力感を感じる、食欲不振、浮腫など脾陽虚の症状を伴うものである。

治療は、神闕に棒灸などの温法を行って中焦を暖め、関元と脾兪の組み合わせで温補脾腎を図るとよい。鍼の手技はすべて補法である。

内痔核・外痔核（痔疾、肛門生痔）(じしつ、こうもんせいじ)

　本症は、直腸末端および肛門周囲の静脈叢の鬱滞によっておこる小腫瘤を指し、疼痛や出血、甚だしくなると脱出するもので、中医では痔疾、肛門生痔などという。ただし、出血や脱出が強いものについては、外科的な処置を優先すべきである。

	気滞血瘀	大腸湿熱	大腸風熱	中気下陥
鑑別点	・排便時に痔核が脱出して出血量が多く、肛門の強い痛みを伴う。	・排便時に痔核が脱出して少量の出血を伴う。 ・肛門の脹満感や灼熱感を伴う。 ・悪臭が強く黄色い粥状の便あるいは膿血便を下痢する。	・排便時に痔核が脱出して鮮紅色の出血が多い。 ・肛門部の灼熱感を伴う。	・疲労や排便などによって痔核が脱出する。 ・甚だしくなると痔核は自力では戻らず手で戻さないと戻らない。
随伴症状	全身症状はない、あるいは裏急後重、下腹部痛、腹満、口唇が紫暗、口渇するが飲みたくない、顔色がどす黒い、肌膚甲錯、イライラ感、易怒など。	裏急後重、便意急迫、小便短赤、口渇少飲または多飲（冷飲を好む）、身熱、腹部膨満感や腹痛など。	口渇多飲（冷飲を好む）、便秘、歯齦の腫脹、口苦、口臭など	無力感、脱力感、精神疲労、息切れ、懶言、食欲不振、大便溏薄、脘腹下墜感、内臓下垂、身体消痩、めまい、面色萎黄など。
舌脈	舌質−紫暗、瘀斑、瘀点など。 脈−渋など。 または舌脈正常。	舌質−紅。舌苔−黄膩。 脈−滑数など。	舌質−紅で乾燥。舌苔−黄。 脈−数で有力。	舌質−淡。舌苔−白。 脈−緩、虚など。
弁証	気滞血瘀	大腸湿熱	大腸風熱	中気下陥
治法	理気、活血化瘀	清熱利湿	清熱涼血	補中益気
取穴例	・太衝（瀉法）、三陰交（瀉法）−理気活血 ・長強（瀉法）−活血消痔 ・次髎（瀉法）−駆邪散滞	・天枢（瀉法）、上巨虚（瀉法）−通腸導滞 ・陰陵泉（瀉法）−清熱利湿 ・曲池（瀉法）−清熱通腑 ・長強（瀉法）−活血消痔	・天枢（瀉法）、内庭（瀉法）、足三里（瀉法）−攻下泄熱 ・合谷（瀉法）、血海（瀉法）−清熱涼血 ・長強（瀉法）−活血消痔	・百会（補法）、合谷（補法）、足三里（補法）−補中益気、昇陽挙陥 ・長強（補法）−約束肛門
病因・病機	長時間の坐位や立位、重量物の運搬、妊娠期に直腸や肛門周囲が圧迫される、あるいは肝気鬱結や痰湿の阻滞などによって肛門部の気血が阻滞し、その影響で瘀血が局所に阻滞したために痔疾となる。	脂濃いものや甘いもの、味の濃いものの過食やアルコールの常飲、外界の湿邪の侵襲などによって生じた湿熱が大腸に下注して阻滞するために痔疾となる。	風熱が陽明経脈に侵襲したため、あるいは湿熱が腸胃に鬱積したためなどにより、実熱が大腸に阻滞した影響で痔疾となる。	肉体疲労、精神疲労、慢性の下痢、分娩過多、産後の消耗、長期に渡る咳嗽などによる肺気の損耗などによって元気が損耗し、気虚下陥となるために痔疾がおこる。

内痔核・外痔核（痔疾、肛門生痔）
― 鑑別と治療のポイント ―

　痔疾も臨床的によく診られる症状の一つである。出血量が多い、脱肛が甚だしいなどの場合には外科的な処置を優先すべきであるが、外科的処置（手術）を受けても痔疾を繰り返す、あるいは特に気滞血瘀型の痔疾には鍼灸は著効を奏する事が多い。

◎気滞血瘀

　気滞血瘀によるものは、痛みが強く日常生活に支障を来す痔疾で、他に湿熱や風熱（実熱）、中気下陥などの症状を伴わないものは気滞血瘀によるものと判断してよい。裏急後重、下腹部痛、腹満などの症状を伴う事もあるが、痔疾による症状のみを主訴とする事も少なくない。

　治療は、長強で活血消痔を、次髎で下焦の駆邪散滞を、必要に応じ太衝と三陰交で理気活血を図るとよい。手技は全て瀉法である。

◎大腸湿熱

　大腸湿熱によるものは、肛門周囲の灼熱感や脹満感を伴う痔疾で、悪臭が強く黄色い粥状の便あるいは膿血便を下痢することが特徴で、小便短赤、口渇少飲または多飲（冷飲を好む）、腹部の膨満感や腹痛などの症状を伴うことが鑑別のポイントとなる。

　治療は、天枢と上巨虚で通腸導滞を、陰陵泉で清熱利湿を、曲池で清熱通腑を、長強で活血消痔を図る。手技は全て瀉法である。

◎大腸風熱

　大腸風熱によるものは、四方に飛び散るような鮮紅色で多量の出血に加えて肛門の灼熱感を伴い、便秘、口渇多飲（冷飲を好む）、歯齦の腫脹や出血など腸胃実熱の症状を呈することが鑑別のポイントとなる。

　治療は、天枢、内庭、足三里で陽明経に阻滞している実熱を清し、合谷と血海で清熱涼血を、長強で活血消痔を図るとよい。手技は全て瀉法である。

　なお、内傷による胃腸実熱によって同様の症状が出現する場合もある。この場合も清陽明欎熱、清熱涼血が主な治法となるため、治療は同様に行うとよい。

◎中気下陥

　中気下陥によるものは、痛みはそれほど強くはなく、疲労や排便などによって痔核が脱出し、内臓下垂、脘腹下墜感、身体消痩、めまい、無力感、精神疲労など気虚下陥の症状を伴うことが鑑別のポイントとなる。

　治療は百会、合谷、足三里で補中益気、昇陽挙陥を、長強で約束肛門を図る。

　また、脾兪など健脾益気を図ったり、冷え症状がなくても関元や気海に温法を加えることも有効である。鍼の手技は全て補法である。

脱肛 だっこう

　本症は、肛門が脱出することで、常に脱出している場合と、排便、咳嗽、力仕事などで力んだときに脱出するものがあるが、病因病機は同じである。

	大腸湿熱	中気下陥	腎陽虚
鑑別点	・肛門が脱出して発赤、腫脹、疼痛、出血を伴う。 ・肛門周囲の灼熱感や脹満感。 ・悪臭が強く黄色い粥状の便あるいは膿血便を下痢する。	・疲労や排便、咳嗽などによって肛門が脱出する。 ・甚だしくなると自力では戻らず手で戻さないと戻らない。	・慢性的な脱肛となる。
随伴症状	裏急後重、小便短赤、口渇少飲または多飲（冷飲を好む）、身熱、腹部膨満感や腹痛など。	無力感、脱力感、精神疲労、息切れ、懶言、食欲不振、大便溏薄、脘腹下墜感、内臓下垂、身体消痩、めまい、面色萎黄など。	寒がる、四肢や腰腹部の冷え、未消化便を下痢する、五更泄瀉、小便清長、下腹部冷痛、浮腫、腰膝酸軟、懶言、精神不振、倦怠無力感など。
舌脈	舌質−紅。舌苔−黄膩。 脈−滑数など。	舌質−淡。舌苔−白。 脈−緩、虚など。	舌質−淡、嫩。舌苔−滑。 脈−沈遅で無力。
弁証	大腸湿熱	中気下陥	腎陽虚
治法	清熱利湿	補中益気、昇陽固脱	温補腎陽、昇陽固脱
取穴例	・天枢(瀉法)、上巨虚(瀉法)−通腸導滞 ・陰陵泉(瀉法)−清熱利湿 ・曲池(瀉法)−清熱通腑 ・長強(瀉法)−消癰散結	・百会(補法)、合谷(補法)、足三里(補法)−補中益気、昇陽挙陥 ・長強(補法)−約束肛門	・関元(灸頭鍼(補法))、腎兪(補法)−温腎壮陽 ・百会(補法)、合谷(補法)、足三里(補法)−補中益気、昇陽挙陥 ・長強(補法)−約束肛門
病因・病機	脂濃いものや甘いもの、味の濃いものの過食やアルコールの常飲、外界の湿邪の侵襲などによって生じた湿熱が大腸に下注して阻滞する、あるいは長期に渡る便秘や痔疾の影響で脱肛となる。	肉体疲労、精神疲労、慢性の下痢、分娩過多、産後の消耗、長期に渡る咳嗽などによる肺気の損耗などによって元気が損耗し、気虚下陥となるために脱肛となる。	久瀉、久病、先天不足、多産、産後の消耗、房事過多、中気下陥からの発展などによって腎陽が虚損し、肛門を固摂できなくなるために脱肛となる。

脱肛
― 鑑別と治療のポイント ―

　脱肛は気虚下陥の症状の一つであり、中気下陥、腎陽虚によって昇挙無力となるためにおこる。実証では大腸湿熱などによって肛門周囲の気機阻滞をおこすために脱肛となる。鍼灸治療によって効果は上がることが多いが、状態によっては外科的な処置を優先すべきである。

◎大腸湿熱

　大腸湿熱によるものは、肛門が突出して発赤、腫脹、疼痛、出血、あるいは肛門周囲の灼熱感や脹満感を伴い、悪臭が強く黄色い粥状の便あるいは膿血便を下痢することが特徴で、小便短赤、口渇少飲または多飲（冷飲を好む）、身熱、腹部の膨満感や腹痛などの症状を伴うことが鑑別のポイントとなる。

　治療は、天枢と上巨虚で大腸の腑気を通し、陰陵泉で清熱利湿を図り、曲池で大腸の熱を取り、局所の活血を目的に長強を取るとよい。手技は全て瀉法である。

◎中気下陥

　中気下陥によるものは、疲労時、排便、咳嗽などによって肛門が脱出し、甚だしくなると自力では脱出は戻らず、手で戻さないと戻らなくなる脱肛で、内臓下垂、脘腹下墜感、身体消痩、めまい、無力感、脱力感、精神疲労、大便溏薄など気虚下陥の症状を伴うことが鑑別のポイントとなる。

　治療は百会、合谷、足三里を組み合わせて補中益気、昇陽挙陥を図り、長強で局部の補益を図る。また、脾兪などで健脾益気を図ったり、冷え症状がなくても関元や気海に温法を加えることも有効である。鍼の手技は全て補法である。

◎腎陽虚

　腎陽虚によるものは、慢性的な脱肛となり、腎陽虚の症状である寒がる、四肢の冷え、水様便〜未消化便を下痢する、精神不振、腰膝酸軟、耳鳴り、難聴などの症状を伴うことが鑑別のポイントとなる。

　治療は、関元と腎兪で温腎壮陽を、百会、合谷、足三里で中気を補って昇陽挙陥を、長強で局部の補益を図るとよい。手技はすべて補法となる。

　以上の治療において、前陰、後陰および骨盤臓器に作用する次髎を用いることも有効である。

　次髎に瀉法を行うと駆邪散滞、理気活血、清熱の作用があるために大腸湿熱によるものには瀉法を行う。補法を行うと補益虚損、提肛約胞の作用があるため、中気下陥によるもの、腎陽虚によるものには補法を行うとよい。

第 2 章

泌尿器科系症状

第2章で紹介する主な経穴への刺鍼については、
P. 9〜の写真解説をご参照ください。

泌尿器科系症状
問診と鑑別のポイント

　泌尿器科系症状の問診では、一般的な問診の他に排尿の状態を、また、男性不妊症、陽萎など生殖機能が主訴となる場合には、男性機能について聞く。
排尿の回数（昼間と夜間それぞれの回数）、一回の大まかな排尿量、尿の色、尿が希薄か濃厚か、排尿の切れはどうか、すっきりと排尿できるか、残尿感はないかなどである。また、併せて陰部に熱感、冷感、湿り感を感じるかどうか聞くとよい。

寒証と熱証

　排尿の回数が多い、一回の排尿量が多い、尿の色が透明で希薄（さらっとしている）なのは寒証または虚証であり、排尿回数が少ない、一回の排尿量が少ない、尿の色が黄色〜赤みがかり、やや粘稠度が増すのは熱証である。

◎寒証
　寒証は、実寒証と虚寒証に分類できるが、共通症状としては、寒がる、四肢や腹部、陰部の冷え、暖かい物の飲食や、暖かい環境、身体を暖めることを好み、それらにより症状は軽減あるいは消失する。反対に、冷たい物や生ものなど身体を冷やすものの飲食や、寒い環境などによって身体を冷やすと症状が出現あるいは悪化することが特徴である。
　実寒証では上記の共通症状に加え、冷えると腸鳴を伴う激しい腹痛（冷痛、絞痛、脹痛などで腹部は拒按となる）がおこり温めると軽減する、水様便、小便清長などの症状を伴う。また、実証である寒湿阻滞では、小便清長あるいは小便不利、浮腫、水様の痰が増加、脘腹脹満や悪心嘔吐などが出現する。
　虚寒証では上記の共通症状に加え、腹痛が出現しても痛みの性質は隠痛（喜按）、精神不振、未消化便を下痢する、五更泄瀉、小便清長や腰膝酸軟、性欲減退、懶言、倦怠無力感、脱力感などの腎陽虚あるいは脾腎陽虚による症状を伴う。また、陽虚から気化不利となると、小便清長よりも小便不利となり、同時に特に下肢の浮腫が強くなる。

◎熱証
　熱証は実熱証、虚熱証、湿熱証に分類できる。
　実熱証では熱がる、口渇多飲（冷飲を好む）、便秘などを伴う。また、実熱証は、胃熱によるもの、肝火によるもの、心火によるもの、血熱によるものに分類される。
　胃熱によるものは、胃脘部の灼熱感や脹悶

感を伴い、口渇しても少飲となることも多い。

肝火によるものは、易怒、イライラ感、胸脇部や少腹部の脹満感や灼熱感を伴う。

心火によるものは、心悸、心胸煩熱、甚だしくなると口舌の潰瘍、排尿痛、血尿などを伴う。

血熱によるものは、皮膚の灼熱感、夜間に熱がるなどの症状を伴う。

虚熱証では、頬部紅潮、潮熱、盗汗、五心煩熱、口乾、頭のふらつき、消痩、耳鳴り、腰膝酸軟などを伴う。

湿熱によるものは、尿意急迫、陰部や手足、腋窩の湿り感、口が粘る、尿混濁などを伴う。

また、熱証では陰部や尿の熱感を伴う。また、まれではあるが、実寒証や寒湿の阻滞によって尿の色が黄色くなったり尿量の減少が診られる。これは寒邪や寒湿の阻滞によって化熱するためにおこる内熱証だが、随伴症状は上記実寒証と同様の症状が出現し、真寒仮熱に属す。治療は清熱ではなく、温陽散寒が主となるので注意が必要である。

虚証と実証

◎虚証

虚証では腎気虚や腎気不固によるものが多いが、脾気虚や脾肺両虚などの気虚が関与していることも多い。

腎気虚では、腰膝酸軟、健忘、早老、性欲減退、耳鳴り、難聴、脱毛、歯の動揺、長時間の起立ができないなどの症状を伴い、腎気虚が進行して腎気不固となると、腎気虚の症状に加えて固摂（固渋）作用の低下による失禁、遺尿、遺精、早泄などがおこる。

脾気虚では、疲労感、無力感、元気がない、懶言、食欲不振、腹部下墜感、食後腹脹などを伴い、面色は萎黄となることが多い。

脾肺両虚では、脾気虚の症状に加えて無力な咳喘、水様の痰、自汗、悪風、感冒にかかりやすく治りにくい、声が低く弱いなどの症状を伴う。

体内の水液代謝は、脾の運化作用・昇清作用、腎の気化作用、肺の宣散作用・粛降作用が主となり最終的に水液通路である三焦が統括することにより行われるが（他には心の温煦、肝の疏泄、小腸の清濁必別が関与する）、それらの臓腑の機能という観点だけではなく、"気の昇降出入"のバランスを調和させるという観点で身体状況を把握するということは、弁証上および施術上において非常に重要なことである。

◎実証

実熱や虚熱など熱の阻滞や湿の阻滞も実証に属すが、肝気鬱結を始めとした気滞も実証である。

腹部の脹満や脹痛、易怒やイライラ感など肝鬱の症状を伴う、長期に渡ってストレスや抑鬱感を感じた後に症状が出現した場合には気滞あるいは肝気鬱結によるものと判断してよいことが多い。

泌尿・生殖器症状の場合、腎の蔵精作用や気化作用の低下によっておこることが多いが、若い方はもちろん、高齢の方でも湿熱や瘀血の阻滞、あるいは気機の阻滞によって発

症することもよくあることである。最初から腎虚と決めつけず、邪気の阻滞がある、病因病機から気機の阻滞が考えられる場合には、まずは瀉して気機を回復させ、その後あるいは必要に応じて補腎などを図るという施術の優位性も重要なことである。

問診のポイント

陰部の痒みや痛みなどの問診では、その強弱、悪化原因、緩解誘因を聞く。

痒みについては、実熱、虚熱、湿熱によっておこることが多い。

実熱、湿熱によるものは強い痒みとなることが多く、虚熱では痒みは軽いことが多いが強いこともある。実熱、虚熱によるものは陰部の熱感と乾燥を伴うことが多く、湿熱では陰部の湿潤を伴う。

痛みについては、痛みが強いあるいは特定の原因が影響すると急激に痛みを感じるのは実証、痛みは弱いが持続的に感じるのは虚証、冷えると痛みがおこるあるいは悪化するのは寒証によっておこる。また、血瘀によるものは刺痛や絞痛で強い痛みとなることが多い。

虚証によるものは気虚あるいは腎虚によっておこり、寒証によるものは、上記同様実寒証と虚寒証に分類できる。

熱によるものは暖めると症状は悪化して冷やすと軽減し、寒によるものは冷やすと症状は悪化して暖めると軽減し、気虚によるものは肉体疲労によって悪化する。

男性不妊症、陽萎など性機能が主訴の場合には、下記の問診も併せて行う。

陰部の熱感や冷感、湿潤の有無、自覚的な勃起時の硬度（以前との比較）、性交の持続時間、精液の色、精液の大まかな量、精液が希薄か粘稠か、性交のあと腰膝酸軟、頭重やめまいなど腎気虚の症状が出現しないかなどである。

陰部の熱感を感じるのは実熱、虚熱、湿熱により、湿潤を感じるのは湿熱による。

精液の色が、白いものは正常あるいは寒証、黄色〜赤みがかるものは熱証による。

一回の射精において精液の量が少ないものは腎気虚、あるいは陽虚であることが多い。

精液が希薄なものは腎気虚あるいは陽虚、粘稠なものは熱証である。

性交（射精）の回数や間隔にもよるが、性交のあとに頭重、めまい、聴力の低下や難聴、腰膝酸軟などを感じるものは腎精不足（腎気虚）によっておこる。

射精により腰や身体の軽さを感じるのは正常または実証や熱証である。

また、一回の性交で複数の射精が可能な場合、あるいは短間隔での射精が可能であるものは実証あるいは熱証であることが多く、射精後ある程度間隔を空けないと性交ができない、あるいは勃起しなかったり射精できないものは気虚あるいは腎気虚である。

聞きにくいことではあるが、上記と全身の問診により虚実寒熱を把握することができるので、照れずに、適度に患者様との視線を合わせながら、はきはきと問診することが重要である。

頻尿（小便頻数）ひんにょう（しょうべんひんさく）

本症は、一回の排尿量は多いことも少ないこともあるが、昼夜の別なく一日の排尿回数が明らかに増加する状態を指し、中医では小便頻数あるいは尿頻という。似た症状で夜間多尿があるが、夜間多尿は夜間のみ排尿回数が増加することである。

	膀胱湿熱	腎陰虚	腎気不固	脾肺両虚
鑑別点	・小便頻数。 ・尿意急迫、尿は少量で色が濃い。 ・尿や尿道の熱感を伴う。	・小便頻数。 ・尿意急迫、尿は少量で色が濃い。 ・尿や尿道の熱感を伴う。	・小便頻数。 ・尿の色は薄く量が多い。尿失禁を伴うこともある。	・小便頻数。 ・尿の色は薄く量が多い。尿失禁を伴うこともある。 ・肉体疲労によって症状が悪化する。
随伴症状	小便黄赤、小腹部の脹悶感や脹痛、身熱、口渇少飲または多飲（冷飲を好む）、尿混濁など。	頬部紅潮、潮熱、盗汗、五心煩熱、口乾、頭のふらつき、消痩、耳鳴り、腰膝酸軟など。	腰膝酸軟、めまい、頭のふらつき、耳鳴り、性欲低下、精少、早泄、帯下が増加するなど。	無力な咳喘、水様の痰、少気、声に力がない、食欲不振、泥状便、浮腫、精神疲労、無力感など。
舌脈	舌質–紅。舌苔–黄膩。 脈–滑数など。	舌質–紅。舌苔–少または無苔。 脈–細数。	舌質–淡。舌苔–白薄。 脈–沈細などで尺脈無力。	舌質–淡、歯痕、胖大。舌苔–白薄。 脈–細、弱など。
弁証	膀胱湿熱	腎陰虚	腎気不固	脾肺両虚
治法	清熱利湿	滋陰清熱	温腎固渋	補益脾肺
取穴例	・中極（瀉法）、陰陵泉（瀉法）–清熱利湿 ・次髎（瀉法）–駆邪散滞	・中極（瀉法）–清瀉鬱熱 ・復溜（先瀉後補）–滋陰降火 ・太谿（補法）、照海（補法）–滋陰補腎	・気海（補法または灸頭鍼（補法））–培補元気 ・関元（補法または灸頭鍼（補法））–温補腎陽 ・中極（補法）–約束膀胱	・脾兪（補法）、肺兪（補法）–補益脾肺 ・気海（補法）–培補元気 ・中極（補法）–約束膀胱
病因・病機	脂濃いものや甘いもの、味の濃いものの過食やアルコールの常飲などにより中焦に溜まった湿熱が下焦に流注し、膀胱の気化作用を失調させたために排尿が頻数となる。	精血不足、津液虚損、熱病による傷陰、久病、房事過多、五志過極、飲酒過度などによって腎陰が虚して内熱が生じ、内熱によって膀胱の気化作用が失調したために小便頻数となる。	先天不足、房事過度、久病、産後の消耗、高齢などにより腎精が不足すると固摂作用も低下し、そのために膀胱が尿の排出を制御できなくなるために小便頻数となる。	疲労倦怠、素体の虚弱、久病などにより脾気虚となると肺を栄養することができなくなる、あるいは慢性的な咳嗽や普段から虚弱な体質のために肺気虚となると脾肺両虚となりやすく、その影響で膀胱が尿を制約できなくなるために排尿回数が増える。

✤頻尿（小便頻数）
― 鑑別と治療のポイント ―

　小便頻数は膀胱の機能単独の異常ではなく、肺の宣降作用、脾の運化作用、腎の気化作用の失調によっておこることが多く、一臓あるいは複数の臓腑が失調することによっておこるが、それらと併せ、三焦の気化作用、肝の疏泄作用も人体の水液代謝に影響するため、これらを総合的に鑑別し、治療することが必要なことも多い。

　実証では主として膀胱湿熱により、虚証では腎気不固、腎陰虚、脾肺両虚などによっておこる。また、肝気鬱結によっておこるものもあり得る。
簡単な鑑別としては以下の通りである。

　湿熱によるものや腎陰虚によるものなど、熱が原因となるものは、尿意急迫となり、一回の排尿量は少なく粘稠で、色が濃くなり、尿や陰部の熱感を伴う。

　腎気不固や脾肺両虚など、気虚あるいは陽虚によるものは、一回の排尿量が多くて希薄で、色は透明となる。腎気不固や、腎陽虚によるものは、尿失禁をおこしやすくなり、気虚によるものは、肉体疲労によって症状が悪化する。

　肝気鬱結によるものは、小便頻数となるが排尿量は少なく、出先や所用で外出する前、あるいは精神的緊張によって尿意をもよおすタイプで、あるいはイライラ感、易怒や精神抑鬱、ため息が多い、胸脇部や少腹部の脹満感や脹痛を感じるなどの随伴症状を伴うものである。治療は、太衝、陽陵泉、外感に瀉法を行って疏肝理気を図り、同時に中極や気海に瀉法を行って下焦の理気を図る、あるいは中極や気海に補法を行い下元を強化する。下腹部の状態やその状況を診ながら使い分けるとよい。
その他のタイプは下記の通りである。

◎膀胱湿熱

　膀胱湿熱によるものは、一回の排尿量は少なくて色が濃く、尿意急迫となり、排尿時に尿や尿道の灼熱感を感じることが特徴で、小腹部の脹悶感や脹痛、口渇少飲または多飲で冷飲を好む、尿混濁などの膀胱湿熱の症状を伴うことが鑑別のポイントである。

　治療は、中極、陰陵泉で清熱利湿を図り、次髎で下焦の行気散滞を図るとよい。手技は全て瀉法である。

　ただし、中極には清熱利湿の作用があるものの、瀉しすぎると下元が虚し、排尿機能、月経の状態、男性の性機能の低下を招くこともある。尿の色が薄くなる、あるいは小腹部の無力感を感じたり、排尿、月経、男性各機能の低下が診られるような場合には中極の取

穴は中止した方がよい。

また、それらの機能の低下が診られた場合には、気海や関元に補法を行って調節するとよい。

◎腎陰虚

腎陰虚によるものは、一回の排尿量は少なくて色が濃く、尿意急迫となり、排尿時に尿道の熱感を感じることが特徴で、頬部紅潮、潮熱、盗汗、五心煩熱、口乾、消痩、腰膝酸軟など腎陰虚の症状を伴うことが鑑別のポイントとなる。

治療は、中極に瀉法を行って膀胱に鬱している熱を清し、復溜に先瀉後補を行って滋陰降火を図り、太谿や照海などに補法を行って補益腎陰を図るとよい。

ただし、中極は瀉しすぎると下元が虚し、排尿機能、月経の状態、男性の性機能の低下を招くこともある。尿の色が薄くなる、あるいは小腹部の無力感を感じたり、排尿、月経、男性各機能の低下が診られるような場合には中極の取穴は中止した方がよい。

また、それらの機能の低下が診られた場合には、気海や関元に補法を行って調節するとよい。

◎腎気不固

腎気不固によるものは、一回の排尿量が多く、色が透明で薄くなり、甚だしくなると尿失禁を伴うようになる。また、腰膝酸軟、頭のふらつきやめまい、耳鳴り、性欲低下、早泄、帯下などの腎気虚の伴うことが鑑別のポイントとなる。

また、腎気不固が長期化すると腎陽虚に発展しやすく、寒がる、手足や腰腹部の冷え、未消化便を下痢する、五更泄瀉、浮腫などの症状を伴う場合には腎陽虚によるものと判断できる。

腎気不固によるものも、腎陽虚によるものも、治療は温腎を図りながら固摂作用を高めることは同じであるため、取穴は同じでよい。気海や関元に補法あるいは温法を行って全身および下元を温補し、中極で約束膀胱を図るとよい。鍼の手技はすべて補法である。

◎脾肺両虚

脾肺両虚によるものは、一回の排尿量が多く、色が透明で薄くなり、肉体疲労によって小便頻数が悪化することが特徴である。また、脾肺両虚の症状である慢性で無力な咳嗽、息切れ、水様の痰、声に力がない、自汗、疲労感、脱力感や無力感を感じる、泥状便、食欲不振、浮腫などの肺気虚と脾気虚の症状を伴うことが鑑別のポイントとなる。

治療は、脾気を補うために脾兪、肺気を補うために肺兪、さらに元気を補うために気海、排尿機能を強めるために中極を取るとよい。手技はすべて補法である。

夜間多尿 やかんたにょう

　本症は、夜間のみに採尿回数と排尿量が増える状態を指す。一般に夜間の排尿回数が2～3回以上あるいは夜間の尿量が、一日の総尿量の1/4を超えるものを言い、甚だしくなると夜間の尿量が、日中の尿量と同等かそれ以上となることもある。似た症状で小便頻数があるが、小便頻数は夜間に限らず尿の回数が増加するものである。

	腎陽虚	脾腎陽虚
鑑別点	・夜間多尿、甚だしければ尿失禁あるいは遺尿となる。	・夜間多尿、甚だしければ尿失禁あるいは遺尿となる。
随伴症状	寒がる、四肢や腰腹部の冷え、未消化便を下痢する、五更泄瀉、小便清長、精神不振、腰膝酸軟、面色蒼白、懶言、倦怠無力感、陽萎、滑精など。	寒がる、四肢や腰腹部の冷え、未消化便を下痢する、五更泄瀉、下腹部冷痛、浮腫、腰膝酸軟、滑精、早泄、顔色が白い、倦怠無力感、食欲不振など。
舌脈	舌質−淡。舌苔−白薄。 脈−沈遅で無力など。	舌質−淡、胖大。舌苔−白薄。 脈−沈遅で無力など。
弁証	腎陽虚	脾腎陽虚
治法	温腎固渋	温補脾腎、固渋
取穴例	・関元(灸または灸頭鍼(補法))、腎兪(補法)−温腎壮陽 ・中極(補法または灸頭鍼(補法))−約束膀胱	・関元(灸または灸頭鍼(補法))、脾兪(補法)−温補脾腎 ・中極(補法または灸頭鍼(補法))−約束膀胱
病因・病機	腎気虚からの発展、久病、先天不足、房事過多、外邪による陽気の損傷などによって腎陽が虚損し、その影響で膀胱の制約機能が低下するために夜間多尿となる。	労倦内傷、久病虚損、久瀉久痢、房室過度などによって脾気と腎気がともに虚して腎陽が脾陽を温煦できなくなり、その影響で固摂作用が低下すると陰盛陽衰の夜間に、尿が頻数で量が多くなる。

夜間多尿
― 鑑別と治療のポイント ―

　夜間多尿は、水を主り開闔を主る腎の機能低下、および排尿を主る膀胱の機能低下によりおこり、また、夜間は陰盛陽衰であることから、腎陽虚あるいは脾腎陽虚によっておこるとされている。どちらも夜間多尿となり、甚だしくなると尿失禁あるいは遺尿へと発展する。

　また、本症は基本的には陽虚によっておこるため、診断の確定には、腰腹部の冷え、精神不振、未消化便を下痢する、腰膝酸軟などの症状を伴うことが腎陽虚と確定する要素であり、さらに倦怠感、無力感、食欲不振、食後腹脹など脾陽虚の症状も兼ね備えるものが脾腎陽虚と確定する要素である。

　手足の冷えだけでは経絡・経筋の状態が反映されているだけのことも多いため、陽虚証と確定はできない。

　なお、当然のことではあるが、睡眠数時間前の飲食内容をチェックすべきである。睡眠数時間前に特に水分摂取量が多ければ夜間多尿となる可能性はきわめて高くなり、それによるものは病態ではない。

◎腎陽虚

　腎陽虚によるものは、腎陽虚の主症状である寒がる、四肢や腰腹部の冷え、未消化便を下痢する、五更泄瀉、小便清長、精神不振、腰膝酸軟、面色蒼白、陽萎、滑精などの症状を伴うことが鑑別のポイントとなる。

　治療は、関元と腎兪に灸または灸頭鍼を行って腎陽を補い、中極で膀胱の機能を高めるとよい。鍼の手技は全て補法である。

◎脾腎陽虚

　脾腎陽虚によるものは、寒がる、四肢や腰腹部の冷え、未消化便を下痢する、五更泄瀉、下腹部冷痛、浮腫、腰膝酸軟、滑精、早泄、顔色が白い、倦怠無力感、食欲不振など脾腎陽虚の症状を伴うことが鑑別のポイントとなる。

　治療は、関元と脾兪に灸や灸頭鍼を行って脾腎を暖め、中極で膀胱の機能を高めるとよい。鍼の手技は全て補法である。

尿失禁（小便失禁） にょうしっきん（しょうべんしっきん）

　本症は、日中・夜間を問わず意識下で尿を漏らしてしまい、排尿を自制できない状態を指し、中医では小便失禁という。似た症状で遺尿と尿後余瀝がある。遺尿は夜尿とも言い、夜間無意識下に尿を漏らしてしまうことで、尿後余瀝は排尿は自制できるが、尿の切れが悪く排尿後に少量の尿が点滴する状態をいう。

	膀胱湿熱	腎陰虚	腎陽虚	脾肺両虚
鑑別点	・小便失禁。 ・尿意急迫。 ・尿量は少なく濃い。 ・尿や尿道の灼熱感を伴う。	・小便失禁。 ・尿意急迫。 ・尿量は少なく濃い。 ・尿や尿道の熱感を伴う。	・頻繁な失禁。 ・尿が薄く量が多い。 ・冷えると失禁は悪化する。	・頻繁な失禁。 ・尿が薄く量が多い。 ・肉体疲労により失禁は悪化する。
随伴症状	小便黄赤、小腹部の脹悶感や脹痛、頻尿、身熱、口渇少飲または多飲（冷飲を好む）、尿混濁など。	頬部紅潮、潮熱、盗汗、五心煩熱、口乾、頭のふらつき、消痩、耳鳴り、腰膝酸軟など。	寒がる、四肢や腰腹部の冷え、精神不振、腰膝酸軟、面色蒼白、未消化便を下痢する、五更泄瀉、懶言、精神不振、倦怠無力感、陽萎、滑精など。	無力な咳喘、水様の痰、少気、声に力がない、食欲不振、泥状便、浮腫、精神疲労、無力感など。
舌脈	舌質−紅。舌苔−黄。 脈−滑数など。	舌質−紅。舌苔−少または無苔。 脈−細数。	舌質−淡。舌苔−白薄。 脈−沈遅で無力など。	舌質−淡、歯痕、胖大。舌苔−白薄。 脈−細、弱など。
弁証	膀胱湿熱	腎陰虚	腎陽虚	脾肺両虚
治法	清熱利湿	滋陰清熱	温腎固渋	補益脾肺
取穴例	・中極（瀉法）、陰陵泉（瀉法）−清熱利湿 ・次髎（瀉法）−駆邪散滞	・中極（瀉法）−清瀉鬱熱 ・復溜（先瀉後補）−滋陰降火 ・太谿（補法）、照海（補法）−滋陰補腎	・関元（灸または灸頭鍼（補法））、腎兪（補法）−温腎壮陽 ・中極（補法または灸頭鍼（補法））−約束膀胱	・脾兪（補法）、肺兪（補法）−補益脾肺 ・気海（補法）−培補元気 ・中極（補法）−約束膀胱
病因・病機	脂濃いものや甘いもの、味の濃いものの過食やアルコールの常飲などにより中焦に溜まった湿熱が下焦に流注し、膀胱の気化作用を失調させたために小便失禁がおこる。	精血不足、津液虚損、熱病による傷陰、久病、房事過多、五志過極、飲酒過度などによって腎陰が虚して内熱が生じ、内熱によって膀胱の制約作用が失調するために小便失禁となる。	腎気虚からの発展、久病、先天不足、房事過多、外邪による陽気の損傷などによって腎陽が虚損し、その影響で膀胱の制約作用が低下するために小便失禁となる。	疲労倦怠、素体の虚弱、久病などにより脾気虚となると肺を栄養することができなくなる、あるいは慢性的な咳嗽や普段から虚弱な体質のために肺気虚となると脾肺両虚となりやすく、その影響で膀胱が尿を制約できなくなるために失禁する。

尿失禁（小便失禁）
― 鑑別と治療のポイント ―

　小便失禁は、固摂作用の低下によって起こるが、湿熱阻滞、虚熱の阻滞によっても起こる。原因は必ずしも虚とは限らない。随伴症状から鑑別するとよい。

◎膀胱湿熱

　膀胱湿熱によるものは、一回の失禁量は少なくて色が濃く、尿意急迫となり、排尿時に尿や尿道の灼熱感を感じることが特徴で、小腹部の脹悶感や脹痛、口渇少飲または多飲で冷飲を好む、尿混濁など膀胱湿熱の症状を伴うことが鑑別のポイントである。

　治療は、中極、陰陵泉で清熱利湿を、次髎で行気散滞を図るとよい。手技は全て瀉法である。ただし、中極に瀉法を多用すると下元が虚してしまうので、尿の色が薄くなってくる、尿や尿道の熱感が軽減してきたら、中極は補法に切り替えるとよい。

◎腎陰虚

　腎陰虚によるものは、一回の失禁量は少なくて色が濃く、尿意急迫となり、排尿時に尿や尿道の熱感を感じることが特徴で、頬部紅潮、潮熱、盗汗、五心煩熱、消痩、腰膝酸軟など腎陰虚の症状を伴うことが鑑別のポイントとなる。

　治療は、中極に瀉法を行い清瀉欝熱を、復溜に先瀉後補を行って滋陰降火を、太谿や照海などに補法を行って補益腎陰を図るとよい。ただし、中極に瀉法を多用すると下元が虚してしまうので、尿の色が薄くなってくる、尿や尿道の熱感が軽減してきたら、中極は補法に切り替えるとよい。

◎腎陽虚

　腎陽虚によるものは、頻繁で多量の尿失禁となり、尿は薄く透明となり、冷えると失禁が悪化することが特徴で、寒がる、四肢や腰腹部の冷え、未消化便を下痢する、精神不振、腰膝酸軟、面色蒼白、滑精などの腎陽虚の症状を伴うことが鑑別のポイントとなる。

　治療は、関元と腎兪に灸または灸頭鍼を行い、中極で膀胱の機能を高めるとよい。鍼の手技は全て補法である。

◎脾肺両虚

　脾肺両虚によるものは、頻繁で多量の尿失禁となり、尿は薄く透明となり、肉体疲労により失禁が悪化することが特徴で、慢性で無力な咳喘、息切れ、水様の痰、声に力がない、自汗、疲労感、脱力感や無力感を感じる、泥状便、食欲不振、浮腫などの脾肺両虚の症状を伴うことが鑑別のポイントとなる。

　治療は、脾兪と肺兪で補益脾肺を、気海で培補元気を、中極で約束膀胱を図るとよい。手技はすべて補法である。

夜尿症（遺尿）やにょうしょう（いにょう）

　本症は、夜間睡眠中など無意識下のうちに尿を漏らす状態で、児童に多く診られ、夜尿症を指す。中医では遺尿と呼ぶ。似た症状で、小便失禁があるが、小便失禁は意識下のうちに尿を漏らす状態である。遺尿は中風、傷寒、温病の過程にもおこるが、それらによるものは本項には含めない。

	腎陽虚	腎陰虚	中気下陥	脾肺両虚
鑑別点	・遺尿。 ・尿量が多く希薄。 ・冷えると悪化する。	・遺尿。 ・尿意急迫。 ・尿量は少なく濃い。 ・尿や尿道の熱感を伴う。	・遺尿。 ・尿量が多く希薄。 ・肉体疲労によって悪化する。	・遺尿。 ・尿量が多く希薄。 ・肉体疲労によって悪化する。
随伴症状	寒がる、四肢や腰腹部の冷え、未消化便を下痢する、五更泄瀉、小便清長、下腹部冷痛、浮腫、腰膝酸軟、懶言、精神不振、倦怠無力感など。	頬部紅潮、潮熱、盗汗、五心煩熱、口乾、頭のふらつき、消痩、耳鳴り、腰膝酸軟など。	無力感、脱力感、精神疲労、息切れ、懶言、食欲不振、大便溏薄、脘腹下墜感、内臓下垂、身体消痩、めまい、面色萎黄など。	無力な咳喘、水様の痰、少気、声に力がない、食欲不振、泥状便、浮腫、精神疲労、無力感など
舌脈	舌質−淡。舌苔−白薄。 脈−沈遅で無力など。	舌質−紅。舌苔−少または無苔。 脈−細数。	舌質−淡、歯痕、胖大。舌苔−白。 脈−緩、虚など。	舌質−淡、歯痕、胖大。舌苔−白薄。 脈−細、弱など。
弁証	腎陽虚	腎陰虚	中気下陥	脾肺両虚
治法	温腎固渋	滋陰清熱	補中益気、固渋	補益脾肺、固渋
取穴例	・関元（灸または灸頭鍼（補法））、腎兪（補法または灸頭鍼（補法））−温補腎陽 ・中極（補法）−約束膀胱	・中極（瀉法）−清瀉鬱熱 ・復溜（先瀉後補）−滋陰降火 ・太谿（補法）、照海（補法）−滋陰補腎	・中脘（補法）、足三里（補法）−補中益気 ・気海（補法）−培補元気 ・中極（補法）−約束膀胱	・脾兪（補法）、肺兪（補法）−補益脾肺 ・気海（補法）−培補元気 ・中極（補法）−約束膀胱
病因・病機	腎気虚からの発展、久病、先天不足、房事過多、外邪による陽気の損傷などによって腎陽が虚損し、あるいは小児の任督未成熟などにより腎陽が不足して下元の虚寒を来たし、腎の封蔵、膀胱の制約機能が低下したために遺尿となる。	精血不足、津液虚損、熱病による傷陰、久病、房事過多、五志過極、飲酒過度などによって腎陰が虚して内熱が生じ、内熱によって膀胱の制約機能が失調したために遺尿となる。	肉体疲労、精神疲労、慢性の下痢、分娩過多、産後の消耗などによって元気が損耗し、そのために気虚下陥となると膀胱の制約が無力になるために遺尿となる。	疲労倦怠、素体の虚弱、久病などにより脾気虚となると肺を栄養することができなくなる、あるいは慢性的な咳嗽や普段から虚弱な体質のために肺気虚となると脾肺両虚となりやすく、その影響で膀胱が尿を制約できなくなるために遺尿となる。

✤夜尿症（遺尿）
― 鑑別と治療のポイント ―

夜尿は、一般的に膀胱の"約束"の低下によっておこるが、小児の場合は肺・脾・腎の未成熟によるためである。成人の場合は、気虚や陽虚だけでなく肝気の阻滞が原因となっておこることも考慮すべきである。

◎腎陽虚

腎陽虚によるものは、希薄で透明な尿を大量に遺尿し、冷えると遺尿は悪化する。寒がる、四肢や腰腹部の冷え、未消化便、精神不振、腰膝酸軟、面色蒼白など腎陽虚の症状を伴うことが鑑別のポイントとなる。

治療は、関元と腎兪で温腎壮陽を、中極で約束膀胱を図るとよい。鍼の手技は全て補法である。

◎腎陰虚

腎陰虚によるものは、尿量は少ないが黄色く濃い尿を遺尿し、尿意急迫となり、排尿時に尿や尿道の熱感を感じることが特徴で、頬部紅潮、潮熱、盗汗、五心煩熱、消痩、腰膝酸軟など腎陰虚の症状を伴うことが鑑別のポイントとなる。

治療は、中極に瀉法を行い清瀉鬱熱を、復溜に先瀉後補を行い滋陰降火を、太谿や照海などに補法を行い補益腎陰を図るとよい。ただし、中極に瀉法を多用すると下元が虚してしまうので、尿の色が薄くなってくる、尿や尿道の熱感が軽減してきたら補法に切り替えるとよい。

◎中気下陥

中気下陥によるものは、希薄で透明な尿を大量に遺尿し、肉体疲労によって悪化することが特徴であり、内臓下垂、脘腹下墜感、身体消痩、めまい、無力感、脱力感、精神疲労、大便溏薄など気虚下陥の症状を伴うことが鑑別のポイントとなる。

治療は、中脘、足三里で補中益気を、気海で培補元気を、中極で約束膀胱を図るとよい。また、脾兪などで健脾益気を図ったり、冷え症状がなくても関元や気海に温法を加えることも有効である。鍼の手技は全て補法である。

◎脾肺両虚

脾肺両虚によるものは、希薄で透明な尿を大量に遺尿し、肉体疲労によって悪化することが特徴であり、脾肺両虚の症状である慢性で無力な咳喘、息切れ、水様の痰、声に力がない、自汗、疲労感、脱力感や無力感を感じる、泥状便、食欲不振、浮腫などの症状を伴うことが鑑別のポイントとなる。

治療は、脾兪と肺兪で補益脾肺を、気海で培補元気を、中極で約束膀胱を図るとよい。手技はすべて補法である。

✤ 小便の切れが悪い（尿後余瀝）(にょうごよれき)

本症は、小便の切れが悪く、あるいは排尿が終わったあとにも尿が点滴する状態を指し、中医では尿後余瀝という。小便失禁と似ているが、小便失禁は排尿を自制できずに漏らしてしまう状態であり、尿後余瀝は排尿自体は自制できるが、排尿後に点滴する状態であり、中医では別症状となる。

	膀胱湿熱	腎気不固	中気下陥
鑑別点	・尿後余瀝。 ・尿意急迫、頻尿。 ・尿は濃く量は少ない。 ・尿や尿道の灼熱感を伴う。	・尿後余瀝。 ・頻尿。 ・尿は薄く透明で量が多い。	・疲労や過労などに伴い尿後余瀝がおこる。 ・尿は透明で薄い。 ・下腹部下墜感を伴うこともある。
随伴症状	小腹部の脹悶感や脹痛、身熱、口渇少飲または多飲（冷飲を好む）、尿混濁など。	腰膝酸軟、めまい、頭のふらつき、耳鳴り、性欲低下、精少、滑精、早泄、帯下など。	無力感、脱力感、精神疲労、息切れ、懶言、食欲不振、大便溏薄、脘腹下墜感、内臓下垂、身体消痩、めまい、面色萎黄など。
舌脈	舌質−紅。舌苔−黄。 脈−滑数など。	舌質−淡。舌苔−白薄。 脈−沈細などで尺脈無力。	舌質−淡、歯痕、胖大。舌苔−白。 脈−緩、虚など。
弁証	膀胱湿熱	腎気不固	中気下陥
治法	清熱利湿	温腎固渋	補中益気
取穴例	・中極（瀉法）、陰陵泉（瀉法）−清熱利湿 ・次髎（瀉法）−駆邪散滞	・気海（補法または灸頭鍼（補法））−培補元気 ・関元（補法または灸頭鍼（補法））−温補腎陽 ・中極（補法）−約束膀胱	・中脘（補法）、足三里（補法）−補中益気 ・気海（補法）−培補元気 ・中極（補法）−約束膀胱
病因・病機	脂濃いものや甘いもの、味の濃いものの過食やアルコールの常飲などにより中焦に溜まった湿熱が下焦に流注して膀胱の気化が失調し、排尿を制約できなくなるためにおこる。	先天不足、高齢、房事過度、久病、産後の消耗などにより腎精が不足すると固摂作用も低下し、そのために膀胱の水湿の制約ができなくなるために尿後余瀝となる。	肉体疲労、精神疲労、慢性の下痢、分娩過多、産後の消耗などによって元気が損耗して気虚下陥となると、膀胱を約束できなくなるために尿後余瀝がおこる。

小便の切れが悪い（尿後余瀝）
― 鑑別と治療のポイント ―

尿後余瀝は、膀胱の作用である"約束（制約）"の低下によっておこる。膀胱の約束は、腎の気化作用と密接な関係にあるが、気化作用は心陽の温煦、肺気の宣降、脾の昇清および運化、肝気の疏泄と関連し、また、督脈の陽気の温陽との関係が密接である。
尿後余瀝は、尿失禁や夜尿などと同じ膀胱約束の低下によっておこり、それらと比較すると尿後余瀝は軽症ではあるものの、進行すると尿失禁に発展することもある。

◎膀胱湿熱

膀胱湿熱によるものは、尿意急迫となり、尿は濃く量は少ないが頻尿となることもあり、尿や尿道の灼熱感を伴うことが特徴で、小腹部の脹悶感や脹痛、口渇少飲または多飲で冷飲を好む、身熱、尿混濁などの膀胱湿熱の症状を伴うことが鑑別のポイントである。

治療は、中極、陰陵泉で清熱利湿を図り、次髎で下焦の駆邪散滞を図ると良い。手技は全て瀉法である。

ただし、中極には清熱利湿の作用があるものの、瀉しすぎると下元が虚し、排尿機能、月経の状態、男性の性機能の低下を招くこともある。尿の色が薄くなる、あるいは小腹部の無力感を感じたり、排尿、月経、男性各機能の低下が診られるような場合には中極の取穴は中止した方がよい。

また、それらの機能の低下が診られた場合には、気海や関元に補法を行って調節するとよい。

◎腎気不固

腎気不固によるものは、頻尿で尿が薄く透明で量が多くなり、腰膝酸軟、頭のふらつきやめまい、耳鳴り、性欲低下、早泄、帯下などの腎気虚の症状を伴うことが鑑別のポイントとなる。

治療は、気海や関元に補法あるいは温法を行って全身および下元を補い、中極で約束膀胱を図るとよい。鍼の手技はすべて補法である。

◎中気下陥

中気下陥によるものは、尿は透明で薄く、疲労や過労などに伴い尿後余瀝がおこることが特徴であり、下腹部の下墜感を伴うこともある。また、無力感、脱力感、精神疲労、息切れ、懶言、食欲不振、大便溏薄、内臓下垂、身体消痩、めまい、面色萎黄など気虚下陥の症状を伴うことが鑑別のポイントである。

治療は、中脘と足三里で補中益気を図り、気海で培補元気を、中極で膀胱の機能を高めるとよい。手技は全て補法である。

✤ 尿量減少（小便不利）（しょうべんふり）

　本症は、尿量自体が少なくなり、そのために排尿困難となる状態を指し、中医では小便不利という。似た症状で、小便不通（尿閉）があるが、小便不通は尿が膀胱に貯留しているにも関わら

	肺気不宣	膀胱湿熱	肝気鬱結
鑑別点	・突然起こる小便不利。 ・感冒の罹患とともに出現あるいは感冒の症状に引き続いて出現する。 ・眼瞼から始まり四肢から全身に浮腫が生じる。	・小便不利。 ・尿や尿道の灼熱感を伴う。	・小便不利。 ・少腹部や小腹部の脹悶感を伴う。
随伴症状	悪寒・発熱、悪風、関節痛、咳嗽、呼吸促迫、咽喉部の違和感など。	小便黄赤、小腹部の脹悶感や脹痛、身熱、口渇少飲（冷飲を好む）、尿混濁など。	イライラ感、精神抑鬱感、易怒、ため息が多い、胸脇部や少腹部、乳房の脹満感や脹痛、月経不順などあるいは肝鬱症状はない。
舌脈	舌苔−白薄。 脈−浮緊、浮数など。	舌質−紅。舌苔−黄膩。 脈−滑数など。	舌質−紅。舌苔−白薄。 脈−弦など。
弁証	肺気不宣	膀胱湿熱	肝気鬱結
治法	去風、宣肺行水	清熱利湿、化気行水	疏肝解鬱、化気行水
取穴例	・風池（瀉法）−去風 ・外関（瀉法）−解表 ・列欠（瀉法）−粛肺理気 ・中極（瀉法）−通利小便	・中極（瀉法）、陰陵泉（瀉法）−清熱利湿 ・気海（瀉法）−行気散滞	・太衝（瀉法）、陽陵泉（瀉法）、外関（瀉法）−疏肝理気 ・列欠（瀉法）−粛肺理気 ・水分（瀉法）−必別清濁 ・中極（瀉法）−通利小便
病因・病機	風邪の侵襲によって肺気の宣散・粛降作用が失調し、その影響で津液が膀胱に降りなくなるために小便不利となる。（中医では風水証と呼ぶ）	脂濃いものや甘いもの、味の濃いものの過食やアルコールの常飲などにより中焦に溜まった湿熱が下焦に流注して阻滞するために小便不利となる。	長期にわたってストレスを感じたり、精神的な抑鬱感が続いたり、突然強い精神的な刺激を受けることにより、あるいは陰血不足の状態が長引くために肝気鬱結となり、あるいは寝たきりなど長期間身体を動かせないために気滞が生じ、気滞に伴って水湿も阻滞するために小便不利となる。

ずに排尿できない状態を指し、小便不利は尿量減少あるいは無尿となるために排尿できないものである。

	腎陰虚	脾陽虚	腎陽虚
鑑別点	・小便不利。 ・尿は濃い。 ・尿や尿道の熱感を伴う。	・小便不利。 ・腰以下の浮腫が強くなる。 ・冷えると症状は悪化する。	・小便不利。 ・全身の浮腫があり、腰以下の浮腫が強くなる。 ・冷えると症状は悪化する。
随伴症状	頬部紅潮、潮熱、盗汗、五心煩熱、口乾、頭のふらつき、消痩、耳鳴り、腰膝酸軟など。	寒がる、腹部冷痛、水様便または未消化便を下痢する、倦怠感、脱力感、面色萎黄、腹脹、食欲不振、浮腫など。	寒がる、四肢や腰腹部の冷え、未消化便を下痢する、精神不振、腰膝酸軟、面色蒼白、咳嗽や喘鳴、懶言、倦怠無力感、息切れなど。
舌脈	舌質−紅。舌苔−少または無苔。脈−細数。	舌質−淡、胖大、湿潤。舌苔−白膩。脈−沈遅で無力など。	舌質−淡。舌苔−白薄。脈−沈遅で無力など。
弁証	腎陰虚	脾陽虚	腎陽虚
治法	滋陰清熱、化気行水	温補脾陽、化気行水	温腎壮陽、化気行水
取穴例	・中極(瀉法)−清瀉欝熱 ・復溜(先瀉後補)−滋陰降火 ・太谿(補法)、照海(補法)−滋陰補腎	・関元(補法または灸頭鍼(補法))、脾兪(補法)−温補脾腎 ・陰陵泉(補法)、水分(補法)−健脾利水 ・中極(補法)−化気行水	・関元(灸または灸頭鍼(補法))、腎兪(補法)−温腎壮陽 ・水分(補法)、気海(補法)、中極(補法)−化気行水
病因・病機	精血不足、津液虚損、熱病による傷陰、久病、房事過多、五志過極、飲酒過度などによって腎陰が虚して内熱が生じ、内熱によって膀胱の気化作用が失調するために小便不利となる。	元来脾胃気虚があるためにそれが進行する、あるいは生ものや冷たいものを食べすぎたため、または寒いところに長くいたり身体を冷やしたために脾陽虚となり、そのために運化作用も低下するために小便不利となる。	腎気虚からの発展、久病、先天不足、房事過多、外邪による陽気の損傷などによって腎陽が虚損し、その影響で気化作用も低下するために小便が不利となる。

尿量減少（小便不利）
― 鑑別と治療のポイント ―

人体の水湿の排泄は、汗、尿、大便によって排泄されるが、小便不利は、肺の宣散・粛降作用、脾の運化作用、腎の気化作用、膀胱の気化作用および三焦の決瀆作用などの失調により、尿液が形成されない、あるいは津液が膀胱に下輸しなくなるためにおこる。

小便不利は、実証では風邪の侵襲あるいは風邪の侵襲に引き続き肺気不宣となる、湿熱、肝気鬱結によっておこり、虚証では陰虚あるいは陽虚によっておこる。

◎肺気不宣

肺気不宣によるものは、突然起こる小便不利で、風邪の侵襲とともに小便不利となる、あるいは感冒の症状に引き続いておこる小便不利である。これを中医では風水証と呼ぶ。

随伴症状としては、悪寒、発熱、悪風、関節痛、咳嗽、呼吸促迫、咽喉部の違和感など主として表実証の症状を伴っている。あるいは表実証の症状に引き続いて発症していれば確定できる。

治療は、風池で去風を、外関で解表を、列欠で粛肺理気あるいは尺沢で降気粛肺を図り、中極で通利小便を図るとよい。手技はすべて瀉法である。ただし、感冒の症状が軽減してきたら、中極への手技は補法に切り替えるとよい。

◎膀胱湿熱

膀胱湿熱によるものは、尿や尿道の灼熱感を伴い、小便黄赤で小腹部の脹悶感などを伴うことが特徴で、口渇少飲で冷飲を好む、身熱、尿混濁などの膀胱湿熱の症状を伴うことが鑑別のポイントである。

治療は、中極、陰陵泉で清熱利湿を図り、気海で下焦の行気散滞を図ると良い。手技は全て瀉法である。

ただし、中極には清熱利湿の作用があるものの、瀉しすぎると下元が虚し、排尿機能、月経の状態、男性の性機能の低下を招くこともある。尿の色が薄くなる、あるいは小腹部の無力感を感じたり、排尿、月経、男性各機能の低下が診られるような場合には中極の取穴は中止した方がよい。また、それらの機能の低下が診られた場合には、気海や関元に補法を行って調節するとよい。

◎肝気鬱結

肝気鬱結によるものは、少腹部や小腹部の脹悶感を伴う小便不利となり、肝気鬱結の主症状であるイライラ感や易怒、ため息が多い、精神抑鬱など精神情緒の不安定症状、胸脇部や少腹部、乳房の脹満感や脹痛などを伴っていたり経乱、経量不定などとなっていれば肝気鬱結と判断できる。治療は、太衝、陽陵泉、外関で疏肝理気を図り、列欠で粛肺理気を、

中極で通利小便を図るとよい。手技はすべて瀉法である。

また、長期臥床や体動が少ないなど、気滞によっておこる小便不利も肝気鬱結と同様の施術でよい。随伴症状としては肝気鬱結の症状を伴わなくても治療は疏肝理気を目的に施術を行うとよい。ただし、陽陵泉は取穴しなくてもよい。

◎腎陰虚

腎陰虚によるものは、尿は濃く、排尿時に尿や尿道の熱感を感じることが特徴で、頬部紅潮、潮熱、盗汗、五心煩熱、口乾、消痩、腰膝酸軟など腎陰虚の症状を伴うことが鑑別のポイントとなる。

治療は、中極に瀉法を行って膀胱に鬱している熱を清し、復溜に先瀉後補を行って滋陰降火を図り、太谿や照海などに補法を行って補益腎陰を図るとよい。

ただし、中極に瀉法を多用すると下元が虚してしまうので、尿や尿道の熱感が軽減してきたら中極は補法に切り替えるとよい。

◎脾陽虚

脾陽虚によるものは、腰以下の浮腫が著明となることが多く、冷やすと悪化することが特徴で、寒がる、腹部冷痛、水様便または未消化便を下痢する、倦怠感、脱力感、面色萎黄、腹脹、食欲不振など脾陽虚の症状をともなうことが鑑別のポイントとなる。

治療は、関元と脾兪の組み合わせで温補脾腎を図り、陰陵泉で健脾利水を、中極で化気行水を図るよい。また、脾陽虚証の治療では、脾と腎の関係から腎陽虚の症状が出現していなくても腎陽を補うツボを加えるのがセオリーであるため、必要に応じて命門、腎兪などに補法や温法を加穴するとよい。鍼の手技はすべて補法である。

◎腎陽虚

腎陽虚によるものは、全身の浮腫があり、腰以下の浮腫が著明となることが多く、冷えると小便不利は悪化する。寒がる、四肢や腰腹部の冷え、未消化便を下痢する、小便清長、精神不振、腰膝酸軟、面色蒼白、陽萎、滑精など腎陽虚の症状を伴うことが鑑別のポイントとなる。

治療は、関元と腎兪に灸または灸頭鍼を行い、気海と中極を組み合わせて膀胱の機能を高めるとよい。鍼の手技は全て補法である。

✻排尿困難・尿閉（癃閉）はいにょうこんなん・にょうへい（りゅうへい）

本症は、膀胱に尿が貯留しているにもかかわらず、排尿が困難な状態を指し、点滴するだけや甚だしくなると尿閉となるもので、中医では癃閉や小便不通などという。似た症状で小便不利が

	膀胱湿熱	熱邪壅肺	肝気鬱結
鑑別点	・排尿困難、小便点滴。 ・尿意急迫、尿や尿道の灼熱感を伴う。	・排尿困難、尿閉。	・排尿困難、小便点滴あるいはすっきり排尿できない。 ・少腹部や小腹部の脹悶感を伴う。
随伴症状	小便黄赤、小腹部の脹悶感や脹痛、身熱、口渇少飲または多飲（冷飲を好む）、尿混濁など。	咳嗽、壮熱、喀痰粘稠で黄色い、気喘、衄血、喀血、煩燥不安、口渇多飲（冷飲を好む）、便秘など。	イライラ感、精神抑欝感、易怒、ため息が多い、胸脇部や少腹部、乳房の脹満感や脹痛、月経不順などあるいは肝鬱症状はない。
舌脈	舌質−紅。舌苔−黄膩。 脈−滑数など。	舌質−紅。舌苔−乾燥または黄膩。 脈−数、滑数など。	舌質−紅。舌苔−白薄。 脈−弦。
弁証	膀胱湿熱	熱邪壅肺	肝気鬱結
治法	清熱利湿、通利小便	清泄肺熱、通利小便	疏肝理気、通利小便
取穴例	・中極（瀉法）、膀胱兪（瀉法）、陰陵泉（瀉法）−清膀胱湿熱 ・次髎（瀉法）−駆邪散滞	・魚際（瀉法）−清泄肺熱 ・列欠（瀉法）−粛肺理気 ・中極（瀉法）−通調水道	・太衝（瀉法）、陽陵泉（瀉法）、外関（瀉法）−疏肝理気 ・列欠（瀉法）−粛肺理気 ・中極（瀉法）−通利小便
病因・病機	脂濃いものや甘いもの、味の濃いものの過食やアルコールの常飲などにより中焦に溜まった湿熱が下焦に流注し、膀胱の気化作用を失調させるために癃閉となる。	外感風熱の侵襲、外感風寒の化熱、他の臓腑からの熱の転移、喫煙過度などによって肺に熱が鬱積し、その影響で肺の粛降作用が失調するために癃閉となる。	長期にわたってストレスを感じたり、精神的な抑鬱感が続いたり、突然強い精神的な刺激を受けることにより、あるいは陰血不足の状態が長引くために肝気鬱結となり、あるいは寝たきりなど長期間身体を動かせないために気滞が生じ、気滞に伴って水湿も阻滞するために癃閉となる。

あるが、小便不利は尿量自体が減少するために排尿できない状態を指す。

	血 瘀	腎陽虚	中気下陥
鑑別点	・排尿困難、尿閉。 ・強い下腹部痛（拒按）。	・排尿無力、排尿困難。 ・尿意は頻繁となるが排尿できない。 ・下腹部の冷えを伴う。	・排尿無力、排尿困難。 ・肉体疲労により出現または悪化する。 ・下腹部の下墜感を伴う。
随伴症状	下腹部脹痛、疼痛は固定性で、甚だしくなると腫塊を形成する。他の全身症状はない、あるいは肌膚甲錯、口唇が紫暗など。	寒がる、浮腫が腰以下に甚だしい、四肢や腰腹部の冷え、未消化便を下痢する、精神不振、腰膝酸軟、面色蒼白、咳嗽や喘鳴、息切れなど。	無力感、脱力感、精神疲労、息切れ、懶言、食欲不振、大便溏薄、内臓下垂、身体消痩、めまい、面色萎黄など。
舌脈	舌質−紫暗、瘀斑、瘀点。 脈−渋など。または舌脈正常。	舌質−淡。舌苔−白薄。 脈−沈遅で無力など。	舌質−淡、胖、歯痕。舌苔−白薄。 脈−虚、弱など。
弁証	血瘀	腎陽虚	中気下陥
治法	活血化瘀、通利小便	温腎壮陽、化気行水	健脾益気、化気行水
取穴例	・太衝（瀉法）、三陰交（瀉法）−疏肝活血 ・気海（瀉法）−行気散滞 ・中極（瀉法）−通利小便	・関元（灸または灸頭鍼（補法））、腎兪（補法）−温腎壮陽 ・気海（補法）、中極（補法）−化気行水	・中脘（補法）、足三里（補法）−補中益気 ・陰陵泉（補法）、外関（補法）−健脾利水 ・中極（補法）−化気行水
病因・病機	外傷や手術、肝気鬱結あるいは寒邪、湿熱、実熱などが下焦に阻滞して経過が長引いたために瘀血が生じて阻滞し、膀胱の気化作用を失調させたために癃閉となる。	腎気虚からの発展、久病、先天不足、房事過多、外邪による陽気の損傷などによって腎陽が虚損し、その影響で膀胱の気化作用を補助することができなくなるために癃閉となる。	肉体疲労、精神疲労、慢性の下痢、分娩過多、産後の消耗などによって元気が損耗し、そのために気虚下陥となると津液を膀胱へ運べなくなるためや膀胱の気化作用が低下するために癃閉となる。

排尿困難・尿閉（癃閉）
― 鑑別と治療のポイント ―

癃閉の"癃"は、小便の出が悪くなり、ポタポタと点滴状に排尿する小便点滴の状態を指し、"閉"は、尿閉の状態を指す。どちらも同時に出現することが多いことから、総称して癃閉と呼ばれている。

癃閉の主たる病位は膀胱であるが、肺の宣散・粛降作用、脾の運化作用、腎の気化作用および三焦の決瀆作用などの失調によって排尿できなくなるためにおこる。それぞれの鑑別点および虚実寒熱に基づいて鑑別するとよい。

◎膀胱湿熱

膀胱湿熱によるものは、排尿困難あるいは点滴状の排尿となり、尿意急迫、尿や尿道の灼熱感を伴い、小便黄赤で小腹部の脹悶感、口渇少飲または多飲で冷飲を好む、身熱、尿混濁などの膀胱湿熱の症状を伴うことが鑑別のポイントである。

治療は、中極、膀胱兪、陰陵泉で清熱利湿を図り、次髎で下焦の駆邪散滞を図るとよい。手技は全て瀉法である。

ただし、中極には清熱利湿の作用があるものの、瀉しすぎると下元が虚し、排尿機能、月経の状態、男性の性機能の低下を招くこともある。尿の色が薄くなる、あるいは小腹部の無力感を感じたり、排尿、月経、男性各機能の低下が診られるような場合には中極の取穴は中止した方がよい。

また、それらの機能の低下が診られた場合には、気海や関元に補法を行って調節するとよい。

◎熱邪壅肺

熱邪壅肺によるものは、排尿困難あるいは尿閉となり、咳嗽、壮熱、喀痰粘稠で黄色い、気喘、衄血、喀血、煩燥不安、口渇多飲（冷飲を好む）、便秘などの症状を伴うことが鑑別のポイントとなる。

治療は魚際で肺熱を清し、列欠で粛肺理気を、中極で通利小便を図るとよい。手技はすべて瀉法を行う。

◎肝気鬱結

肝気鬱結によるものは、排尿困難、小便点滴、あるいはすっきりと排尿ができなくなり、少腹部や小腹部の脹悶感を伴うことが特徴で、肝気鬱結の症状であるイライラ感や易怒、ため息が多い、精神抑欝など精神情緒の不安定症状、胸脇部や乳房の脹満感や脹痛などを伴っていたり経乱、経量不定などとなっていれば肝気鬱結と判断できる。

治療は、太衝、陽陵泉、外関で疏肝理気を図り、列欠で粛肺理気を、中極で通利小便を図るとよい。手技はすべて瀉法である。

また、長期臥床のために体動が少ないなど

の気滞によっておこる癃閉も肝気鬱結と同様の施術でよい。

随伴症状としては肝気鬱結の症状を伴わなくても治療は疏肝理気を目的に施術を行うとよい。ただし、陽陵泉は取穴しなくてもよい。

◎血瘀

血瘀によるものは、排尿困難、尿閉となり、固定性の刺痛や絞痛などの強い下腹部痛を伴うことが多く、甚だしくなると腫塊を形成し、下腹部は拒按となる。また、血瘀の特徴であるどす黒い顔色、肌膚甲錯、舌質が紫暗、瘀斑・瘀点、脈象が渋などの症状を伴うこともある。

治療は、太衝と三陰交で理気活血を、気海で下焦の行気散滞を、中極で通利小便を図るとよい。手技はすべて瀉法である。

ただし、血瘀によるものも長期的に気海や中極に瀉法を行うと下元は虚し、宗筋や膀胱の機能低下を招くこととなる。疼痛が緩和する、排尿が回復し始めた、下腹部の無力感を感じるなどの場合には、気海と中極への瀉法は中止して補法を行い、下元を補うとよい。

◎腎陽虚

腎陽虚によるものは、尿意は頻繁であるが排尿無力のために排尿困難となり、下腹部の冷えを伴うことが特徴である。腰以下の浮腫が著明となることが多く甚だしくなると全身の浮腫となる。また、寒がる、四肢や腰腹部の冷え、未消化便を下痢する、五更泄瀉、精神不振、腰膝酸軟、面色蒼白、陽萎、滑精など腎陽虚の症状を伴うことが鑑別のポイントとなる。

治療は、関元と腎兪に灸または灸頭鍼を行い、気海と中極を組み合わせて膀胱の機能を高めるとよい。鍼の手技は全て補法である。

◎中気下陥

中気下陥によるものは、排尿無力のために排尿困難となり、肉体疲労によって悪化し、下腹部の下墜感を伴うことが特徴で、無力感、脱力感、精神疲労、息切れ、懶言、食欲不振、大便溏薄、内臓下垂、身体消痩、めまい、面色萎黄など気虚下陥の症状を伴うことが鑑別のポイントである。

治療は、中脘と足三里で補中益気を図り、陰陵泉に外関を組み合わせて健脾利水を、中極で排尿を強めるとよい。手技は全て補法である。気虚発熱など、熱症状がなければ中脘や中極、気海や関元などに温法を併用することも効果的である。

✤ 排尿痛（淋証） はいにょうつう（りんしょう）

　本症は、排尿時に尿道の痛みを感じるものであり、中医では淋証、尿痛などと呼ぶ。同時に排尿困難や頻尿、尿意急迫、血尿などを伴うことが多く、それらの症状を主訴とする場合でも、排尿痛を伴う場合には、本症を基本として鑑別する必要がある。痛みの種類は、熱感を伴う痛み、

	膀胱湿熱	肝火上炎	心火亢盛
鑑別点	・排尿痛（絞痛）。 ・排尿困難とともに石淋、血淋、膏淋、熱淋などが診られる。	・排尿痛（脹痛や刺痛）。 ・排尿困難とともに気淋が診られる。 ・下腹部の脹満感や脹痛を伴う。 ・情緒の変動によって誘発される。	・排尿痛（灼痛）。 ・排尿困難とともに血淋が診られる。
随伴症状	小便黄赤、尿や尿道の灼熱感、小腹部の悶感や脹痛、尿意急迫、尿混濁、身熱、口渇少飲または多飲（冷飲を好む）など。	胸脇部の灼熱感、脹満感や脹痛、口苦、面紅目赤、口渇多飲（冷飲を好む）、イライラ感、易怒、めまい、便秘、小便黄赤など。	心悸、心胸煩熱、不眠、多夢、口舌の潰瘍、小便短赤、面紅、口渇多飲（冷飲を好む）、吐血、衄血など。
舌脈	舌質－紅。舌苔－黄膩。 脈－滑数など。	舌質－紅。舌苔－白薄。 脈－弦数。	舌尖紅絳または芒刺。舌苔－黄で乾燥。 脈－数で有力など。
弁証	膀胱湿熱	肝火上炎	心火亢盛
治法	清熱利湿、通淋排石	疏肝理気、通淋止痛	清心瀉火、通淋止痛
取穴例	・中極（瀉法）、膀胱兪（瀉法）、陰陵泉（瀉法）－清膀胱湿熱 ・次髎（瀉法）－駆邪散滞	・行間（瀉法）、丘墟（瀉法）－清降肝胆火 ・陽陵泉（瀉法）－疏肝利胆 ・膀胱兪（瀉法）、中極（瀉法）－疏通膀胱経気	・神門（瀉法）、大陵（瀉法）－清心瀉火 ・膀胱兪（瀉法）、中極（瀉法）－疏通膀胱経気
病因・病機	脂濃い物や甘い物、味の濃い物の過食やアルコールの常飲、外界の湿邪などによって生じた湿邪が化熱して湿熱が生じ、膀胱に阻滞するために排尿痛がおこる。	長期にわたってストレスを感じたり、精神的な抑鬱感が続いたり、突然強い精神的な刺激を受けることにより、あるいは陰血不足の状態が長引くために肝気鬱結から化火して肝火上炎となり、その影響で膀胱の気化も阻滞させるために排尿痛がおこる。	五志過極による気鬱化火、六淫の邪気の化熱、辛い物の過食などにより心火が亢盛となり、心火が小腸に伝わったために排尿痛がおこる。

しみるような痛み、脹るような感覚の痛み、絞られるような感覚の痛み、刺すような感覚の痛みなどがある。

	血瘀	腎陰虚	脾腎両虚
鑑別点	・排尿痛（鈍痛や刺痛あるいは絞痛）。 ・排尿困難とともに血淋が診られる。	・排尿時の熱感と疼痛（鈍痛）とともに血淋、膏淋などが診られる。 ・尿は濃く、尿や尿道の熱感を感じる。	・排尿痛（鈍痛）。 ・排尿困難とともに、労淋、石淋、気淋、膏淋などが診られる。 ・肉体疲労によって排尿痛が出現または悪化する。
随伴症状	下腹部脹痛、疼痛は固定性で、甚だしくなると腫塊を形成する。他の全身症状はないあるいは肌膚甲錯、口唇が紫暗など。	頬部紅潮、潮熱、盗汗、五心煩熱、口乾、頭のふらつき、消痩、耳鳴り、腰膝酸軟など。	疲労感、無力感、食欲不振、泥状便、元気がない、懶言、食後腹脹、腰膝酸軟、めまい、耳鳴など。
舌脈	舌質－紫暗、瘀斑、瘀点。 脈－弦、渋など。または舌脈正常。	舌質－紅。舌苔－少または無苔。 脈－細数。	舌質－淡、胖、歯痕。舌苔－白薄。 脈－虚、弱など。
弁証	血瘀	腎陰虚	脾腎両虚
治法	活血化瘀、通淋	滋陰清熱、通淋	補益脾腎
取穴例	・三陰交（瀉法）－活血化瘀 ・中極（瀉）－疏通膀胱経気 ・気海（瀉法）－行気散滞	・中極（瀉法）－清瀉鬱熱 ・復溜（先瀉後補）－滋陰降火 ・太谿（補法）、照海（補法）－滋陰補腎	・脾兪（補法）、腎兪（補法）、関元（補法）－補益脾腎 ・中極（補法）－化気行水
病因・病機	外傷や手術、肝気鬱結あるいは寒邪、湿熱、実熱などが下焦に阻滞して経過が長引いたために瘀血が生じ、瘀血が膀胱の気化を阻滞させるために排尿痛がおこる。	精血不足、津液虚損、熱病による傷陰、久病、房事過多、五志過極、飲酒過度などによって腎陰が虚して内熱が生じ、内熱によって膀胱の気化作用が失調するために排尿痛がおこる。	労倦内傷、久病虚損、久瀉久痢、房室過度、あるいは淋証が長期にわたって改善されないなどによって脾気と腎気がともに虚して脾腎両虚となると、中気下陥、下元不固となるために排尿痛がおこる。

✳排尿痛（淋証）
― 鑑別と治療のポイント ―

◎膀胱湿熱

　膀胱湿熱によるものは、絞痛など強い排尿痛となり、排尿困難とともに石淋、血淋、膏淋、熱淋などが診られる。また、尿意急迫となり、尿は濃く量は少ないが頻尿あるいは排尿困難となることもあり、尿や尿道の灼熱感を伴うことが特徴で、小腹部の脹悶感や脹痛、口渇少飲または多飲で冷飲を好む、身熱、尿混濁などの症状が鑑別のポイントである。

　治療は、中極、膀胱兪、陰陵泉を組み合わせて清熱利湿を、次髎で駆邪散滞を図るとよい。手技は全て瀉法である。

◎肝火上炎

　肝火上炎によるものは、脹痛や刺痛など強い排尿痛となり、排尿困難とともに気淋が診られる。下腹部の脹満感や脹痛を伴い、情緒の変動によって排尿痛が誘発されることが特徴で、胸脇部や頭頂部の灼熱感や脹満感や脹痛、面紅目赤、口渇多飲、口苦、めまい、不眠、イライラ感、易怒などの症状を伴うことが鑑別のポイントとなる。

　治療は、行間と丘墟で肝胆の火を清し、陽陵泉で疏肝利胆を、膀胱兪と中極で疏通膀胱経気を図るとよい。手技はすべて瀉法である。

◎心火亢盛

　心火亢盛によるものは、灼熱感を伴う強い排尿痛となり、排尿困難とともに血淋が診られる。また、心悸、心胸煩熱、不眠、多夢、口舌の潰瘍、小便短赤、面紅、口渇多飲（冷飲を好む）、吐血、衂血などの心火亢盛の症状を伴うことが鑑別のポイントとなる。

　治療は、神門と大陵で清心瀉火を、中極と膀胱兪で疏通膀胱経気を図るとよい。手技はすべて瀉法である。

◎血瘀

　血瘀によるものは、刺痛あるいは絞痛あるいは鈍痛を伴う排尿痛となり、排尿困難とともに血淋が診られる。下腹部脹痛、疼痛は固定性で、甚だしくなると腫塊を形成する、肌膚甲錯、口唇が紫暗などの全身症状を伴うが、全身症状は何も伴わないこともある。

　治療は、三陰交で活血化瘀を、中極で疏通膀胱経気を、気海で行気散滞を図るとよい。手技はすべて瀉法である。

◎腎陰虚

　腎陰虚によるものは、排尿時の熱感と鈍痛とともに血淋、膏淋などが診られる。尿は濃く尿や尿道の熱感を感じ、頬部紅潮、潮熱、盗汗、五心煩熱、口乾、腰膝酸軟など腎陰虚の症状を伴うことが鑑別のポイントとなる。

　治療は、中極に瀉法を行い清瀉鬱熱を、復溜に先瀉後補を行い滋陰降火を、太谿や照海

などに補法を行い補益腎陰を図るとよい。

＊膀胱湿熱、肝火、心火、瘀血、虚熱の実証や熱証による膀胱の症状を治療する際、中極、膀胱兪への瀉法は清瀉蘊熱、清熱利湿、疏通膀胱経気などの作用があり、気海、次髎への瀉法は駆邪散滞の作用があるために高い効果を上げることができるが、各穴とも長期的に用いると下元が虚し排尿、月経、男性機能の低下を招くこととなる。小腹部の脹満感が軽減・消失したり小腹部の無力感を感じる、尿の色が薄くなってきたら各穴への瀉法は中止するとよい。

◎脾腎両虚

脾腎両虚によるものは、排尿痛は隠痛となり、排尿困難とともに、労淋、石淋、気淋、膏淋などが診られる。また、肉体疲労によって排尿痛が出現または悪化することが特徴であり、疲労感、無力感、食欲不振、泥状便、元気がない、懶言、食後腹脹、腰膝酸軟、めまい、耳鳴りなどの症状を伴うことが鑑別のポイントである。

治療は、脾兪と関元、腎兪を組み合わせて脾腎を補い、中極で膀胱を補うとよい。手技はすべて補法である。

＊淋証の中医学的な分類

淋証には、石淋、気淋、血淋、膏淋、熱淋、労淋の分類がある。それぞれの状態や原因から鑑別するとよい。

・石淋－尿に砂石が混じる排尿痛である。多くの場合は湿熱による実証で、下腹部の拘急、腰腹部の絞痛、排尿中に突然小便が中断する、血尿などを伴う。久しく改善されないと虚証に転じ、下腹部下墜感、易疲労、乏力、腰腹部の鈍痛などを伴うようになる。

・気淋－下腹部の脹満感や脹痛、排尿困難を伴う排尿痛である。実証では肝気鬱結や肝火上炎など気機の鬱結によっておこる。虚証では下腹部の下墜感を伴うことが多く気虚下陥によっておこる。

・血淋－血尿を伴う排尿痛である。熱証では尿は深紅色や鮮紅色となり、灼熱感を伴うことが多く、心火亢盛や肝火上炎、湿熱、虚熱などによって迫血妄行となるためにおこる。虚証では尿は淡紅色となり、排尿痛は軽度である。脾不統血によりおこる。

・膏淋－尿が混濁して、米のとぎ汁のような尿を排尿するもの。実証では灼熱感を伴うことが多く湿熱によっておこる。虚証では疲労や過労によって悪化し、多くは腎気虚によっておこる。

・熱淋－尿道の灼熱感を伴う排尿痛である。頻尿、尿意急迫、尿量減少、尿の色は赤や深黄色などとなる。

・労淋－淋証が久しく改善されずに素体が虚に転じ、疲労や過労により排尿痛が出現、あるいは悪化するものを指す。排尿痛は隠痛、尿後余瀝が疲労や過労によって出現あるいは悪化し、易疲労、無力感や脱力感、下腹部下墜感、腰膝酸軟などを伴う虚証である。

小便清長 しょうべんせいちょう

　本症は、尿の色が透明で量が多い状態を指し、中医では小便清長という。清長の清は透明である、澄んでいるという意味で、長は量が多いという意味である。

	腎陽虚	実寒証
鑑別点	・尿量が多く、色は透明。	・尿量が多く、色は透明。
随伴症状	寒がる、四肢や腰腹部の冷え、精神不振、腰膝酸軟、面色蒼白、未消化便を下痢する、五更泄瀉、懶言、倦怠無力感、陽萎、滑精など。	寒がる、四肢の冷え、熱飲を好む、冷えると腸鳴を伴う激しい腹痛がおこり温めると軽減する、水様便など。
舌脈	舌質－淡。舌苔－白薄。 脈－沈遅で無力など。	舌質－淡紅。舌苔－白。 脈－沈遅など。
弁証	腎陽虚	実寒証
治法	温補腎陽	温陽散寒
取穴例	・関元(灸または灸頭鍼(補法))、命門(補法)、腎兪(補法)－温腎壮陽	・神闕(灸)－温散寒邪 ・気海(瀉法＋温法)－温陽散寒 ・関元(温法)－温陽散寒
病因・病機	腎気虚からの発展、久病、先天不足、房事過多、外邪による陽気の損傷などによって腎陽が虚損し、その影響で下元虚冷となるために小便が清長となる。	身体を冷やす、冷たい物や生ものの過食などによって寒邪が侵襲し、その影響で下元を温煦できなくなるために小便が清長となる。

小便清長
― 鑑別と治療のポイント ―

小便清長は、虚寒証あるいは実寒証など陰寒内盛によっておこる。

寒がる、冷えるなどの症状に加え、虚寒証では精神不振、懶言、倦怠感や無力感などをともない、腹痛がおこることもあるが腹痛は隠痛となり、腹部は喜按、喜温となる。

実寒証では冷えると急激に激しい腹痛がおこり、腹部は拒按となるなどの違いがある。また、どちらも暖めると腹痛や主訴は軽減し、冷たい物の飲食、身体を冷やすことによって悪化する。随伴症状から鑑別するとよい。

また、本症は陰寒内盛によっておこるため、診断の確定には、上記のような寒邪による臓腑の症状を伴う場合に臓腑弁証として確定することができる。

手足の冷えだけでは経絡・経筋の状態が反映されているだけのことも多いため確定はできない。手足の冷えに対する対処としては、指先を始めとした上肢の冷えを感じる場合には頚部・肩背部の施術を行う。下肢の冷え症状には腰部や臀部の筋の凝りや痛みの改善を目的とした施術を行うことで改善できることが多い。

◎腎陽虚

腎陽虚によるものは、腎陽虚の主症状である寒がる、四肢や腰腹部の冷え、未消化便を下痢する、五更泄瀉、精神不振、懶言、倦怠感や無力感、腰膝酸軟、面色蒼白、陽萎、滑精などの症状を伴うことが鑑別のポイントとなる。

治療は、関元と命門、腎兪を組み合わせ、灸または灸頭鍼を行って温腎壮陽を図るとよい。もちろん中極、気海などへの施術も効果的である。鍼の手技は全て補法である。

◎実寒

実寒によるものは、寒がる、四肢の冷えや冷えると腸鳴を伴う激しい腹痛がおこり、水様便となり、暖めると軽減することが鑑別のポイントとなる。また、実寒証であるため、これらの症状は急激に起こり、腹部は拒按となる。

多くの場合は寒邪が中焦に直中することによっておこるため、治療は神闕に温法を行って温散寒邪を、下焦の気機の改善を目的に気海に瀉法を行い、関元に温法を行い温陽散寒を図るとよい。鍼の手技は、実寒証であるので瀉法である。

小便黄赤 しょうべんおうせき

本症は、尿が濃く粘稠となり、尿の色が黄色～深黄色～黄赤色～赤褐色と変化するもので、甚だしくなると茶褐色となり、中医では総称して小便黄赤という。本症には、血尿などによる尿色

	膀胱湿熱	肝胆湿熱	胃腸実熱
鑑別点	・尿が黄色あるいは赤色で少量。 ・尿や尿道の灼熱感を伴う。 ・尿意急迫。	・尿が黄色または黄赤色で少量、甚だしいときは濃い茶のような色となる。	・尿が濃く少量。 ・胃脘部灼熱感を伴う。
随伴症状	小腹部の脹悶感や脹痛、頻尿、身熱、口渇少飲または多飲（冷飲を好む）、尿混濁など。	胸脇部痛、身熱不揚、口苦、口が粘る、食欲不振、厭食、腹脹、下痢または便秘など。	腹部脹痛、圧痛（拒按）、身熱、便秘、悪心、口渇少飲または多飲（冷飲を好む）、心煩、不眠など。
舌脈	舌質－紅。舌苔－黄。 脈－滑数など。	舌質－紅。舌苔－黄膩。 脈－弦数、弦滑など。	舌質－紅。舌苔－黄で乾燥。 脈－滑数など。
弁証	膀胱湿熱	肝胆湿熱	胃腸実熱
治法	清熱利湿	清利肝胆湿熱	清胃腸熱
取穴例	・中極（瀉法）、膀胱兪（瀉法）、陰陵泉（瀉法）－清膀胱湿熱 ・次髎（瀉法）－駆邪散滞	・太衝（瀉法）、支溝（瀉法）、陽陵泉（瀉法）－疏肝利胆、清化湿熱 ・中極（瀉法）－通利小便	・内庭（瀉法）、合谷（瀉法）－清陽明実熱 ・中極（瀉法）－清瀉欝熱 ・次髎（瀉法）－駆邪散滞
病因・病機	脂濃いものや甘いもの、味の濃いものの過食やアルコールの常飲などにより中焦に溜まった湿熱が下焦に流注し、膀胱に蓄積したために小便が黄赤となる。	脂濃いものや甘いもの、辛いものの過食やアルコールの常飲などにより中焦に溜まった湿熱が肝胆に蘊結して膀胱に下注したために小便が黄赤となる。	陽盛体質の者、辛いもの、脂濃いものや味の濃いものの過食やアルコールの常飲などによって胃の気機が阻滞して化熱する、あるいは外感や内傷の熱邪が胃に停滞するために胃熱が生じて胃腸に積滞し、その熱が膀胱に下注するために小便が黄赤となる。

の変化や、暑い季節の水分摂取量の不足などによる正常範囲での尿の濃縮は含めない。

	心火亢盛	腎陰虚	寒湿阻滞
鑑別点	・尿が濃く少量。 ・排尿困難および排尿時に陰部に灼熱性疼痛を感じる。	・尿が黄色で少量 ・陰部に軽度の熱感を感じる。	・小便黄赤。 ・尿量減少はない。
随伴症状	心悸、心胸煩熱、不眠、多夢、焦燥感、口舌の潰瘍、面紅、口渇多飲（冷飲を好む）、吐血、衄血など。	頬部紅潮、潮熱、盗汗、五心煩熱、口乾、頭のふらつき、消痩、耳鳴り、腰膝酸軟など。	顔色がどす黒い、寒がる、全身倦怠感、食欲不振、小腹部の脹悶感や痛み、泥状便〜水様便、浮腫、胸や腹がつかえて脹る、水様の痰など。
舌脈	舌尖紅絳または芒刺。舌苔－黄で乾燥。 脈－数で有力など。	舌質－紅。舌苔－少または無苔。 脈－細数。	舌質－淡。舌苔－白膩。 脈－濡、緩など。
弁証	心火亢盛	腎陰虚	寒湿阻滞
治法	清心瀉火	滋陰清熱	温化化湿
取穴例	・神門（瀉法）、大陵（瀉法）－清心瀉火 ・膀胱兪（瀉）、中極（瀉）－清瀉鬱熱	・中極（瀉法）－清瀉鬱熱 ・復溜（先瀉後補）－滋陰降火 ・太谿（補法）、照海（補法）－滋陰補腎	・神闕（灸）－温散寒邪 ・陰陵泉（瀉法）－利水 ・中極（瀉法）－通利小便
病因・病機	五志過極による気鬱化火、六淫の邪気の化熱、辛い物の過食などによって心火が亢盛となって小腸に伝わり、小腸の泌別作用が失調ために小便黄赤となる。	精血不足、津液虚損、熱病による傷陰、久病、房事過多、五志過極、飲酒過度などによって腎陰が虚して内熱が生じ、内熱が膀胱に停滞するために小便が黄赤となる。	雨に打たれて身体を冷やす、長期間の湿地での生活などによって寒湿の邪が侵襲し、膀胱の気化作用を傷害して排尿不利となって化熱するために小便が黄赤となる。

小便黄赤
― 鑑別と治療のポイント ―

　小便黄赤は、湿熱や実熱、虚熱、寒湿の阻滞などにより、膀胱経気が阻滞する、あるいは阻滞して化熱するためにおこる。似た症状で小便短赤があるが、小便短赤は、小便黄赤に加え尿の量が少なくなることである。短赤の短は量が少ないという意味である。小便短赤の病因病機は、小便黄赤と同様に実熱、虚熱、および湿熱が阻滞して、熱邪によって津液の燻蒸が強まるためにおこる。随伴症状および治療法は小便黄赤と同じである。

◎膀胱湿熱

　尿が黄色あるいは赤色で少量となって尿意急迫をともない、尿や尿道の灼熱感を伴うことが特徴で、小腹部の脹悶感や脹痛、頻尿、身熱、口渇少飲または多飲（冷飲を好む）、尿混濁などの膀胱湿熱の症状を伴うことが鑑別のポイントである。

　治療は、中極、膀胱兪、陰陵泉を組み合わせて清膀胱湿熱を図り、次髎で下焦の駆邪散滞を図るとよい。手技は全て瀉法である。

◎肝胆湿熱

　尿が黄色で少量または黄赤色で甚だしいときは濃い茶のような色になる。また、肝胆湿熱の特徴である胸脇部の脹痛や灼痛、身熱、口苦、食欲不振、黄疸、腹脹、厭食、下痢（泥状便）などの症状を伴えば本症と判断できる。

　治療は、太衝、支溝、陽陵泉を組み合わせて疏肝理気、清化湿熱を図り、中極で通利小便を図るとよい。手技はすべて瀉法である。ただし、中極には清熱利湿の作用があるものの、瀉しすぎると下元が虚し、排尿機能、月経の状態、男性の性機能の低下を招くこともある。膀胱湿熱によるものも、肝胆湿熱によるものも、尿の色が薄くなる、あるいは小腹部の無力感を感じたり、排尿、月経、男性各機能の低下が診られるような場合には中極の取穴は中止した方がよい。また、それらの機能の低下が診られた場合には、気海や関元に補法を行って調節するとよい。

◎胃腸実熱

　尿が濃く少量となり、胃脘部灼熱感を伴うことが特徴で、腹部脹痛、圧痛（拒按）、身熱、便秘、悪心、口渇少飲または多飲（冷飲を好む）、心煩、不眠など胃腸実熱の症状が鑑別のポイントとなる。

　治療は、内庭と合谷を組み合わせて陽明に停滞している実熱を清し、中極で膀胱の実熱を清し、次髎で下焦の駆邪散滞を図るとよい。手技は全て瀉法である。

◎心火亢盛

　尿が濃く少量となり、排尿困難および排尿時に陰部に灼熱性疼痛を感じることが特徴と

なる。また、心悸、心胸煩熱、不眠、多夢、焦燥感、口舌の潰瘍、面紅、口渇多飲（冷飲を好む）、吐血、衄血などの心火亢盛による症状を伴うことが鑑別のポイントとなる。治療は、神門と大陵を組み合わせて心火を清し、中極と膀胱兪を組み合わせて膀胱の清瀉欝熱を図るとよい。手技はすべて瀉法である。

＊胃腸実熱と心火亢盛は実熱による小便黄赤であるが、この他肝火上炎、熱邪壅肺の場合も、小便黄赤あるいは短赤となる。なお、どちらの場合も尿が濃く少量となることは同じで、随伴症状から鑑別するとよい。

◎肝火上炎

胸脇部の灼熱感、脹満感や脹痛、口苦、面紅目赤、口渇多飲（冷飲を好む）、イライラ感、易怒、めまい、便秘などの症状を伴う。治療は行間、丘墟、太衝などで清肝瀉火を、中極や次髎で下焦の欝熱を清するとよい。手技はすべて瀉法である。

◎熱邪壅肺

咳嗽や気喘、黄色く粘稠な痰、壮熱、口渇多飲（冷飲を好む）、胸痛、煩燥不安、鼻翼呼吸、大便秘結などの症状を伴う。治療は、魚際で清泄肺熱を、少商で清宣肺気を、列欠で粛肺理気を、中極で清瀉欝熱を図るとよい。手技はすべて瀉法である。

◎腎陰虚

尿が黄色で少量となり、陰部に軽度の熱感を感じる。そのほか頬部紅潮、潮熱、盗汗、五心煩熱、口乾、消痩、腰膝酸軟など腎陰虚の症状を伴うことが鑑別のポイントとなる。治療は、中極に瀉法を行って膀胱に欝している熱を清し、復溜に先瀉後補を行って滋陰降火を図り、太谿や照海などに補法を行って補益腎陰を図るとよい。ただし、中極に瀉法を多用すると下元が虚してしまうので、尿や尿道の熱感が軽減してきたら補法に切り替えるとよい。

◎寒湿

小便黄赤となるが熱症状はなく、尿量減少もない。寒湿の阻滞によるものであるため、顔色が青いあるいはどす黒い、寒がる、全身倦怠感、食欲不振、小腹部の脹悶感や痛み、泥状便〜水様便、浮腫、胸や腹がつかえて脹る、水様の痰などの症状を伴う。

治療は神闕で温散寒邪を、陰陵泉などで利湿を図り、中極で通利小便を図るとよい。原因は実寒証＋湿邪の停滞のため、手技はすべて瀉法となる。

血尿（尿血） けつにょう（にょうけつ）

本症は、尿に血液が混じることで、中医では尿血という。尿の色は原因により淡紅色、鮮紅色、暗紅色などとなり、凝血塊が混じることもある。似た症状で血淋があるが、血淋は血尿に加えて

	膀胱湿熱	肝胆湿熱	心火亢盛
鑑別点	・鮮紅～暗紅色の血尿。 ・尿や尿道の灼熱感を伴う。 ・尿意急迫。	・鮮紅～暗紅色の血尿。	・鮮紅～暗紅色の尿血。
随伴症状	小腹部脹悶感や脹痛、小便黄赤、頻尿、身熱、口渇少飲または多飲（冷飲を好む）、尿混濁など。	胸脇部痛、身熱不揚、口苦、口が粘る、食欲不振、厭食、腹脹、尿量減少、下痢または便秘など。	心悸、心胸煩熱、不眠、多夢、焦燥感、口舌の潰瘍、面紅、口渇多飲（冷飲を好む）、吐血、衄血など。
舌脈	舌質－紅。舌苔－黄膩。 脈－濡数など。	舌質－紅。舌苔－黄膩。 脈－弦数、弦滑など。	舌尖紅絳または芒刺。舌苔－黄で乾燥。 脈－数で有力など。
弁証	膀胱湿熱	肝胆湿熱	心火亢盛
治法	清熱利湿、涼血止血	清瀉肝胆、清熱止血	清心瀉火、涼営止血
取穴例	・中極(瀉法)、膀胱兪(瀉法)、陰陵泉(瀉法)－清膀胱湿熱 ・次髎(瀉法)－駆邪散滞	・太衝(瀉法)、支溝(瀉法)、陽陵泉(瀉法)－疏肝利胆、清化湿熱 ・中極(瀉法)－通利小便	・神門(瀉法)、大陵(瀉法)－清心瀉火 ・膀胱兪(瀉法)、中極(瀉法)－清瀉欝熱
病因・病機	脂濃いものや甘いもの、味の濃いものの過食やアルコールの常飲などにより中焦に溜まった湿熱が下焦に流注し、迫血妄行するために血尿となる。	脂濃いものや甘いもの、味の濃いものの過食やアルコールの常飲、外界の湿邪などによって生じた湿熱が肝胆に蘊結して膀胱に流注し、その影響で迫血妄行するため血尿となる。	五志過極による気欝化火、六淫の邪気の化熱、辛い物の過食などにより心火が亢盛となり、心火が小腸に伝わり、迫血妄行して脈絡を損傷するため血尿となる。

強い排尿痛と排尿障害を伴うもので、本症では尿に血液が混じるだけで排尿痛や排尿障害は伴わない。

	血瘀	腎陰虚	脾腎両虚
鑑別点	・暗紅〜紫暗の血尿。 ・排尿がスムーズでなく刺痛を伴う。	・鮮紅色の血尿。	・淡紅色の尿血。 ・肉体疲労によって悪化する
随伴症状	下腹部脹痛、疼痛は固定性で、甚だしくなると腫塊を形成する。他の全身症状はないあるいは肌膚甲錯、口唇が紫暗など。	頬部紅潮、潮熱、盗汗、五心煩熱、口乾、頭のふらつき、消痩、耳鳴り、腰膝酸軟など。	尿量増加、疲労感、無力感、食欲不振、泥状便、元気がない、懶言、食後腹脹、腰膝酸軟、めまい、耳鳴りなど。
舌脈	舌質−紫暗、瘀斑、瘀点。 脈−弦、渋など。または舌脈正常。	舌質−紅。舌苔−少または無苔。 脈−細数。	舌質−淡、胖、歯痕。舌苔−白薄。 脈−虚、弱など。
弁証	血瘀	腎陰虚	脾腎両虚
治法	活血化瘀	滋陰清熱、止血	補益脾腎
取穴例	・太衝(瀉法)、三陰交(瀉法)−疏肝活血 ・気海(瀉法)−行気散滞 ・中極(瀉法)−通利小便	・中極(瀉法)−清瀉鬱熱 ・復溜(先瀉後補)−滋陰降火 ・太谿(補法)、照海(補法)−滋陰補腎	・脾兪(補法)、関元(補法)−補益脾腎 ・三陰交(補法)−健脾統血
病因・病機	外傷や手術、肝気鬱結あるいは寒邪、湿熱、実熱などが下焦に阻滞して経過が長引いたために瘀血が生じ、膀胱の気化作用を失調させたために血尿となる。	精血不足、津液虚損、熱病による傷陰、久病、房事過多、五志過極、飲酒過度などによって腎陰が虚して内熱が生じ、内熱が膀胱に阻滞し、相火が妄動して脈絡を損傷するために血尿となる。	労倦内傷、久病虚損、久瀉久痢、房室過度などによって脾気と腎気がともに虚して脾腎両虚となると、脾の統血作用が低下し、さらに腎の封蔵も低下するために血尿となる。

✣ 血尿（尿血）
─ 鑑別と治療のポイント ─

　血尿は、湿熱、実熱、虚熱、気虚、血瘀が原因となっておこる。湿熱、実熱、虚熱では熱邪によって迫血妄行となるために、気虚では気不統血あるいは腎気不固となるために、血瘀では血が膀胱に阻滞して溢血するためにおこる。混じる血液の色は、迫血妄行によるものは鮮紅色〜暗紅色となり、気不統血によるものは淡紅色となり、血瘀によるものは暗紅色〜紫暗色となる。また、各原因において症状が久しく改善されないと血塊が混じるようになる。それぞれの随伴症状から鑑別するとよい。

◎膀胱湿熱

　鮮紅〜暗紅色の血尿となって尿意急迫を伴い、尿や尿道の灼熱感を感じることが特徴で、小腹部の脹悶感や脹痛、頻尿、身熱、口渇少飲または多飲（冷飲を好む）、尿混濁などの膀胱湿熱の症状を伴うことが鑑別のポイントである。

　治療は、中極、膀胱兪、陰陵泉を組み合わせて清膀胱湿熱を図り、次髎で下焦の駆邪散滞を図るとよい。手技は全て瀉法である。

◎肝胆湿熱

　鮮紅〜暗紅色の血尿となり、肝胆湿熱の特徴である胸脇部の脹痛や灼痛、身熱、口苦、食欲不振、黄疸、腹脹、厭食、下痢（泥状便）などの症状を伴えば本証と判断できる。治療は、太衝、支溝、陽陵泉を組み合わせて疏肝理気、清化湿熱を図り、中極で通利小便を図るとよい。手技はすべて瀉法である。ただし、中極には清熱利湿の作用があるものの、瀉しすぎると下元が虚し、排尿機能、月経の状態、男性の性機能の低下を招くこともある。膀胱湿熱によるものも、肝胆湿熱によるものも、尿の色が薄くなる、あるいは小腹部の無力感を感じたり、排尿、月経、男性各機能の低下が診られるような場合には中極の取穴は中止した方がよい。また、それらの機能の低下が診られた場合には、気海や関元に補法を行って調節するとよい。

◎心火亢盛

　鮮紅〜暗紅色の尿血となる。また、心悸、心胸煩熱、不眠、多夢、焦燥感、口舌の潰瘍、面紅、口渇多飲（冷飲を好む）、吐血、衄血などの心火亢盛による症状を伴うことが鑑別のポイントとなる。

　治療は、神門と大陵を組み合わせて心火を清し、中極と膀胱兪を組み合わせて膀胱の清瀉欝熱を図るとよい。手技はすべて瀉法である。

＊心火亢盛以外の実熱による血尿は、血熱、肝火上炎によってもおこり、どちらも鮮紅

色～暗紅色の血尿となる。

◎**血熱**

夜間に熱がる、皮膚の灼熱感、顔面紅潮、煩燥、不眠、口渇少飲（冷飲を好む）、焦燥感などの症状を伴う。

治療は、血海と三陰交で清熱涼血を、中極と次髎で下焦の鬱熱を清するとよい。手技は全て瀉法である。

◎**肝火上炎**

胸脇部の灼熱感、脹満感や脹痛、口苦、面紅目赤、口渇多飲（冷飲を好む）、イライラ感、易怒、めまい、便秘などの症状を伴う。

治療は行間、丘墟、太衝などで清肝瀉火を、中極や次髎で下焦の鬱熱を清するとよい。手技はすべて瀉法である。ただし、これら実熱が原因によるものでも、中極や膀胱俞へ長期的に瀉法を行うと下元が虚し、排尿作用が低下する。実熱症状が軽減してきたら、補法に切り替える方がよい。

◎**血瘀**

暗紅～紫暗の血尿となり、排尿がスムーズでなく刺痛を伴うことが特徴で、下腹部脹痛、疼痛は固定性で、甚だしくなると腫塊を形成する、肌膚甲錯、口唇が紫暗などの症状を伴うが、全身症状は伴わないこともある。

治療は、太衝と三陰交で疏肝活血を、気海で下焦の行気散滞を、中極で通利小便を図るとよい。手技はすべて瀉法である。ただし、血瘀によるものも長期的に気海に瀉法を行うと下元は虚し、宗筋や膀胱の機能低下を招くこととなる。疼痛が緩和する、下腹部の無力感を感じるなどの場合には、気海への瀉法は中止し、中極や関元、気海などに補法を行い、下元を補うとよい。

◎**腎陰虚**

鮮紅色の血尿となり、陰部に軽度の熱感を感じる。そのほか頬部紅潮、潮熱、盗汗、五心煩熱、口乾、消痩、腰膝酸軟など腎陰虚の症状を伴うことが鑑別のポイントとなる。

治療は、中極に瀉法を行って膀胱に鬱している熱を清し、復溜に先瀉後補を行って滋陰降火を図り、太谿や照海などに補法を行って補益腎陰を図るとよい。ただし、中極に瀉法を多用すると下元が虚してしまうので、尿や尿道の熱感が軽減してきたら補法に切り替えるとよい。

◎**脾腎両虚**

淡紅色の血尿となり、肉体疲労によって血尿が出現または悪化することが特徴であり、脾気虚と腎気虚が同時に出現する脾腎両虚の症状である疲労感、無力感、食欲不振、泥状便、元気がない、懶言、食後腹脹、腰膝酸軟、めまい、耳鳴りなどの症状を伴うことが鑑別のポイントである。

治療は、脾俞と関元、腎俞を組み合わせて脾腎を補い、三陰交で健脾統血を図るとよい。手技はすべて補法である。

＊ＥＤ・勃起障害（陽萎） ぼっきしょうがい（ようい）

　本症は、陰茎の勃起不全あるいは勃起が持続しないために性交ができないことを指し、ＥＤに相当する。中医では陽萎あるいは陰萎などといい、滑精や早泄を伴うことが多い。陽萎と早泄は症状が似ているが、早泄は性交時に勃起するがすぐに射精してしまうために正常な性交ができない状態を指す。

	湿熱阻滞	肝気鬱結	腎陽虚	心脾両虚
鑑別点	・陽萎。 ・陰部の湿潤や熱感、甚だしくなると痒みや痛みを伴う。	・陽萎。 ・ストレスを感じたり、精神情緒が不安定となると悪化する。	・陽萎。 ・寒がる、陰部や四肢、腰腹部の冷えを伴う。	・陽萎。 ・精神疲労、肉体疲労が強い。
随伴症状	小便短赤、尿道灼熱感、尿意急迫、黄色く悪臭の強い下痢あるいは粘液便、肛門灼熱感、便意急迫、発熱、口渇少飲または多飲（冷飲を好む）、小腹脹悶感など。	イライラ感、精神抑鬱感、易怒、ため息が多い、胸脇部や少腹部の脹満感や脹痛、不眠、甚だしくなるとびくびくして不安で驚きやすくなるなど。	精神不振、腰膝酸軟、面色蒼白、未消化便を下痢する、五更泄瀉、懶言など。	心悸、不眠、多夢、精神不安、食欲不振、大便溏薄、易疲労、無力感、面色不華など。
舌脈	舌質ー紅。舌苔ー黄膩。脈ー滑数など。	舌質ー紅。舌苔ー白薄。脈ー弦。	舌質ー淡。舌苔ー白薄。脈ー沈遅で無力など。	舌質ー淡。舌苔ー白薄。脈ー虚弱など。
弁証	湿熱阻滞	肝気鬱結	腎陽虚	心脾両虚
治法	清熱利湿	疏肝益腎、寧心安神	温補下元	補益心脾
取穴例	・中極（瀉法）ー清熱利湿 ・豊隆（瀉法）ー去痰降濁 ・次髎（瀉法）ー駆邪散滞 ・腎兪（補法）ー補益腎精	・太衝（瀉法）、陽陵泉（瀉法）、外関（瀉法）ー疏肝理気 ・志室（補法）、太谿（補法）ー補腎強志	・関元（灸または灸頭鍼（補法））、命門（補法）ー温腎壮陽 ・太谿（補法）、腎兪（補法）ー補腎培元	・神門（補法）、三陰交（補法）ー補益心脾 ・関元（補法）、腎兪（補法）ー補腎強元
病因・病機	脂濃い物や甘い物、味の濃い物の過食やアルコールの常飲、外界の湿邪などによって生じた湿邪が化熱して生じた湿熱が、前陰に阻滞するために宗筋が弛緩し陽萎となる。	長期にわたってストレスを感じたり、精神的な抑鬱感が続いたり、突然強い精神的な刺激を受けることにより、あるいは陰血不足の状態が長引いたり、性交に対する不安や焦りなどによって肝気鬱結となり、宗筋が弛緩するために陽萎となる。	腎気虚からの発展、久病、先天不足、房事過多、外邪による陽気の損傷などによって腎陽が虚損し、その影響で宗筋を温煦することができなくなって宗筋無力となるために陽萎となる。	労倦、飲食不節などによって脾を損傷すると心の機能も低下しやすくなる、また思慮過度や心配事が続くなどによって心血を消耗すると脾の機能も低下しやすくなる。このために心脾両虚となると気血両虚の状態となるために、宗筋不栄、宗筋無力となって陽萎となる。

✤ ED・勃起障害（陽萎）
― 鑑別と治療のポイント ―

陽萎は、腎虚や気血両虚など虚によるものが多いが、湿熱や肝鬱など実によっても起こる。鑑別点や随伴症状から弁証するとよい。

◎湿熱阻滞

湿熱阻滞によるものは、陰部の湿潤や熱感、甚だしくなると痒みや痛みを伴い、小便短赤、尿や尿道灼熱感、尿意急迫、口渇少飲または多飲（冷飲を好む）、小腹部脹悶感などの症状を伴うことが特徴である。

治療は、瀉中極で通利小便を、瀉豊隆で去痰降濁を、瀉次髎で駆邪散滞を図り、補腎俞で補腎を図るとよい。ただし、中極には清熱利湿の作用があるものの、瀉しすぎると下元が虚し、排尿機能、男性の性機能の低下を招くこととなる。尿の色が薄くなる、あるいは小腹部の無力感を感じたり、排尿機能の低下が診られる場合には中極の取穴は中止し、気海や関元に補法を行って調節するとよい。

また、下痢や便意急迫、肛門の灼熱感を伴う場合には、天枢や上巨虚に瀉法を加穴するとよい。

◎肝気鬱結

肝気鬱結によるものは、普段からストレスを感じることが多い、精神情緒が不安定な場合、あるいは性交に対する不安やストレスを感じている場合にはこのタイプに属することが多い。また、イライラ感や易怒、ため息が多い、精神抑鬱など精神情緒の不安定症状などを伴っていれば肝気鬱結と判断できるが、肝気鬱結の症状は顕著ではないこともある。

治療は、太衝、陽陵泉、外関に瀉法を行って疏肝理気を図り、志室と太谿や関元などに補法を行って補腎強志を図るとよい。

◎腎陽虚

腎陽虚によるものは、常に陰部や四肢、腰腹部の冷えを感じ、寒がる、未消化便、小便清長、腰膝酸軟、面色蒼白、滑精などの症状を伴うことが鑑別のポイントとなる。

治療は、関元と命門に灸または灸頭鍼を行って腎陽を補い、太谿や腎俞などで補腎を図るとよい。鍼の手技は全て補法である。

◎心脾両虚

心脾両虚によるものは、精神疲労や肉体疲労が強く、心悸、不眠、多夢、精神不安などの心の虚証と、食欲不振、大便溏薄、易疲労、無力感、面色不華などの脾気虚の症状が同時に出現することが鑑別のポイントとなる。

治療は、神門と三陰交で補益心脾を、関元や腎俞で補腎を図るとよい。手技はすべて補法である。また、関元や腎俞などの穴には温法を加えることも有効である。

早漏（早泄） そうろう（そうせつ）

　本症は、性交前あるいは性交早期に射精してしまうために正常な性交ができない状態を指し、中医では早泄と呼ぶ。似た症状で滑精があるが、滑精は性交とは無関係で精液が漏れることであ

	肝経湿熱	肝気鬱結	腎気虚
鑑別点	・早泄。 ・陰部の湿潤や熱感を伴う。 ・精液が黄色く粘稠。	・早泄。 ・ストレスを感じたり、精神情緒が不安定となると悪化する。	・早泄。 ・房事や手淫により症状が悪化する。
随伴症状	陰部の湿潤や湿疹・掻痒感・熱感・脹痛や悪臭、小便短赤など。	イライラ感、精神抑鬱感、易怒、ため息が多い、胸脇部や少腹部の脹満感や脹痛、不眠、甚だしくなるとびくびくして不安で驚きやすくなるなど。	腰膝酸軟、健忘、早老、性欲減退、耳鳴り、難聴、脱毛、歯の動揺、長時間の起立ができないなど。
舌脈	舌質ー紅。舌苔ー黄膩。 脈ー弦数、弦滑など。	舌質ー紅。舌苔ー白薄。 脈ー弦。	舌質ー淡紅。 脈ー沈細などで、尺脈が弱い。
弁証	肝経湿熱	肝気鬱結	腎気虚
治法	清利肝経湿熱	疏肝益腎、寧心安神	補益腎気
取穴例	・曲泉（瀉法）、太衝（瀉法）ー清利肝経湿熱 ・中極（瀉法）ー清熱利湿 ・豊隆（瀉法）ー去痰降濁 ・志室（補法）ー補腎固精	・太衝（瀉法）、陽陵泉（瀉法）、外関（瀉法）ー疏肝理気 ・志室（補法）、太谿（補法）ー補腎強志	・腎兪（補法）、太谿（補法）、関元（補法）ー補腎倍本、補益精血 ・志室（補法）ー補腎固精
病因・病機	脂濃いものや甘いもの、味の濃いものの過食やアルコールの常飲、外界の湿邪の侵襲などによって生じた湿熱が肝経に侵入し、陰部の気機を阻滞させて封蔵不固となるために早泄となる。	長期にわたってストレスを感じたり、精神的な抑鬱感が続いたり、突然強い精神的な刺激を受けることにより、あるいは陰血不足の状態が長引いたり、性交に対する不安や焦りなどによって肝気鬱結となり、宗筋が弛緩するために早泄となる。	先天不足、房事過度、久病、産後の消耗、高齢などにより腎精が不足すると、精を蔵し封蔵の本である腎の機能を低下させるために早泄となる。

り、早泄は性交の前あるいは性交早期に射精する状態を指す。

	腎陽虚	腎陰虚	心脾両虚
鑑別点	・早泄。 ・寒がる、陰部や四肢、腰腹部の冷えを伴う。 ・精液が冷たく希薄。 ・房事や手淫により症状が悪化する。	・早泄。 ・陰部の熱感を伴う。 ・房事や手淫により症状が悪化する。 ・精液が黄色く粘稠。	・早泄。 ・精神疲労、疲労倦怠感を伴う。 ・房事や手淫により症状が悪化する。
随伴症状	未消化便を下痢する、小便清長、精神不振、腰膝酸軟、面色蒼白、滑精など。	頬部紅潮、潮熱、盗汗、五心煩熱、口乾、頭のふらつき、消痩、耳鳴り、腰膝酸軟など。	心悸、不眠、多夢、精神不安、食欲不振、大便溏薄、無力感、面色不華など。
舌脈	舌質－淡。舌苔－白薄。 脈－沈遅で無力など。	舌質－紅。舌苔－少または無苔。 脈－細数。	舌質－淡。舌苔－白薄。 脈－虚弱など。
弁証	腎陽虚	腎陰虚	心脾両虚
治法	温腎壮陽	滋陰清熱	補益心脾
取穴例	・関元(灸または灸頭鍼(補法))、腎兪(灸または灸頭鍼(補法))－温腎壮陽 ・志室(補法)－補腎固精 ・帰来(補法)－暖宮益精	・中極(瀉法)－清瀉鬱熱 ・復溜(先瀉後補)－滋陰降火 ・太谿(補法)、照海(補法)－滋陰補腎 ・志室(補法)－補腎固精	・神門(補法)、三陰交(補法)－補益心脾 ・関元(補法)、志室(補法)－補腎固精
病因・病機	腎気虚からの発展、久病、先天不足、房事過多、外邪による陽気の損傷などによって腎陽が虚損し、腎の封蔵機能が低下するために早泄となる。	精血不足、津液虚損、熱病による傷陰、久病、房事過多、五志過極、飲酒過度などによって腎陰が虚して内熱が生じ、内熱によって腎の封蔵機能が低下するために早泄となる。	労倦、飲食不節などによって脾を損傷すると心の機能も低下しやすくなる、また思慮過度や心配事が続くなどによって心血を消耗すると脾の機能も低下しやすくなる。このために心脾両虚となると後天の精を化生することができず、その影響で腎の封蔵が不固となるために早泄となる。

早漏（早泄）
― 鑑別と治療のポイント ―

　早泄は、腎気虚や腎陰虚、腎陽虚など虚によるものが多いが、湿熱阻滞や肝気鬱結など実証でも起こる。全身の実証により宗筋にも実邪が阻滞する、あるいは全身の実証の影響で宗筋に気血を送ることができなくなり、そのために宗筋が不栄となる、いわゆる虚実挟雑の状態となる。したがって治療の際には、虚が原因となっているものに対しては補虚、温陽が主となる。また、陰虚によって虚熱が阻滞しているものにはまずは滋陰清熱を、湿熱が阻滞しているものにはまずは清熱利湿を、肝気鬱結によるものには疏肝理気が主となり、実邪が除去された後には宗筋の補虚、必要に応じて温陽を図るとよい。これは、早泄に限らず、陽萎、滑精など男性の性機能の症状の治療では共通の考え方である。

◎肝経湿熱

　肝経湿熱によるものは、陰部の湿潤や熱感など一般の湿熱による症状に加え、陰部の湿疹・掻痒感・脹痛や悪臭など肝経湿熱による症状を伴うことが鑑別のポイントである。

　また、少腹部の脹悶感や脹痛などに加え、尿意急迫などの膀胱湿熱の症状および黄色く悪臭の強い下痢あるいは粘液便や便意急迫、肛門の灼熱感など大腸湿熱の症状を伴うこともある。

　治療は、曲泉と太衝に瀉法を行って清利肝経湿熱を、中極に瀉法を行い清熱利湿を、豊隆に瀉法を行って去痰降濁を、志室に補法を行って補腎固精を図るとよい。

　また、大腸湿熱の症状を伴っている場合には、天枢と上巨虚に瀉法を行い通腸導滞を図るとよい。

　ただし、湿熱によるものの治療の際、中極に瀉法を行うことによって清熱利湿、あるいは清膀胱鬱熱の効を得られるが、長期的に瀉法を継続すると必ず下元は虚し、宗筋および膀胱の機能低下を招き、ひいては早泄を悪化させ、陽萎を引きおこすこととなる。陰部の湿り感が軽減する、尿の色が薄くなる、小腹部の無力感を感じるなどの場合には、中極や次髎への瀉法は中止し、下元を補うことができる穴である中極や関元、気海などに補法を行う方がよい。下元を補うことで補腎となる。

◎肝気鬱結

　肝気鬱結によるものは、普段からストレスを感じることが多かったり、精神情緒が不安定な場合、あるいは性交に対する不安やストレスを感じている場合はこのタイプに属す。また、肝気鬱結の症状であるイライラ感や易怒、ため息が多い、精神抑鬱など精神情緒の不安定症状、胸脇部や少腹部の脹満感や脹痛などを伴っていれば肝気鬱結と判断できる。ただし、肝気鬱結の症状は顕著ではないこと

もある。

治療は、太衝、陽陵泉、外関に瀉法を行って疏肝理気を図り、志室や太谿などに補法を行って補腎を図るとよい。また、少腹部や小腹部の脹満感や脹痛がある場合は、気海などに瀉法を行うとよいが、脹満感や脹痛が軽減してきたら補法に変更すべきである。

◎腎気虚

腎気虚によるものは、房事や手淫により症状が悪化し、腰膝酸軟、健忘、早老、性欲減退、耳鳴り、難聴、脱毛、歯の動揺、長時間の起立ができないなどの腎気虚の症状を伴うことが鑑別のポイントとなる。

治療は、腎兪、太谿、関元などで腎気、精血を補い、志室で補腎固精を図る。手技はすべて補法である。

◎腎陽虚

腎陽虚によるものは、常に陰部や四肢、腰腹部の冷えをともない、精液は冷たく希薄となり、房事や手淫により症状が悪化する。また、寒がる、未消化便を下痢する、五更泄瀉、小便清長、精神不振、腰膝酸軟、面色蒼白、遺精など腎陽虚の症状を伴うことが鑑別のポイントとなる。

治療は、関元と腎兪に灸または灸頭鍼を行って腎陽を補い、志室で補腎固精を、帰来で暖宮益精を図るとよい。鍼の手技は全て補法である。

◎腎陰虚

腎陰虚によるものは、陰部の熱感をともない、精液は黄色く粘稠となり、房事や手淫により症状が悪化し、頬部紅潮、潮熱、盗汗、五心煩熱、口乾、頭のふらつき、消痩、耳鳴り、腰膝酸軟など腎陰虚の症状を伴うことが鑑別のポイントとなる。

治療は、中極に瀉法を行って下元に欝している熱を清し、復溜に先瀉後補を行って滋陰降火を図り、太谿や照海に補法を行って補益腎陰を図るとよい。

ただし、中極に瀉法を多用すると下元が虚してしまうので、陰部の熱感が軽減してきたら中極には補法を行うとよい。

◎心脾両虚

心脾両虚によるものは、房事や手淫によって症状が悪化し、精神疲労や肉体疲労が強く、心悸、不眠、多夢、精神不安などの心の虚証と、食欲不振、大便溏薄、易疲労、無力感、面色不華などの脾気虚の症状が同時に出現することが鑑別のポイントとなる。

治療は、神門と三陰交で心脾を補い、関元と志室で補腎固精を図るとよい。手技はすべて補法である。

✳遺精 いせい

本症は、性交などによらず、頻繁に下記の全身症状を伴って自然に精液が漏れ出る状態を指し、中医では遺精、失精という。遺精の中でも、昼間に自然と精液が漏れ出すものを滑精、夜間に夢

	湿熱阻滞	心火亢盛	肝陽上亢	心腎不交
鑑別点	・滑精、夢精。 ・陰部の湿潤や熱感、甚だしくなると痒みや痛みを伴う。 ・精液が黄色く粘稠。	・夢精、滑精。 ・精液が黄色く粘稠。	・夢精、滑精。 ・陰茎がすぐに勃起しやすい。 ・夢交を伴う。 ・精液が黄色く粘稠。	・夢精、滑精。 ・陰茎がすぐに勃起しやすい。 ・夢交を伴う。 ・精液が黄色く粘稠。
随伴症状	小便短赤、尿道灼熱感、尿意急迫、黄色く悪臭の強い下痢あるいは粘液便、肛門灼熱感、便意急迫、発熱、口渇多飲(冷飲を好む)、小腹脹悶感など。	心悸、心胸煩熱、不眠、多夢、口舌の潰瘍、小便短赤、排尿痛、面紅、口渇多飲(冷飲を好む)、吐血、衄血など。	急躁、易怒、顔面紅潮、イライラ感、口苦、めまい、頭部脹痛、耳鳴り、五心煩熱、不眠、多夢、腰膝酸軟、頭重足軽など。	心胸煩熱、心悸、不眠、健忘、五心煩熱、口乾、頭のふらつき、消痩、耳鳴り、腰膝酸軟など。
舌脈	舌質-紅。舌苔-黄膩。脈-滑数など。	舌尖紅絳または芒刺。舌苔-黄で乾燥。脈-数、洪など。	舌質-紅。舌苔-少または無苔。脈-細数、弦細数。	舌質-紅。舌苔-少または無苔。脈-細数。
弁証	湿熱阻滞	心火亢盛	肝陽上亢	心腎不交
治法	清熱利湿、益腎固精	清心瀉火、益腎固精	平肝潜陽、益腎固精	交通心腎、滋陰固精
取穴例	・中極(瀉法)-清熱利湿 ・豊隆(瀉法)-去痰降濁 ・次髎(瀉法)-駆邪散滞 ・志室(補法)-補腎固精	・神門(瀉法)、大陵(瀉法)-清心瀉火 ・次髎(補法)-補益虚損 ・志室(補法)-補腎固精	・太衝(瀉法)、陽陵泉(瀉法)-疏肝利胆 ・志室(補法)、太谿(補法)-補腎固精	・神門(瀉法)、大陵(瀉法)-清心瀉火 ・復溜(先瀉後補)-滋陰降火 ・太谿(補法)、志室(補法)-補腎固精
病因・病機	脂濃い物や甘い物、味の濃い物の過食やアルコールの常飲、外界の湿邪などによって生じた湿邪が化熱して湿熱が生じ、腎の封蔵機能を失調させるために遺精となる。	五志過極による気鬱化火、六淫の邪気の化熱、辛い物の過食などによって心火が亢盛となり、心火が神明作用を失調させ、身体機能を亢進させたために遺精がおこる。	精血不足、陰津虚損、熱病による傷陰、久病、房事過多、五志過極、飲酒過度などにより肝腎の陰を損傷すると、陰が陽を制御できなくなるために陽気が上亢するとともに、陰虚によって精室を制御できなくなるために遺精となる。	房事過多、久病などにより腎陰を損傷すると心火が亢進する。また、五志過極などにより心火が亢進すると腎陰が損傷される。心火の亢盛と腎陰の損傷により心腎不交となると腎の封臓機能が低下し、その影響により遺精となる。

を見て精液が漏れ出すものを夢精、夢遺などと呼ぶ。似た症状で早泄があるが、早泄は性交の前、または性交早期に射精することをいい、遺精は性交によらずに精液が自然に漏れ出す状態をいう。

	腎陰虚	腎気不固	腎陽虚	心脾両虚
鑑別点	・頻繁な夢精、滑精。 ・房事や手淫によって悪化する。 ・夢交を伴う。 ・陰部の熱感を伴う。 ・精液が黄色く粘稠。	・頻繁な滑精。 ・肉体疲労、房事や手淫によって悪化する。	・頻繁な滑精。 ・陰部や四肢や腰腹部の冷えを伴う。 ・精液が冷たく希薄。 ・房事や手淫によって悪化する。	・頻繁な滑精。 ・肉体疲労や精神疲労、房事や手淫によって悪化する。
随伴症状	頬部紅潮、潮熱、盗汗、五心煩熱、口乾、頭のふらつき、消痩、耳鳴り、腰膝酸軟など。	腰膝酸軟、めまい、頭のふらつき、耳鳴り、性欲低下、精少、頻尿または遺尿、早泄など。	寒がる、精神不振、腰膝酸軟、面色蒼白、未消化便を下痢する、五更泄瀉、懶言、早泄など。	心悸、不眠、多夢、精神不安、精神疲労、食欲不振、大便溏薄、易疲労、無力感、面色不華など。
舌脈	舌質－紅。舌苔－少または無苔。 脈－細数。	舌質－淡。舌苔－白薄。 脈－沈細などで尺脈無力。	舌質－淡。舌苔－白薄。 脈－沈遅で無力など。	舌質－淡。舌苔－白薄。 脈－虚弱など。
弁証	腎陰虚	腎気不固	腎陽虚	心脾両虚
治法	滋陰清熱、固精	補腎固精	温補腎陽、固精	補益心脾、益気固精
取穴例	・中極(瀉法)－清瀉欝熱 ・復溜(先瀉後補)－滋陰降火 ・志室(補法)、太谿(補法)－補腎固精	・気海(補法または灸頭鍼(補法))－培補元気 ・関元(補法または灸頭鍼(補法))－温補腎陽 ・志室(補法)－補腎固精	・関元(灸または灸頭鍼(補法))、太谿(補法)、腎兪(補法)－温腎壮陽 ・志室(補法)－補腎固精	・神門(補法)、三陰交(補法)－補益心脾 ・関元(補法)、志室(補法)－補腎固精
病因・病機	精血不足、津液虚損、熱病による傷陰、久病、房事過多、五志過極、飲酒過度などによって腎陰が虚して内熱が生じ、内熱によって腎の封蔵機能が低下したために遺精となる。	先天不足、房事過多、久病、高齢などにより腎精が不足すると固摂作用も低下し、その影響で腎の封蔵機能が低下すると遺精となる。	腎気虚からの発展、久病、先天不足、房事過多、外邪による陽気の損傷などによって腎陽が虚損し、その影響で腎の封蔵機能が低下するために遺精がおこる。	労倦、飲食不節などによって脾を損傷すると心の機能も低下しやすくなる、また思慮過度や心配事が続くなどによって心血を消耗すると脾の機能も低下しやすくなる。このために心脾両虚となると後天の精を化生することができず、その影響で腎の封蔵が不固となるために遺精がおこる。

遺精
― 鑑別と治療のポイント ―

遺精は、湿熱、実熱、虚熱などの熱証、あるいは気虚や陽虚などによっておこる。熱証では、熱により精室が妄動されるために滑精や夢精となり、虚証では腎の封臓作用、気の固摂作用が低下したためにおこる。それぞれの鑑別点や随伴症状から弁証するとよい。

◎湿熱阻滞

湿熱阻滞によるものは、滑精や夢精となり、陰部の湿潤や熱感、甚だしくなると痒みや痛みを伴うことが特徴で、その他膀胱湿熱の症状である、小便短赤、尿道灼熱感、尿意急迫、口渇少飲または多飲（冷飲を好む）、小腹脹悶感などを伴うことが特徴であり、また、大腸にも湿熱が影響していると大腸湿熱の症状である黄色く悪臭の強い下痢あるいは粘液便、肛門灼熱感、便意急迫などの症状が同時に出現する下焦湿熱証となる。

治療は、中極に瀉法を行い清熱利湿を、豊隆に瀉法を行い去痰降濁を、次髎に瀉法を行い下焦の駆邪散滞を図り、志室に補法を行い補腎固精を図るとよい。また、下焦湿熱証となっている場合には、天枢に瀉法を行い通腸導滞を図るとよい。

ただし、湿熱によるものの治療の際、中極に瀉法を行うことによって清熱利湿、あるいは清膀胱欝熱の効を得られるが、長期的に瀉法を継続すると必ず下元は虚し、膀胱および宗筋の機能低下を招き、ひいては遺精を悪化させることとなる。陰部の湿り感が軽減する、尿の色が薄くなる、小腹部の無力感を感じるなどの場合には、中極や次髎への瀉法は中止し、下元を補うことができる穴である中極や関元、気海などに補法を行うべきである。下元を補うことで補腎となる。

◎心火亢盛

心火亢盛によるものは、夢精や遺精となり心悸、心胸煩熱、不眠、多夢、口舌の潰瘍、小便短赤、排尿痛、面紅、口渇多飲（冷飲を好む）、吐血、衄血などの心火亢盛による症状を伴うことが鑑別のポイントとなる。

治療は、神門と大陵に瀉法を行って心火を清し、次髎に補法を行って下焦を補い、志室に補法を行って補腎固精を図るとよい。

◎肝陽上亢

肝陽上亢によるものは、夢精や滑精となり、夢交を伴い、陰茎が勃起しやすいことが特徴で、急躁、易怒、顔面紅潮、イライラ感、頭重足軽などの気血の上衝による症状と腰膝酸軟、五心煩熱など腎陰虚の症状が同時に出現することが鑑別のポイントとなる。

治療は、上衝している肝陽を抑えるために太衝、陽陵泉に瀉法を行い、補腎固精のために志室と太谿か関元に補法を行うとよい。

また、肝気鬱結でも夢精や滑精が起こる。肝陽上亢と症状が似ているが、夢交など腎陰虚の症状および急躁、顔面紅潮など陽亢の症状は伴わないものである。主穴は肝陽上亢によるものと同様でよい。

◎心腎不交

心腎不交によるものは、夢精や滑精となり、夢交をともない、陰茎がすぐに勃起しやすいことが特徴で、心煩、心悸、不眠、健忘、五心煩熱、口乾、めまい、耳鳴り、腰膝酸軟などの心腎不交の症状が特徴となる。

治療は、神門と大陵に瀉法を行い清心瀉火を、復溜に先瀉後補を行って滋陰降火を、太谿と志室に補法を行い補腎固精を図るとよい。

◎腎陰虚

腎陰虚によるものは、夢交を伴う頻繁な夢精や滑精となり、陰部の熱感をともない、房事や手淫によって悪化する。また、頬部紅潮、潮熱、盗汗、五心煩熱、口乾、頭のふらつき、消痩、耳鳴り、腰膝酸軟などの腎陰虚の症状を伴うことが鑑別のポイントとなる。

治療は、中極に瀉法を行って下元に鬱している熱を清し、復溜に先瀉後補を行って滋陰降火を図り、太谿と志室に補法を行って補益固精を図るとよい。ただし、中極に瀉法を多用すると下元が虚してしまうので、陰部の熱感が軽減してきたら中極、気海、次髎などに補法を行うとよい。

◎腎気不固

腎気不固によるものは、頻繁な滑精となり、肉体疲労、房事や手淫によって悪化する。また、腰膝酸軟、頭のふらつき、耳鳴り、性欲低下、精少、頻尿または遺尿、早泄などの腎気虚の伴うことが鑑別のポイントとなる。

治療は、気海や関元に温法を行って全身および下元を補い、志室で補腎固精を図るとよい。鍼の手技はすべて補法である。

◎腎陽虚

腎陽虚によるものは、頻繁な滑精となり、陰部や四肢、腰腹部の冷えをともない、精液は冷たく希薄となり、房事や手淫によって悪化することが特徴で、寒がる、精神不振、腰膝酸軟、面色蒼白、未消化便を下痢する、五更泄瀉、懶言、早泄などの腎陽虚の症状を伴うことが鑑別のポイントとなる。

治療は、関元、腎兪、太谿を組み合わせて温腎壮陽を、志室で補腎固精を図るとよい。鍼の手技は全て補法である。

◎心脾両虚

心脾両虚によるものは、頻繁な滑精となり、肉体疲労や精神疲労、房事や手淫によって悪化し、心悸、不眠、多夢、精神不安などの心の虚証と、食欲不振、大便溏薄、易疲労、無力感、面色不華などの脾気虚の症状が同時に出現することが鑑別のポイントとなる。

治療は、神門と三陰交で心脾を補い、関元と志室で補腎固精を図るとよい。手技はすべて補法である。また、関元や腎兪などの穴には温法を加えることも有効である。

不射精 ふしゃせい

　本症は、性交が正常に行えているにもかかわらず射精できない状態を指し、軽症では少量の精液が出るが、重症では全く出ない状態を指し、中医では不射精という。ただし、性交により射精ができず、尚かつ下記のような症状を顕著に伴う場合が病態となり、自慰行為では射精できるものは本項には該当しない。

	陰虚火旺	気滞血瘀
鑑別点	・不射精。 ・陰茎がすぐに勃起する。 ・陰部の熱感を感じる。	・不射精。 ・陰部や下腹部の脹痛や刺痛を伴うことが多い。
随伴症状	陰茎の腫脹と疼痛、頬部紅潮、潮熱、盗汗、五心煩熱、口乾、頭のふらつき、消痩、耳鳴り、腰膝酸軟など。	全身症状はない、あるいは口唇が紫暗、口渇するが飲みたくない、顔色がどす黒い、イライラ感、易怒など。
舌脈	舌質－紅絳。舌苔－少または無苔。 脈－細数。	舌質－紫暗、瘀斑、瘀点など。 脈－渋など。または舌脈正常。
弁証	陰虚火旺	気滞血瘀
治法	滋陰瀉火	活血化瘀、理気
取穴例	・中極(瀉法)－清瀉欝熱 ・復溜(先瀉後補)－滋陰降火 ・太谿(補法)、照海(補法)－滋陰補腎	・太衝(瀉法)、三陰交(瀉法)－疏肝活血 ・気衝(瀉法)－疏調宗筋
病因・病機	精血不足、津液虚損、熱病による傷陰、久病、房事過多、五志過極、飲酒過度などによって腎陰が虚して内熱が生じ、内熱によって精宮を統率できなくなるために不射精となる。	長期にわたるストレスや精神的な抑欝、突然に強い精神的ショックを受ける、陰血不足などによって肝気欝結となると血の運行も緩慢となって血瘀となり、あるいは手術、外傷などによって血瘀となり、瘀血が精道を阻滞して精液の排出ができなくなるために不射精となる。

不射精
― 鑑別と治療のポイント ―

　不射精は、陰虚火旺など精宮に内熱が阻滞する、あるいは瘀血により精道が阻塞されるためにおこる。内熱によるものは陰部の熱感を感じ、瘀血によるものは陰部や下腹部の脹痛や刺痛があり、熱感は感じないことも多いが、瘀血が長引いて瘀熱の状態に発展すると、軽度の熱感を感じることもある。鑑別点あるいは随伴症状から鑑別するとよい。

◎陰虚火旺

　陰虚火旺によるものは、陰茎が勃起しやすい、陰部の熱感を感じることが特徴で、陰茎の腫脹と疼痛、頬部紅潮、潮熱、盗汗、五心煩熱、口乾、頭のふらつき、消痩、耳鳴り、腰膝酸軟など陰虚火旺の症状を伴うことが鑑別のポイントとなる。

　治療は、中極に瀉法を行って下元に欝している熱を清し、復溜に先瀉後補を行って滋陰降火を図り、太谿や照海などに補法を行って補益腎陰を図るとよい。ただし、中極に瀉法を多用すると下元が虚してしまうので、陰部の熱感が軽減してきたら気海、関元、中極などに補法を行うとよい。

◎気滞血瘀

　気滞血瘀によるものは、陰部や下腹部の脹痛や刺痛を伴うことが多く、下腹部に硬結（拒按）が生じる。また、気滞血瘀の症状である口渇するが飲みたくない、顔色がどす黒い、イライラ感、易怒、舌質が紫暗、瘀斑や瘀点、脈象が渋などの症状を伴うが、全身症状はないこともある。また、舌脈象が正常なことも多い。

　治療は、太衝と三陰交で疏肝活血を、気海で下焦の行気散滞を、気衝で疏調宗筋を図るとよい。手技はすべて瀉法である。

　また、瘀血が長期化している場合には、瘀熱に発展することもあるため、夜間に熱がる、皮膚の灼熱感、口渇少飲（冷飲を好む）など瘀熱の症状を伴う場合には、上記配穴に加え、中極に瀉法を行って清瀉欝熱を、血海に瀉法を行って清熱涼血を図るとよい。

　ただし、気滞や血瘀による全身症状がなく、気滞や血瘀の症状は局所のみの場合には、全身の活血の穴である三陰交は取らなくてもよく、気海や気衝で局所の理気活血を図るのみでもよい。

　また、血瘀の状態が長期化すると、下元の栄養も低下する。陰部や下腹部の痛みが軽減してきたら、気海や関元、中極などに補法を行うとよい。

陰挙不衰 いんきょふすい

　本症は、性欲に関係あるなしを問わず、陰茎の勃起が異常に持続する状態を指し、中医では陰挙不衰と呼ぶ。

	実　熱	陰虚火旺
鑑別点	・陰挙不衰。 ・射精のあとも勃起が続く。 ・陰部の灼熱感を感じる。	・陰挙不衰。 ・陰部の熱感を感じる。 ・滑精を伴う。
随伴症状	甚だしくなると陰茎が青紫となって脹って痛む、排尿痛、排尿困難、便秘、口苦、口渇多飲など。	陰茎の腫脹と疼痛、夢精、滑精、頬部紅潮、潮熱、盗汗、五心煩熱、口乾、頭のふらつき、消痩、耳鳴り、腰膝酸軟など。
舌脈	舌質－紅。舌苔－黄。 脈－数あるいは弦数など。	舌質－紅絳。舌苔－少または無苔。 脈－細数。
弁証	実熱	陰虚火旺
治法	清泄肝火	滋陰瀉火
取穴例	・行間(瀉法)－清泄肝火 ・陽陵泉(瀉法)－疏肝利胆 ・中極(瀉法)－清瀉欝熱 ・次髎(瀉法)－駆邪散滞	・中極(瀉法)－清瀉欝熱 ・復溜(先瀉後補)－滋陰降火 ・太谿(補法)、照海(補法)－滋陰補腎
病因・病機	本来体質が強壮で、どちらかというと熱証に属すもので、性欲が旺盛なタイプにおこる。	精血不足、津液虚損、熱病による傷陰、久病、房事過極、五志過極、飲酒過度などによって腎陰が虚して内熱が生じ、内熱によって宗筋が収まらなくなるために陰挙不衰となる。

陰挙不衰
― 鑑別と治療のポイント ―

　陰挙不衰は、実熱あるいは虚熱によっておこる。どちらも陰部の熱感を感じるが、実熱によるものは、性欲が旺盛となり、いつも熱がる、口渇多飲（冷飲を好む）、口苦などを呈し、虚熱によるものは、滑精や夢精をともない、潮熱、盗汗、口乾、腰膝酸軟などを伴う。

◎実熱

　実熱によるものは、射精の後も勃起が続く、陰部の灼熱感を感じる、甚だしくなると陰茎が青紫となって脹って痛む、排尿痛、排尿困難、便秘、口苦、口渇多飲などの症状を伴うものである。〈霊枢・経筋編〉には、"足厥陰肝は熱に傷られればすなわち縦挺して収まらず"とあり、また、〈類証治裁・陽痿〉には、"陽縦し収まらずは、熱が肝の筋を傷る"などの記載の通り、実熱による陰挙不衰は肝火によると考える。また、外陰部を巡る経絡は足厥陰経であるということから、肝火を清すことと陰部の清熱が主な治療法となる。

　治療は、行間や太衝などで清泄肝火を、陽陵泉で疏肝利胆を、中極で清瀉欝熱を、次髎で駆邪散滞を図るとよい。ただし、実熱が長期化すると陰分の損傷を招いて虚熱を併発することも多い。

　本症に限らず、実熱が原因となっておこる症状には、同時に復溜に先瀉後補を行い滋陰降火を図ると著効を示すことも多い。

◎陰虚火旺

　陰虚火旺によるものは、陰部の熱感を感じる、滑精や夢精を伴うことが特徴で、陰茎の腫脹と疼痛、頬部紅潮、潮熱、盗汗、五心煩熱、口乾、頭のふらつき、消痩、耳鳴り、腰膝酸軟など陰虚火旺の症状を伴うことが鑑別のポイントとなる。

　治療は、中極に瀉法を行って下元に欝している熱を清し、復溜に先瀉後補を行って滋陰降火を図り、太谿や照海などに補法を行って補益腎陰を図るとよい。ただし、中極に瀉法を多用すると下元が虚してしまうので、陰部の熱感が軽減してきたら気海や関元、中極などに補法を行うとよい。

　また、陰虚によるものでも、陰部の熱症状が強いものに対しては、行間や太衝に瀉法を行い清泄肝火を図ることが有効なこともある。

✳ 陰冷 いんれい

　本症は、陰茎や陰嚢に冷えを自覚する、あるいは触覚により冷えを感じる状態であり、中医では陰冷と呼ぶ。古典では、本症は男性の症状を指し、女性の外陰部の冷えは"婦人陰寒"と分けているが、病因や状態は非常に似ているため、下記と同様の方法にて鑑別・治療は可能である。

	肝経湿熱	寒滞肝脈	腎陽虚
鑑別点	・陰冷。 ・陰部の発汗や悪臭を伴う。	・陰冷。 ・急激な陰嚢や睾丸の掣痛をともなうことが多い。 ・冷えると悪化し、暖めると軽減する。	・慢性的な陰冷。 ・冷えると陰冷は悪化する。
随伴症状	陰部の湿潤や湿疹・掻痒感・脹痛や悪臭、小便黄赤など。	少腹部冷痛、頭頂部や脇部の脹痛、寒がる、四肢の冷え、尿量が多い、甚だしければ尿失禁するなど。	寒がる、四肢や腰腹部の冷え、未消化便を下痢する、五更泄瀉、小便清長、下腹部冷痛、浮腫、腰膝酸軟、懶言、精神不振、倦怠無力感など。
舌脈	舌質－紅。舌苔－黄膩。 脈－弦数、弦滑など。	舌質－淡など。舌苔－白膩。 脈－沈弦など。	舌質－淡。舌苔－白薄。 脈－沈遅で無力など。
弁証	肝経湿熱	寒滞肝脈	腎陽虚
治法	清利肝経湿熱	温散厥陰寒邪	温補腎陽
取穴例	・曲泉(瀉法)、太衝(瀉法)－清利肝経湿熱 ・中極(瀉法)－清熱利湿 ・豊隆(瀉法)－去痰降濁	・太衝(瀉法＋灸頭鍼)－温肝散寒理気 ・帰来(瀉法＋灸頭鍼)－温経散寒 ・気海(瀉法)－行気散滞	・関元(灸または灸頭鍼(補法))、腎兪(灸または灸頭鍼(補法))－温腎壮陽 ・気海(補法)－培補元気
病因・病機	脂濃いものや甘いもの、味の濃いものの過食やアルコールの常飲、外界の湿邪の侵襲などによって生じた湿熱が肝経に侵入して阻滞するために陰冷となる。	寒邪を感受したり、冷たいものを多飲・多食する、雨に濡れるなどによって身体を冷やし、そのために寒邪が陰部をめぐる厥陰肝経に侵入して阻滞し、肝の経脈を収引するためにおこる実寒証である。	腎気虚からの発展、久病、先天不足、房事過多、外邪による陽気の損傷などによって腎陽が虚損し、前陰を温煦できなくなるために陰冷となる。

✤陰冷
― 鑑別と治療のポイント ―

陰冷は、湿熱、実寒あるいは虚寒によっておこる。湿熱によるものは、湿熱が阻滞するために陽気が巡らなくなる影響で冷えを感じる。実寒では急激に身体を冷やすことによって起こり、陽虚では陽気が衰弱するために冷えを感じる。それぞれの鑑別点および随伴症状から鑑別するとよい。

◎肝経湿熱

肝経湿熱によるものは、陰部の湿潤など一般の湿熱による症状に加え、陰部の湿疹・掻痒感・脹痛や悪臭、小便黄赤など肝経湿熱による症状を伴うことが鑑別のポイントである。

治療は、曲泉と太衝に瀉法を行って清利肝経湿熱を、中極に瀉法を行い清熱利湿を、豊隆に瀉法を行って去痰降濁を図るとよい。

ただし、湿熱によるものの治療の際、中極に瀉法を行うことによって清熱利湿、あるいは清膀胱蘊熱の効を得られるが、長期的に瀉法を継続すると必ず下元は虚し、宗筋および膀胱の機能低下を招き、ひいては陰冷を悪化させ、陽萎を引きおこすこととなる。陰部の湿り感が軽減する、尿の色が薄くなる、小腹部の無力感を感じるなどの場合には、中極や次髎への瀉法は中止したほうがよい。

◎寒滞肝脈

寒滞肝脈によるものは、多くは慢性的な陰冷で、急激な陰縮や睾丸の掣痛を伴うことが多く、冷えると悪化し暖めると軽減する。また、少腹部冷痛、頭頂部や脇部の脹痛、寒がる、四肢の冷え、尿量が多い、甚だしければ尿失禁するなど寒滞肝脈証の症状を伴うことが鑑別のポイントである。

治療は、足厥陰経を暖めるために太衝に灸頭鍼、下腹部を暖めるために帰来に灸頭鍼、および気海を取るとよい。実寒証のため鍼の手技は全て瀉法である。

◎腎陽虚

腎陽虚によるものは、慢性的に陰冷を感じ、冷えると陰冷が悪化し、暖めるとやや緩解する。また、腎陽虚の主症状である寒がる、四肢や腰腹部の冷え、未消化便を下痢する、五更泄瀉、精神不振、懶言、倦怠無力感、腰膝酸軟、面色蒼白、陽萎、遺精などの症状を伴うことが鑑別のポイントとなる。

治療は、関元と腎兪に灸または灸頭鍼を行い、温腎壮陽を図り、気海で培補元気を図るとよい。鍼の手技は全て補法である。

外陰部の収縮（陰縮）(いんしゅく)

　本症は、陰茎や陰嚢が収縮する状態を指し、中医では陰縮と呼ぶ。素問では"囊縮"、霊枢では"卵縮"との記載があり、程度の違いはあるもののそれぞれ陰嚢のみが収縮することを指しているが、現在では総称して陰縮と呼んでいる。

	寒滞肝脈	腎陽虚
鑑別点	・急激に起こる陰縮。 ・陰嚢や睾丸の掣痛。 ・冷えると悪化し、暖めると軽減する。	・陰縮。 ・冷えると悪化し、暖めると軽減する。
随伴症状	少腹部冷痛、頭頂部や胸脇部の脹痛、寒がる、四肢の冷え、尿量が多い、甚だしければ尿失禁するなど。	寒がる、四肢や腰腹部の冷え、未消化便を下痢する、五更泄瀉、小便清長、下腹部冷痛、浮腫、腰膝酸軟、懶言、精神不振、倦怠無力感、陽萎、滑精、精液が冷く希薄など。
舌脈	舌質ー淡など。舌苔ー白膩。 脈ー沈弦など。	舌質ー淡。舌苔ー白薄。 脈ー沈遅で無力など。
弁証	寒滞肝脈	腎陽虚
治法	温散厥陰寒邪	温補腎陽
取穴例	・太衝(瀉法+灸頭鍼)ー温肝散寒理気 ・帰来(瀉法+灸頭鍼)ー温経散寒 ・気海(瀉法)ー行気散滞	・関元(灸または灸頭鍼(補法))、腎兪(灸または灸頭鍼(補法))ー温腎壮陽 ・気海(補法)ー培補元気
病因・病機	寒邪を感受したり、冷たいものを多飲・多食する、雨に濡れるなどによって身体を冷やし、そのために寒邪が陰部をめぐる厥陰肝経に侵入して阻滞し、肝の経脈を収引するためにおこる実寒証である。	腎気虚からの発展、久病、先天不足、房事過多、外邪による陽気の損傷などによって腎陽が虚損し、前陰を温煦できなくなるために陰縮となる。

外陰部の収縮（陰縮）
― 鑑別と治療のポイント ―

陰縮は実寒あるいは虚寒など、陰寒の邪が阻滞することによっておこり、実寒では寒滞肝脈証、虚寒では腎陽虚によっておこることが多い。

実寒によるものは、身体を冷やすなどによって急激に起こり、陰嚢や睾丸の掣痛を伴ってそれらが強く感じることが多い。

虚寒によるものは、慢性的に陰縮や陰部の冷え、腹痛などを感じるが、症状が急激に発生したり、著しく強く感じることは少ない。

どちらも身体を冷やすと悪化し、暖める症状は軽減するものの、実寒によるものは暖めると症状は軽減あるいは消失するが、陽虚によるものは改善しにくいことが多い。それぞれの鑑別点、随伴症状から鑑別するとよい。

◎寒滞肝脈

寒滞肝脈によるものは、急激におこる陰縮であり、陰嚢や睾丸の掣痛、冷痛は冷えると悪化し暖めると軽減する。また、少腹部冷痛、頭頂部や胸脇部の脹痛、寒がる、四肢の冷え、尿量が多い、甚だしければ尿失禁するなど寒滞肝脈証の症状を伴うことが鑑別のポイントである。

治療は、足厥陰経を暖めるために太衝に灸頭鍼、下腹部を暖めるために帰来に灸頭鍼、および気海を取ると良い。実寒証のため鍼の手技は全て瀉法である。

◎腎陽虚

腎陽虚によるものは、陰縮となり、冷えると悪化し暖めると軽減する。また、腎陽虚の主症状である寒がる、四肢や腰腹部の冷え、未消化便を下痢する、五更泄瀉、小便清長、下腹部冷痛、浮腫、腰膝酸軟、懶言、精神不振、倦怠無力感、陽萎、滑精、精液が冷たく希薄などの症状を伴うことが鑑別のポイントとなる。

治療は、関元と腎兪を組み合わせ、灸または灸頭鍼を行って温腎壮陽を、気海で培補元気を図るとよい。鍼の手技は全て補法である。

✤ 陰茎の疼痛と痒み (茎中痛痒) (けいちゅうつうよう)

　本症は、陰茎の疼痛や掻痒感を感じるものを指し、疼痛が主体のものを"茎中痛"といい、痒みを伴うものを"茎中痛痒"と呼ぶ。本症は、淋証、癃閉、遺精、不射精、陰挙不衰などの様々な症状に伴って出現することもあるが、その場合にはそれぞれの症状に対する治療を優先するとよい。本項では茎中痛痒を主訴とするものに対して述べる。

	肝経湿熱	心火亢盛	血瘀	腎気虚
鑑別点	・茎中痛痒。 ・痛みよりも痒みが強いことが多い。	・灼熱感を伴う陰茎の強い痛み。	・陰茎の刺すようなまたは絞るような強い痛み。	・軽度の陰茎の疼痛と掻痒が持続する。
随伴症状	陰部の湿潤や湿疹・掻痒感・熱感・脹痛や悪臭、小便黄赤など。	心悸、心胸煩熱、不眠多夢、口舌の潰瘍、小便短赤、排尿痛、面紅、口渇多飲 (冷飲を好む)、吐血、衄血など。	下腹部脹痛、疼痛は固定性で、甚だしくなると腫塊を形成する。他の全身症状はないあるいは肌膚甲錯、口唇が紫暗など。	腰膝酸軟、健忘、早老、性欲減退、耳鳴り、難聴、脱毛、歯の動揺、長時間の起立ができないなど。
舌脈	舌質―紅。舌苔―黄膩。脈―弦数、弦滑など。	舌尖紅絳または芒刺。舌苔―黄で乾燥。脈―数で有力など。	舌質―紫暗、瘀斑、瘀点。脈―弦、渋など。または舌脈正常。	舌質―淡紅。脈―沈細などで、尺脈が弱い。
弁証	肝経湿熱	心火亢盛	血瘀	腎気虚
治法	清利肝経湿熱	清心瀉火	活血化瘀	補益腎気
取穴例	・曲泉(瀉法)、太衝(瀉法)―清利肝経湿熱 ・中極(瀉法)―清熱利湿 ・蠡溝(瀉法)―止痒	・神門(瀉法)、大陵(瀉法)―清心瀉火 ・中極(瀉法)―清瀉欝熱 ・次髎(瀉法)―駆邪散滞	・太衝(瀉法)、三陰交(瀉法)―疏肝活血 ・気海(瀉法)―行気散滞	・太谿(補法)、三陰交(補法)―補益精血 ・腎兪(補法)―補益腎精 ・帰来(補法)―調補宗筋
病因・病機	脂濃いものや甘いもの、味の濃いものの過食やアルコールの常飲、外界の湿邪の侵襲などによって生じた湿熱が肝経に侵入して阻滞するために陰茎痛痒がおこる。	五志過極による気欝化火、六淫の邪気の化熱、辛い物の過食などによって心火が亢盛となって小腸に伝わるために陰茎痛痒となる。	外傷や手術、肝気欝結あるいは寒邪、湿熱、実熱などが下焦に阻滞して経過が長引いたために瘀血が生じ、陰茎の気機も阻滞させるために痛痒がおこる。	先天不足、房事過度、久病、高齢などにより腎精が不足すると、宗筋を栄養できなくなるために陰茎痛痒となる。

陰茎の疼痛と痒み（茎中痛痒）
― 鑑別と治療のポイント ―

茎中痛痒は、実証では湿熱阻滞、実熱、瘀血によっておこり、虚証では腎気虚によっておこり、腎陰虚によってもおこる。

実証では痛みあるいは痒みは急激に、強くおこり、湿熱では痛みよりも痒みが強いことが多く、実熱では陰部の灼痛となり、瘀血では刺痛、絞痛などとなる。

熱証によるものでは、陰部の熱感をともない、熱感が軽減して内燥の状態になると痛みよりも痒みが主となる。

虚証では強くはないが慢性的に感じるようになり腎気虚の症状に加え、下腹部の無力感などを感じることが多い。鑑別点や随伴症状から弁証するとよい。

◎肝経湿熱

肝経湿熱によるものは、痛みよりも痒みが強いことが多く、陰部の湿潤や熱感など一般の湿熱による症状に加え、陰部の湿疹・脹痛や悪臭など肝経湿熱による症状を伴うことが鑑別のポイントである。また、少腹部の脹悶感や脹痛などに加え、尿意急迫などの膀胱湿熱の症状および粘液便や便意急迫など大腸湿熱の症状を伴うこともある。

治療は、曲泉と太衝に瀉法を行って清利肝経湿熱を、中極に瀉法を行い清熱利湿を、豊隆に瀉法を行って去痰降濁を、蠡溝に瀉法を行って止痒を図るとよい。

また、大腸湿熱の症状を伴っている場合には、天枢に瀉法を行い通腸導滞を図るとよい。

ただし、湿熱によるものの治療の際、中極に瀉法を行うことによって清熱利湿、あるいは清膀胱鬱熱の効を得られるが、長期的に瀉法を継続すると必ず下元は虚し、宗筋および膀胱の機能低下を招くこととなる。陰部の湿り感が軽減する、尿の色が薄くなる、小腹部の無力感を感じるなどの場合には、中極への瀉法は中止したほうがよい。

◎心火亢盛

心火亢盛によるものは、灼熱感を伴う陰茎の強い痛みとなり、灼熱感が軽減すると痒みが主となる。また、心悸、心胸煩熱、不眠、多夢、口舌の潰瘍、小便短赤、排尿痛、面紅、口渇多飲（冷飲を好む）、吐血、衄血などの心火亢盛による症状を伴うことが鑑別のポイントとなる。

治療は、神門と大陵に瀉法を行って心火を清し、中極に瀉法を行い清瀉鬱熱を、次髎に瀉法を行い下焦の駆邪散滞を図るとよい。

＊心火亢盛以外の実熱による茎中痛痒は、血熱、肝火上炎によってもおこり、どちらも灼熱感を伴う茎中痛痒となり、灼熱感が軽減し、内燥の状態となると痒みが主となる。

◎血熱

　血熱によるものは、夜間に熱がる、皮膚の灼熱感、顔面紅潮、煩燥、不眠、口渇少飲（冷飲を好む）、焦燥感などの症状を伴う。

　治療は、血海と三陰交で清熱涼血を、中極と次髎で下焦の欝熱を清するとよい。

◎肝火上炎

　肝火上炎によるものは、胸脇部の灼熱感を伴う脹満感や脹痛、口苦、面紅目赤、口渇多飲（冷飲を好む）、イライラ感、易怒、めまい、便秘などの症状を伴う。

　治療は行間、丘墟、太衝などで清肝瀉火を図り、中極や次髎で下焦の欝熱を清するとよい。手技はすべて瀉法である。

◎血瘀

　血瘀によるものは、外傷や手術の後におこることが多く、刺痛あるいは絞痛となる陰茎の痛みが主となり、下腹部脹痛、疼痛は固定性、甚だしくなると下腹部に腫塊を形成する、他の全身症状はないあるいは肌膚甲錯、口唇が紫暗などとなる。

　また、肝気欝結や局所の気滞に引き続いておこることもある。局所の気滞に引き続いておこるものの主症状は上記の通りであるが、肝気欝結に引き続いておこるものは、イライラ感、易怒あるいは精神抑欝、ため息が多い、胸脇部や少腹部の脹満感や脹痛など肝気欝結の症状を伴う。

　治療は、太衝、三陰交で疏肝活血を、気海で下焦の行気散滞を図るとよい。手技はすべて瀉法である。

　ただし、血瘀によるものも長期的に気海に瀉法を行うと下元は虚し、宗筋や膀胱の機能低下を招くこととなる。疼痛が緩和する、下腹部の無力感を感じるなどの場合には、気海への瀉法は中止し、中極や関元、気海などに補法を行い、下元を補うとよい。

◎腎気虚

　腎気虚によるものは、軽度の陰茎の疼痛と掻痒が持続することが特徴で、腰膝酸軟、健忘、早老、性欲減退、耳鳴り、難聴、脱毛、歯の動揺、長時間の起立ができない等の腎気虚の症状を伴うことが鑑別のポイント。

　治療は、太谿、三陰交で補益精血を、腎兪で補益腎精を、帰来で調補宗筋を図るとよい。手技はすべて補法である。

＊腎陰虚による陰茎の痛みと痒みがおこることもある。虚熱による軽度の熱感を伴うようになり、乾燥と痒みが強くなる。また、腎陰虚の症状である頬部紅潮、潮熱、盗汗、五心煩熱、口乾、頭のふらつき、消痩、耳鳴り、腰膝酸軟などを伴う。
治療は、陰部の欝熱を清するために中極や曲骨に瀉法、滋陰清熱のために復溜に先瀉後補、太谿や照海に補法を行い滋陰補腎を図るとよい。ただし、陰部の熱感が軽減してきたら、曲骨は取らず、中極には補法を行い下元を補うとよい。

✤ 陰嚢の痒み（陰嚢掻痒）(いんのうそうよう)

　本症は、陰嚢の皮膚に痒みを自覚することを指し、中医では陰嚢掻痒と呼ぶ。軽度の場合には陰嚢の痒みだけであるが、重症になると陰嚢の皮膚が肥厚し、掻きむしるため浸出液や痂皮形成が診られる。本項では下記による経気の阻滞あるいは内燥によるものに対する記述である。白癬菌やウィルスなどによるものは専門医による加療が優先である。

	肝経湿熱	陰虚内燥	寒湿阻滞
鑑別点	・急激に発症し、灼熱感を伴う強い痒みがおこる。 ・掻破すると浸出液が生じる。	・陰部の熱感を伴う。 ・徐々に発症し、間欠的な陰嚢の強い痒み、掻くと出血しやすく、陰嚢の皮膚が粗造に肥厚する。	・痒みは軽度だが陰嚢の湿潤を伴う。 ・症状は冷えると悪化し、暖めると軽減する。
随伴症状	陰部の湿潤や湿疹・熱感・脹痛や悪臭、小便黄赤など。	頬部紅潮、潮熱、盗汗、五心煩熱、口乾、頭のふらつき、消痩、耳鳴り、腰膝酸軟など。	寒がる、小便不利、浮腫、食欲不振、小腹部の脹悶感や痛み、泥状便〜水様便、胸や腹がつかえて脹る、水様の痰など。
舌脈	舌質ー紅。舌苔ー黄膩。 脈ー弦数、弦滑など。	舌質ー紅。舌苔ー少苔または無苔。 脈ー細数など。	舌質ー淡。舌苔ー白膩。 脈ー濡、緩など。
弁証	肝経湿熱	陰虚内燥	寒湿阻滞
治法	清泄肝経湿熱	滋陰潤燥	温化化湿
取穴例	・曲泉（瀉法）、太衝（瀉法）ー清利肝経湿熱 ・中極（瀉法）ー清熱利湿 ・蠡溝（瀉法）ー止痒	・蠡溝（瀉法）、曲骨（瀉法）ー止痒 ・復溜（先瀉後補）ー滋陰降火 ・太谿（補法）ー滋陰補腎	・神闕（灸）ー温散寒邪 ・陰陵泉（瀉法）ー利水 ・蠡溝（瀉法）、曲骨（瀉法）ー止痒
病因・病機	脂濃いものや甘いもの、味の濃いものの過食やアルコールの常飲、外界の湿邪の侵襲などによって生じた湿熱が肝経に侵入して阻滞するために痒みがおこる。	精血不足、津液虚損、熱病による傷陰、久病、房事過多、五志過極、飲酒過度などによって肝腎陰虚から血燥生風し、陰嚢が滋養されないために痒みがおこる。	生ものや冷たいものの過食、雨に打たれて身体を冷やす、長期間の湿地での生活などによって寒湿の邪が肝経に侵襲して陰嚢に停滞するために痒みがおこる。

✤陰嚢の痒み(陰嚢掻痒)
― 鑑別と治療のポイント ―

　陰嚢掻痒は、湿熱、陰虚内燥、寒湿によっておこる。湿熱によるものと陰虚内燥によるものは、痒みは強く、陰部の熱感を伴う。寒湿阻滞によるものは痒みは軽度であり、冷えると悪化して暖めると軽減する。また、湿熱と寒湿では陰部の湿り感を伴い、陰虚内燥では陰部の乾燥が強くなる。それぞれ鑑別点と随伴症状から鑑別するとよい。

◎肝経湿熱

　肝経湿熱によるものは、急激に発症し、灼熱感を伴う強い痒みがおこる。また、陰部の湿疹・脹痛や悪臭など肝経湿熱による症状を伴うことが鑑別のポイントである。また、少腹部の脹悶感や脹痛、尿意急迫などの膀胱湿熱の症状および粘液便や便意急迫など大腸湿熱の症状を伴うこともある。

　治療は、曲泉と太衝で清利肝経湿熱を、中極で清熱利湿を、豊隆で去痰降濁を、蠡溝で止痒を図るとよい。また、大腸湿熱の症状を伴っている場合には、天枢で通腸導滞を図るとよい。手技はすべて瀉法である。ただし、湿熱によるものの治療の際、中極に長期的に瀉法を継続すると必ず下元は虚し、宗筋および膀胱の機能低下を招くこととなる。陰部の湿り感が軽減する、尿の色が薄くなる、小腹部の無力感を感じるなどの場合には、中極への瀉法は中止したほうがよい。

◎陰虚内燥

　陰虚内燥によるものは、徐々に発症し、陰部の熱感を伴い、間欠的な陰嚢の強い痒み、掻くと出血しやすく、陰嚢の皮膚が粗造に肥厚する。頬部紅潮、潮熱、盗汗、五心煩熱、口乾、頭のふらつき、消痩、耳鳴り、腰膝酸軟などの腎陰虚の症状を伴うことが鑑別のポイントとなる。

　治療は、曲骨と蠡溝に瀉法を行い止痒を、復溜に先瀉後補を行って滋陰降火を、太谿に補法を行って滋陰補腎を図るとよい。また、陰部の熱感が軽減してきたら曲骨への瀉法は中止し、中極に補法を行うとよい。

◎寒湿

　寒湿によるものは、痒みは軽度だが陰嚢の湿潤を伴い、症状は冷えると悪化し、暖めると軽減することが特徴で、寒がる、小便不利、浮腫、食欲不振、小腹部の脹悶感や痛み(拒按)、泥状便～水様便、胸や腹がつかえて脹る、水様の痰などの寒湿による症状を伴うことが鑑別のポイントとなる。

　治療は、神闕に棒灸を行い温散寒邪を、陰陵泉で利水を、蠡溝と曲骨で止痒を図るとよい。原因は実寒証＋湿邪の停滞のため、手技はすべて瀉法となる。

睾丸脹痛 こうがんちょうつう

　本症は、睾丸が腫れたり、痛みを感じる状態を指し、中医では睾丸脹痛と呼ぶ。睾丸脹痛は、狭義の疝（疝気）に属す。

	寒凝気滞	寒湿阻滞	肝経湿熱
鑑別点	・急激に起こる睾丸の強い痛み、腫脹は軽度。 ・冷えると痛みは増強し、暖めると軽減する。	・痛みは軽度だが、睾丸が腫大して陰嚢が氷のように冷たく硬化する。または陰部の冷感を伴う痛み。 ・冷えると悪化し、暖めると軽減する。	・睾丸脹痛。 ・陰嚢が湿潤して痒い。
随伴症状	冷えたり歩行によって睾丸が腹中に入るために痛みが強くなり、暖めたり横臥すると睾丸が陰嚢に戻るために痛みが軽減する。	寒がる、小便不利、浮腫、食欲不振、小腹部の脹悶感や痛み、泥状便〜水様便、胸や腹がつかえて脹る、水様の痰など。	陰部の湿潤や湿疹・掻痒感・熱感や悪臭、小便黄赤など。
舌脈	舌質－正常のことが多い。 脈－弦、緊、遅など。	舌質－淡。舌苔－白膩。 脈－濡、緩など。	舌質－紅。舌苔－黄膩。 脈－弦数、弦滑など
弁証	寒凝気滞	寒湿阻滞	肝経湿熱
治法	散寒理気、止痛	温化化湿、止痛	清利肝経湿熱
取穴例	・気海（瀉法＋灸頭鍼）－温陽散寒 ・太衝（瀉法＋灸頭鍼）－温肝散寒理気 ・次髎（瀉法）－駆邪散滞	・神闕（灸）－温散寒邪 ・陰陵泉（瀉法＋灸頭鍼）－温化利水 ・気海（温法＋瀉法）－温陽散寒	・曲泉（瀉法）、太衝（瀉法）－清利肝経湿熱 ・中極（瀉法）－清熱利湿 ・気海（瀉法）－行気散滞
病因・病機	急激に身体を冷やしたため、あるいは冷たいものを多飲・多食したために、寒邪が宗筋に阻滞する影響で睾丸脹痛となる。	生ものや冷たいものの過食、雨に打たれて身体を冷やす、長期間の湿地での生活などによって寒湿の邪が肝経に侵襲して陰嚢に阻滞し、陰嚢の気機を阻滞させるために痛みがおこる。	脂濃いものや甘いもの、味の濃いものの過食やアルコールの常飲、外界の湿邪の侵襲などによって生じた湿熱が肝経に侵入し、陰部の気機を阻滞させるために睾丸脹痛となる。

	肝気鬱結	熱毒
鑑別点	・多くは一側の睾丸が下墜するように脹って痛むが腫脹は明らかでないことが多い。	・急激におこり、熱感を伴う強烈な睾丸脹痛。
随伴症状	イライラ感、精神抑鬱感、易怒、ため息が多い、胸脇部や少腹部の脹満感や脹痛など.	高熱、下腹痛（拒按）、面紅、目赤、煩燥、口渇多飲（冷飲を好む）、小便黄赤など。
舌脈	舌質－紅。舌苔－白薄。脈－弦。	舌質－紅。舌苔－黄。脈－数、洪など。
弁証	肝気鬱結	熱毒
治法	疏肝解鬱、行気止痛	泄熱導滞
取穴例	・太衝（瀉法）、陽陵泉（瀉法）、外関（瀉法）－疏肝理気 ・気海（瀉法）－行気散滞	・大椎（瀉法）、委中（瀉法）、曲沢（瀉法）－清熱涼血解毒 ・中極（瀉法）－清瀉鬱熱
病因・病機	長期にわたってストレスを感じたり、精神的な抑鬱感が続いたり、突然強い精神的な刺激を受けることにより、あるいは陰血不足の状態が長引くために肝気鬱結となり、肝経に生じた気滞が陰部の気機も阻滞させるためにおこる。	湿熱の邪気が阻滞して久しく改善されない、熱毒の邪気を感受する、陰部掻痒を掻破するなどによって熱邪が陰部に阻滞するため、あるいは感染症によっておこる。

睾丸脹痛
― 鑑別と治療のポイント ―

　本症は、狭義の疝（疝気）に属す。疝は男女外陰部の痛み、潰瘍などの症状も包括するため、男女外陰部の痛み、潰瘍、脹満感、違和感などの症状は本章の治療法を適用できる。本章では、睾丸脹痛について記載する。

　睾丸脹痛は、寒凝、寒湿、湿熱、肝気鬱結、熱毒などによっておこる。いずれも邪気が外陰部に阻滞する、いわゆる気滞をおこすことによって脹痛がおこる。
　寒によるものは、外陰部の冷えを伴い、冷えると痛みは悪化して暖めると軽減する。湿によるものは、陰部の湿潤を伴う。熱によるものは外陰部の灼熱感とともに高熱など強い熱症状を伴う。肝気鬱結によるものは易怒、イライラ感などの症状を伴うが、下腹部局所の気滞が原因となっている場合には必ずしも肝気鬱結の症状を伴うとは限らないが、取穴については肝気鬱結に対する配穴と同様で差し支えはない。それぞれの鑑別点から弁証するとよい。
　また、外陰部は足厥陰経が巡るとのことから、睾丸脹痛は足厥陰肝経病証ととらえている歴代医家も多い。よって、治療では足厥陰経気の疏通を同時に図るとよいことも多い。寒凝、寒湿、湿熱、熱毒によるものも、それらの弁証取穴に加え、足厥陰経期の疏通を図る代表穴である太衝、蠡溝、曲泉、期門、肝兪などを加穴すると著効を奏することも多い。

◎**寒凝気滞**

　寒凝気滞によるものは、実寒証であるため、急激におこる激しい睾丸脹痛であり、冷やすと悪化して暖めると緩解し、下腹部は拒按となることが特徴で、冷えたり歩行によって睾丸が腹中に入るために痛みが強くなり、暖めたり横臥すると睾丸が陰嚢に戻るために痛みが軽減することが鑑別のポイントである。
　治療は、気海と次髎で下焦の温陽散寒を、太衝で足厥陰経の疏通を図るとよい。鍼の手技は全て瀉法である。

◎**寒湿**

　寒湿によるものは、痛みは軽度だが、睾丸が腫大して陰嚢が氷のように冷たく硬化し、または陰部の冷感を伴う痛みとなり、冷えると悪化し、暖めると軽減することが特徴で、寒がる、小便不利、浮腫、食欲不振、小腹部の脹悶感や痛み、泥状便～水様便、胸や腹がつかえて脹る、水様の痰などの寒湿による症状を伴うことが鑑別のポイントである。
　治療は神闕に棒灸や隔物灸などの温法で温散寒邪を、陰陵泉にも温法を併用して温化利水を、気海で温陽散寒を図るとよい。原因は実寒証＋湿邪の阻滞のため、手技はすべて瀉

法となる。

◎肝経湿熱

　肝経湿熱によるものは、陰部の湿潤や熱感など一般の湿熱による症状に加え、陰部の湿疹や浸出液・搔痒感・悪臭など肝経湿熱による症状を伴うことが鑑別のポイントである。また、少腹部の脹悶感や脹痛などに加え、尿意急迫などの膀胱湿熱の症状および粘液便や便意急迫など大腸湿熱の症状を伴うこともある。

　治療は、曲泉と太衝で清利肝経湿熱を、中極で清熱利湿を、気海で行気散滞を図るとよい。

　また、大腸湿熱の症状を伴っている場合には、天枢に瀉法を行い通腸導滞を図るとよい。

　ただし、湿熱によるものの治療の際、中極に瀉法を行うことによって清熱利湿、あるいは清膀胱鬱熱の効を得られるが、長期的に瀉法を継続すると必ず下元は虚し、宗筋および膀胱の機能低下を招くこととなる。陰部の湿り感が軽減する、尿の色が薄くなる、小腹部の無力感を感じるなどの場合には、中極への瀉法は中止したほうがよい。

◎肝気鬱結

　肝気鬱結によるものは、多くは一側の睾丸が下墜するように脹って痛むが腫脹は明らかでないことが多い。また、イライラ感、精神抑鬱感、易怒、ため息が多い、胸脇部や少腹部の脹満感や脹痛などを伴っていれば肝気鬱結と判断できるが、肝気鬱結の症状は顕著ではないこともある。

　治療は、太衝、陽陵泉、外関で疏肝理気を図り、気海で行気散滞を図るとよい。手技はすべて瀉法である。

◎熱毒

　熱毒によるものは、急激におこり、熱感を伴う強烈な睾丸脹痛となり、高熱、下腹痛（拒按）、面紅、目赤、煩燥、口渇多飲（冷飲を好む）、小便黄赤など実熱の症状を伴うことが鑑別のポイントである。

　治療は、大椎、委中、曲沢を組み合わせて清熱涼血解毒を、中極で清瀉鬱熱を図るとよい。手技はすべて瀉法である。

　このほか、瘀血によって症状が出現することもある。手術や外傷の後から症状が出現する、あるいは肝気鬱結や寒邪、湿邪、熱邪などの邪気が久しく阻滞すると気機の不通を引きおこし、そのために瘀血が形成されるためである。外陰部の脹痛に加え、刺痛や絞痛などの強い痛みが固定性で出現している場合には瘀血によると判断できる。この場合には、気海などで下焦の行気散滞を図り、必要に応じて太衝と三陰交で理気活血を図るとよい。手技はすべて瀉法である。

精液に血液が混じる（血精）（けっせい）

本症は、精液に血液が混じって紅みを帯びる状態を指し、中医では血精と呼ぶ。

	湿熱阻滞	血瘀	陰虚火旺	脾不統血
鑑別点	・精液が紅色あるいは暗紅色を呈する、または紅色あるいは暗紅色の血液が混じる。 ・陰部の湿潤や熱感を伴う。	・血精。 ・陰部や下腹部の脹痛や刺痛を伴うことが多い。	・精液が鮮紅色を呈する、あるいは鮮紅色の血液が混じる。 ・陰部に熱感を感じる。	・血精。 ・肉体疲労によって血精がおこるまたは悪化する。
随伴症状	陰茎の疼痛、小便短赤、尿道灼熱感や疼痛、尿意急迫、発熱、口渇少飲または多飲（冷飲を好む）、小腹脹悶感、下痢など。	下腹部痛は固定性で、甚だしくなると腫塊を形成する。他の全身症状はないあるいは肌膚甲錯、口唇が紫暗など。	陰茎の腫脹と疼痛、夢精、滑精、頬部紅潮、潮熱、盗汗、五心煩熱、口乾、頭のふらつき、消痩、耳鳴り、腰膝酸軟など。	血尿や血便などの身体各所の出血傾向、めまい、心悸、息切れ、食欲不振、疲労感、脱力感、懶言、面色萎黄など。
舌脈	舌質ー紅。舌苔ー黄膩。脈ー滑数など。	舌質ー紫暗、瘀斑、瘀点など。 脈ー渋など。または舌脈正常。	舌質ー紅絳。舌苔ー少または無苔。 脈ー細数。	舌質ー淡、胖、歯痕。舌苔ー白薄。 脈ー虚、弱など。
弁証	湿熱阻滞	血瘀	陰虚火旺	脾不統血
治法	清熱利湿	活血化瘀、止血	滋陰瀉火	健脾統血
取穴例	・中極（瀉法）、陰陵泉（瀉法）ー清熱利湿 ・豊隆（瀉法）ー去痰降濁 ・次髎（瀉法）ー駆邪散滞	・太衝（瀉法）、三陰交（瀉法）ー疏肝活血 ・気海（瀉法）ー行気散滞	・中極（瀉法）ー清瀉鬱熱 ・復溜（先瀉後補）ー滋陰降火 ・太谿（補法）、照海（補法）ー滋陰補腎	・三陰交（補法）、脾兪（補法）ー健脾統血 ・血海（補法）ー健脾生血 ・気海（補法）ー培補元気
病因・病機	脂濃いものや甘いもの、味の濃いものの過食やアルコールの常飲、外界の湿邪などによって生じた湿邪が化熱して湿熱が生じ、精室に阻滞するために血精となる。	外傷や手術、肝気鬱結あるいは寒邪、湿熱、実熱などが下焦に阻滞して経過が長引いたために瘀血が生じ、新血が精宮に入れなくなって溢れ出すために血精がおこる。	精血不足、津液虚損、熱病による傷陰、久病、房事過多、五志過極、飲酒過度などによって腎陰が虚して内熱が生じ、内熱が精宮に阻滞し、相火が妄動して脈絡を損傷するために血精となる。	飲食不節、思慮過度、疲労や過労などによって脾気虚となると統血作用が低下するために血精となる。

✤ 精液に血液が混じる（血精）
― 鑑別と治療のポイント ―

血精は、熱による迫血妄行が原因となっておこることが多いが、その他血瘀や脾不統血によってもおこる。それぞれの鑑別点及び随伴症状から鑑別するとよい。

◎湿熱阻滞

湿熱阻滞によるものは、陰部の湿潤や熱感を伴うことが特徴で、甚だしくなると痒みや痛みを伴うこともある。また、陰茎の疼痛、小便短赤、尿道灼熱感や疼痛、尿意急迫、発熱、口渇少飲または多飲（冷飲を好む）、小腹脹悶感、下痢などの症状を呈することが鑑別のポイントである。

治療は、中極と陰陵泉で清熱利湿を、豊隆で去痰降濁を、次髎で下焦の駆邪散滞を図るとよい。手技はすべて瀉法である。

◎血瘀

血瘀によるものは、陰部や下腹部の固定性の脹痛や刺痛あるいは絞痛（拒按）を伴うことが多く、下腹部に腫塊を形成することもある。また、肌膚甲錯、口唇が紫暗などを伴うこともあるが他の全身症状はないことも多い。　治療は、太衝、三陰交で疏肝活血を、気海で下焦の行気散滞を図るとよい。手技はすべて瀉法である。ただし、血瘀によるものも長期的に気海に瀉法を行うと下元は虚し、宗筋や膀胱の機能低下を招くこととなる。疼痛が緩和する、下腹部の無力感を感じるなどの場合には、気海への瀉法は中止したほうがよい。

◎陰虚火旺

陰虚火旺によるものは、陰茎の腫脹と疼痛、夢精、滑精、頬部紅潮、潮熱、盗汗、五心煩熱、口乾、頭のふらつき、消痩、耳鳴り、腰膝酸軟など陰虚火旺の症状を伴うことが鑑別のポイントとなる。

治療は、中極に瀉法を行い下元に欝している熱を清し、復溜に先瀉後補を行い滋陰降火を図り、太谿や照海などに補法を行い補益腎陰を図るとよい。ただし、中極に瀉法を多用すると下元が虚してしまうので、陰部の熱感が軽減してきたら補法に切り替えるとよい。

◎脾不統血

脾不統血によるものは、暗紅色で多量の出血となり、肉体疲労によって出血がおこるまたは悪化することが特徴で、めまい、心悸、息切れ、食欲不振、疲労感、脱力感、懶言、面色萎黄などの症状に加え、血尿や血便などの身体各所の出血傾向など脾不統血の症状を伴うことが鑑別のポイントとなる。

治療は、三陰交と脾兪で健脾統血を、血海で養血を、気海などで元気を補うとよい。手技はすべて補法である。

第3章

内科雑病（不定愁訴）

第3章で紹介する経穴への刺鍼については、
P.13〜の写真解説をご参照ください。

頭痛 ずつう

頭痛は臨床上よく診られる症状の一つであり、外感によるものと内傷によるものに分類される。外感によるものは、悪寒、発熱や悪風を伴うことが多く、また、それらの既往に引き続き症状が

	風寒	風熱	風湿	血瘀
鑑別点	・頭痛。 ・項背部に放散したり締め付けられるような感じを伴う。 ・風にあたったり冷えると増強する。	・脹った感じの頭痛。 ・暖まると増強する。	・頭に袋を被されたような、鉢巻を巻かれるような締め付けられる感じの頭痛。 ・曇天時や雨天、多湿の時に頭痛が悪化する。	・慢性的におこる固定性の刺痛あるいは絞痛。
随伴症状	悪寒が強く発熱が軽い、鼻閉、無汗、痰や鼻水は透明で水様、口渇はないなど。	発熱、悪風、無汗または少汗、軽度の口渇、黄色く粘稠な痰や鼻水、咽喉の発赤と疼痛など。	悪風、発熱、自汗、身重感、小便不利、下痢、食欲不振など。	口唇が紫暗、口渇するが飲みたくない、肌膚甲錯、イライラ感、易怒など。随伴症状は伴わないこともある。
舌脈	舌苔ー白薄。 脈ー浮緊。	舌質ー紅。舌苔ー黄。 脈ー浮数。	舌苔ー白薄。 脈ー浮緩。	舌質ー紫暗、瘀斑、瘀点など。 脈ー渋など。または舌脈正常。
弁証	風寒	風熱	風湿	血瘀
治法	去風散寒、解表	去風清熱、解表	去風利湿	活血化瘀、通絡止痛
取穴例	・風池(瀉法)ー去風 ・外関(瀉法または灸頭鍼(瀉法))ー散寒解表 ・大椎(温法)ー宣陽解表	・風池(瀉法)ー去風 ・外関(瀉法)、大椎(瀉法)ー清熱解表	・風池(瀉法)ー去風 ・陰陵泉(瀉法)ー利湿 ・頭維(瀉法)ー降濁	・痛みの局所に瀉法を行う。 ・必要に応じて活血を目的に膈兪に瀉法を行う。
病因・病機	風寒の邪が肌表に侵襲し、頭部の経絡に阻滞するために頭痛がおこる。	風熱の邪が肌表に侵襲する、あるいは風寒の邪が化熱して頭部の経絡を塞ぐために頭痛がおこる。	風湿の邪が肌表に侵襲し、頭部の経絡を塞ぐために頭痛がおこる。	外傷などにより、頭部の経絡に瘀血が阻滞するために頭痛がおこる。

出現したものである。内傷によるものは陽亢、痰湿、瘀血、気血両虚、腎精不足などによっておこる。それぞれの特徴に基づいて弁証するとよい。

	肝陽上亢	痰濁阻滞	気血両虚	腎精不足
鑑別点	・頭のふらつきと頭頂部が張ったような感じの頭痛。 ・ストレスや精神的緊張によって頭痛が出現または悪化する。	・頭の重だるさやぼんやりした感じが主の頭痛。 ・ひどくなると頭に袋を被されたような、鉢巻を巻かれたような感じがする。 ・曇天時や湿度の高い時に頭痛は悪化する。	・強くはないが持続性の隠痛。 ・疲れると痛みは強くなる。	・頭が空虚な感じで、強くはないが持続的な隠痛。 ・疲れると痛みは強くなる。
随伴症状	急躁、易怒、顔面紅潮、イライラ感、口苦、めまい、五心煩熱、不眠、多夢、腰膝酸軟、頭重足軽など。	胸苦しい、水分を飲むと吐く、食欲不振、手足や陰部の湿り、浮腫、痰が多い、頭重、身重感、めまいなど。	めまい、面色淡白または萎黄、口唇や爪の色が淡白、不眠、心悸、精神疲労、倦怠感、無力感、息切れ、懶言、自汗など。	腰膝酸軟、健忘、早老、性欲減退、耳鳴り、難聴、脱毛、歯の動揺、長時間の起立ができないなど。
舌脈	舌質－紅。舌苔－少または無苔。 脈－細数、弦細数。	舌苔－白膩。 脈－滑など。	舌質－淡。 脈－細弱など。	舌質－淡。舌苔－白薄。 脈－虚、弱で尺脈無力。
弁証	肝陽上亢	痰濁阻滞	気血両虚	腎精不足
治法	平肝潜陽、通絡止痛	去痰降濁	気血双補、昇陽益気	補益腎精
取穴例	・太衝（瀉法）、陽陵泉（瀉法）－疏肝利胆 ・風池（瀉法）－熄風潜陽 ・照海（補法）－滋陰補腎	・豊隆（瀉法）、陰陵泉（瀉法）－燥湿化痰 ・中脘（瀉法）－去痰降濁 ・頭維（瀉法）－降濁	・脾兪（補法）、血海（補法）－健脾生血 ・気海（補法）－培補元気 ・百会（補法）－昇陽益気	・腎兪（補法）、太谿（補法）、関元（補法）－補腎倍本、補益精血 ・風池（補法）－昇陽健脳
病因・病機	精血不足、陰津虚損、熱病による傷陰、久病、房事過多、五志過極、飲酒過度などにより陰液を損傷して陰虚となり、その影響で肝陽が上亢するために頭痛がおきる。	脂濃い物や甘い物、味の濃い物の過食やアルコールの常飲によって痰湿が生じる、あるいは外界の湿邪の侵襲によって清陽が昇らなくなったり、痰湿が頭部の経絡に阻滞するために頭痛がおこる。	飲食不節、疲労・過労、思慮過度、久病などによって気虚となり、同時に慢性病による体力の消耗、慢性的な出血、多産による精血の消耗などのために血虚となり、気血両虚となって頭部を栄養できなくなるために頭痛がおこる。	先天不足、久病、重病、不養生、房事過多などによって腎精が不足すると、髄海を満たすことができないために頭痛がおこる。

頭痛
― 鑑別と治療のポイント ―

頭痛は、外感によるものと内傷によるものがあり、さらに、内傷によるものには実証によるものと虚証によるものに分類される。

・外感によるものは、悪寒や発熱、悪風などを伴ったり、それらに引き続いて頭痛がおこる。
・実証によるものは急激に頭痛がおこり、多くの場合は断続的に、経過は短いが強い痛みがおこる。
・虚証によるものは持続的に頭痛がおこり、経過が長く、痛みの程度は軽いことが多い。また、内傷によるものは該当する臓腑の症状を伴う。

痛みの性質は、虚によるものは隠痛であり、陽亢あるいは気滞によるものは脹痛、血瘀によるものは刺痛あるいは絞痛、熱邪によるものは灼痛、痰湿によるものは重痛となる。さらにそれぞれの原因によって頭痛が悪化することが特徴である。

また、頭痛においては痛む場所がどの経絡に属すかという弁別も行うとよい。

・太陽経頭痛－後頭部や項背部にかけて痛むもの－天柱、崑崙などを加穴する、あるいは風邪の侵襲によっておこるものには風池、外関を加穴する、あるいは首や肩の経筋の凝りが原因となっている場合には局所の経筋に対し、舒筋あるいは養筋を目的とした治療を行う。
・陽明経頭痛－前頭部や前額部にかけて痛むもの－頭維、合谷、足三里、陰陵泉などを加穴する。
・少陽経頭痛－側頭部や耳のあたりが痛むもの－率谷、陽陵泉、丘墟などを加穴する。
・厥陰経頭痛－頭頂部が痛むあるいは目に放散するもの－太衝、陽陵泉、百会などを加穴する。

手技は、実証には瀉法、虚証には補法を行う。このほか、頭痛も中医では"不通則痛""不栄則痛"の原則に基づいて発生する。

"不通則痛"とは、頭痛局所の経絡あるいは原因となっている臓腑の気機の阻滞によっておこる実証である。治療は、頭痛局所の疎通経絡あるいは該当する臓腑の調和を図ることを目的に治療を行うとよい。

"不栄則痛"とは、頭痛局所の経気の不足あるいは原因となっている臓腑の機能減退によっておこる虚証である。治療は、局所および該当する臓腑を補うとよい。

痛みの鑑別については、本シリーズ中巻、整形外科症状の治療の中の、一般的な痛みの弁証および虚実の判定を参考にするとよい。

◎風寒

　風寒によるものは、風寒の侵襲によって急激におこる頭痛である。鑑別のポイントは、痛みは強く甚だしくなると絞痛に近い痛みとなる。悪寒が強く発熱はないか軽い、無汗、身体痛などの風寒による症状を伴い、風にあたったり冷えると痛みは増強することが鑑別のポイントである。

　治療は、風池で去風、外関で解表を図り、悪寒が強ければ大椎に温法を行うとよい。鍼の手技は全て瀉法を行う。

◎風熱

　風熱によるものも、痛みは強く、脹痛や灼痛となることが多く、甚だしくなると頭が割れるように痛み、暖まると増強する。発熱や熱感が強く悪寒は軽い、そのほか顔面紅潮、目赤、のどの腫脹や疼痛、軽度の口渇などを呈することが鑑別のポイントとなる。

　治療は、風池で去風を、外関で解表を、大椎で清熱解表を図るとよい。手技は全て瀉法であり、温法は禁忌である。

◎風湿

　風湿によるものは、頭に袋を被されたような、鉢巻きを巻かれるようなしめつけられる感じの頭痛となり、痛みよりも重さが主となる。悪寒や発熱はあっても軽いことが多く、湿邪によって衛気が阻害されるために悪風が強くなる。その他身重感、小便不利、下痢、食欲不振などの湿邪の停滞による症状を伴うことが鑑別のポイントとなる。

　治療は、風池で去風を、陰陵泉で利湿を、頭維で降濁を、また必要に応じて外関で解表を図るとよい。手技はすべて瀉法である。熱症状がなければ陰陵泉や外関に温法を併用することも有効である。

◎血瘀

　血瘀によるものは、打撲や裂傷などの外傷後や手術後におこり、その局所の刺痛や絞痛が主訴となる。あるいは、血瘀の特徴であるどす黒い顔色、肌膚甲錯、舌質が紫暗、瘀斑・瘀点、脈象が渋などの全身症状を伴うこともある。

　治療は、局所の活血が主となるため、痛みの局所に瀉法を行うとよい。全身症状を伴っていれば膈兪や三陰交などに瀉法を行い活血化瘀を図るとよい。

◎肝陽上亢

　肝陽上亢によるものは、頭頂部の痛みで脹痛となることが多く、急躁、易怒、顔面紅潮、イライラ感、めまい、頭重足軽などの気血の上衝による症状を伴うもので、腰膝酸軟、五心煩熱など腎陰虚の症状が同時に出現することが鑑別のポイントとなる。また、ストレスを感じたり、精神的緊張によってあるいは身体を暖めたり、熱さを感じると悪化することが多い。

　治療は、上衝している肝陽を抑えるために太衝、陽陵泉に瀉法を行い、上衝している陽気を清するために風池に瀉法を行う。さらに肝陽上亢の本は腎陰虚にあるために腎陰を補う照海などに補法を行う。

　また、頭頂部が痛むあるいは頭頂部が脹る

という感覚は肝気の阻滞によっておこることが多く、このタイプの頭痛は肝気鬱結、肝火上炎でもおこる。また、女性の生理前や生理前半におこる頭痛も肝気鬱結、肝火上炎など肝気の阻滞あるいは肝火・肝陽によるものが多い。

・肝気鬱結によるものは、頭頂部の脹痛があってストレスや精神的緊張によって頭痛は悪化し、イライラ感、精神抑鬱感、易怒、ため息が多い、乳房や胸脇部、少腹部の脹満感や脹痛などが主症状となるもので、太衝、陽陵泉、支溝などに瀉法を行う。
・肝火上炎によるものは、頭頂部の脹痛や灼痛、暖めたりストレスや精神的緊張によって頭痛は悪化する。さらに肝気鬱結の症状に加え、面紅目赤、口渇多飲（冷飲を好む）、胸脇部灼熱感、口苦、めまい、便秘、小便黄赤などが主症状となり、行間、陽陵泉、支溝、風池などに瀉法を行うとよい。

◎痰濁阻滞

痰濁阻滞によるものは、頭の重だるさやぼんやりした感じが主の頭痛で、ひどくなると頭に袋を被されたような、鉢巻を巻かれたような頭部を締め付けられるような感じがする。また、曇天時や湿度の高い時に頭痛は悪化すること、あるいは脂濃いものや甘いもの味の濃いものを食すると頭痛が悪化することが特徴で、胸苦しい、水分を飲むと気分が悪くなるあるいは吐く、手足や陰部の湿り感、浮腫、痰が多い、頭重、身重感などを伴うことが鑑別のポイントである。

治療は、豊隆、陰陵泉で燥湿化痰を、中脘で去痰降濁を、頭維で降濁を図るとよい。手技はすべて瀉法である。

◎気血両虚

気血両虚によるものは、強くはないが持続的な隠痛を呈し、肉体疲労や精神疲労によって頭痛は悪化することが特徴であり、倦怠感、無力感や脱力感、息切れ、懶言、自汗などの気虚の症状と、めまい、面色や唇、爪の色が淡くなる、不眠、心悸、精神疲労などの血虚の症状が同時に出現するものである。

治療は、血海と脾兪を組み合わせて生血作用を強め、気海で元気を補い、百会で昇陽益気を図る。熱症状がなければ温法を併用することも有効である。手技はすべて補法である。

◎腎精不足

腎精不足によるものは、頭内に無力感を感じる空虚な感覚を伴う持続的な隠痛で、肉体疲労や精神疲労によって、また房事によって症状が悪化することが特徴であり、腰膝酸軟、健忘、早老、性欲減退、耳鳴り、難聴などの腎精不足（腎気虚）の症状を伴うことが鑑別のポイントとなる。

治療は、腎兪、太谿、関元などで腎気、精血を補い、風池で昇陽健脳を図る。手技はすべて補法である。

頭重感、頭が重い（頭重）（ずじゅう）

本症は、頭が重いと感じる症状を指し、中医では頭沈ともいい、実証の頭重には必ず湿邪が関与する。頭重には頭痛やめまいなどを伴うことも多いが、本章では頭重が主訴となる場合について述べる。

	風湿	痰濁阻滞	湿熱阻滞	中気下陥
鑑別点	・頭に袋を被されたような、鉢巻を巻かれるような締め付けられる感じの頭重。 ・曇天や雨天、多湿の時に悪化する。	・頭が重く、ふらつき感を伴う。 ・頭に袋を被されたような、鉢巻を巻かれたような感じがする。 ・曇天や雨天、多湿の時に悪化する。	・頭が重く、脹った痛みを伴うことが多い。 ・頭に袋を被されたような、鉢巻を巻かれたような感じがする。 ・曇天や雨天、多湿の時に悪化する。	・強くはないがいつも頭重を感じる。 ・頭部隠痛を伴うこともある。 ・疲れると症状が悪化する。
随伴症状	悪風、発熱、頭痛、自汗、身重感、小便不利、下痢、食欲不振など。	胸苦しい、水分を飲むと吐く、食欲不振、手足や陰部の湿り、浮腫、痰が多い、身重感、めまいなど。	身熱不揚、口が粘る、口渇少飲または多飲（冷飲を好む）、脘腹脹満、頭重、身重感、小便短赤、泥状便ですっきり排便できないなど。	無力感、脱力感、精神疲労、息切れ、懶言、食欲不振、大便溏薄、脘腹下墜感、内臓下垂、身体消痩、めまい、面色萎黄など。
舌脈	舌苔−白薄。 脈−浮緩。	舌苔−白膩。 脈−滑など。	舌質−紅。舌苔−黄膩。 脈−滑数など。	舌質−淡、胖、歯痕など。 脈−緩、虚など。
弁証	風湿	痰濁阻滞	湿熱阻滞	中気下陥
治法	去風利湿	去痰降濁	清熱利湿	昇陽益気
取穴例	・風池（瀉法）−去風 ・陰陵泉（瀉法）−利湿 ・頭維（瀉法）−降濁	・豊隆（瀉法）、陰陵泉（瀉法）−燥湿化痰 ・中脘（瀉法）−去痰降濁 ・頭維（瀉法）−降濁	・中極（瀉法）、陰陵泉（瀉法）−清熱利湿 ・豊隆（瀉法）、中脘（瀉法）−去痰降濁 ・頭維（瀉法）−降濁	・中脘（補法）、足三里（補法）−補中益気 ・百会（補法）−昇陽益気
病因・病機	風湿の邪が肌表に侵襲し、頭部の経絡に阻滞するために頭重がおこる。	脂濃いものや甘いもの、味の濃いものの過食やアルコールの常飲、外界の湿邪などによって痰湿が生じて阻滞するために清陽が昇らなくなったり、痰湿が頭部の経絡に阻滞するために頭重がおこる。	脂濃いものや甘いもの、味の濃いものの過食やアルコールの常飲、外界の湿邪などによって生じた湿邪が化熱して内蘊し、頭部の経絡に阻滞するためにおこる。	肉体疲労、精神疲労、慢性の下痢、分娩過多、産後の消耗などによって元気が損耗し、そのために気虚下陥となると水湿の運化が低下し、また、清陽が昇らなくなるために頭重がおこる。

頭重感、頭が重い（頭重）
― 鑑別と治療のポイント ―

頭重は、実証では外感風湿、痰濁、湿熱によっておこり、虚証では、中気下陥など清陽不昇によっておこる。それぞれの鑑別点および随伴症状から鑑別するとよい。

◎風湿

風湿によるものは、頭に袋を被されたような、鉢巻を巻かれるようなしめつけられる感じの頭重となる。また、悪風、身重感、小便不利、下痢、悪寒や発熱はあっても軽いなどの症状を伴うことが鑑別のポイントとなる。

治療は、風池で去風を、陰陵泉で利湿を、頭維で降濁を、また必要に応じて外関で解表を図るとよい。

◎痰濁阻滞

痰濁阻滞によるものは、ふらつき感を伴い、頭に袋を被されたような、鉢巻を巻かれたような感じがする頭重となる。また、曇天時や湿度の高い時に頭重は悪化すること、あるいは脂濃いものや甘いもの味の濃いものを食すると頭重が悪化することが特徴で、胸苦しい、水分を飲むと気分が悪くなるあるいは吐く、手足や陰部の湿り感、浮腫、痰が多い、身重感などを伴うことが鑑別のポイントである。

治療は、豊隆、陰陵で燥湿化痰を、中脘で去痰降濁を、頭維で降濁を図るとよい。手技はすべて瀉法である。

◎湿熱阻滞

湿熱阻滞によるものは、脹痛となることも多く、締め付けられるような、頭に袋を被されたような、鉢巻を巻かれたような感じがする頭重となる。また、曇天時や湿度の高い時に頭重は悪化すること、あるいは脂濃いものや甘いもの味の濃いものを食する、アルコールの摂取によって頭重が悪化することが特徴で、身熱不揚、口が粘る、口渇少飲または多飲で冷飲を好む、潮熱、小便短赤など湿熱の症状を呈することが鑑別のポイントとなる。

治療は、中極、陰陵泉で清熱利湿を、豊隆、中脘などで去痰降濁を、頭維で降濁を図るとよい。手技はすべて瀉法である。

◎中気下陥

中気下陥によるものは、強くはないがいつも頭重を感じ、頭痛（隠痛）を伴うこともあり、肉体疲労や精神疲労によって症状が悪化することが特徴で、無力感や脱力感、懶言、脘腹下墜感、内臓下垂、めまいなど気虚下陥の症状を伴うことが鑑別のポイントとなる。

治療は中脘、足三里などで補中益気を、百会で昇陽益気を図る。脱肛など内臓下垂の症状が強ければ合谷や関元などを加穴するとよい。手技はすべて補法である。

頭が脹る（頭脹）(とうちょう)

　頭脹は、頭皮が突っ張る、または頭部あるいは頭内が張るという感覚を感じるもので、甚だしくなると頭が割れるような感覚を伴うこともある。中医では頭脹、脳脹などと呼ぶ。似た症状で頭重があるが、頭重は頭が重い、あるいはしめつけられるように感じるものである。なお、飲酒、過労、睡眠不足などが原因によっておこっているものは本項には属さない。

	肝火上炎	肝陽上亢	痰濁阻滞
鑑別点	・頭のふらつきと熱感を伴う頭頂部の脹感。 ・ストレスや精神的緊張によって頭脹が出現または悪化する。	・頭のふらつきと熱感を伴う頭頂部の脹感。 ・ストレスや精神的緊張によって頭脹が出現または悪化する。	・頭に袋を被されたような、鉢巻を巻かれたような感じの脹り。 ・頭重やふらつき感を伴い、曇天や雨天、多湿の時に悪化する。
随伴症状	胸脇部の灼熱感、脹満感や脹痛、呃逆、噯気、呑酸、口苦、面紅目赤、口渇多飲（冷飲を好む）、イライラ感、易怒、めまい、便秘、小便黄赤など。	急躁、易怒、顔面紅潮、イライラ感、口苦、めまい、五心煩熱、不眠、多夢、腰膝酸軟、頭重足軽など。	胸苦しい、水分を飲むと吐く、食欲不振、手足や陰部の湿り、浮腫、痰が多い、頭重、身重感、めまいなど。
舌脈	舌質－紅。舌苔－黄。 脈－弦数。	舌質－紅。舌苔－少または無苔。 脈－細数、弦細数。	舌苔－白膩。 脈－滑など。
弁証	肝火上炎	肝陽上亢	痰濁阻滞
治法	清泄肝火、通絡消脹	平肝潜陽、滋陰、通絡消脹	去痰降濁、通絡消脹
取穴例	・行間（瀉法）－清泄肝火 ・陽陵泉（瀉法）－疏肝利胆 ・風池（瀉法）－熄風潜陽	・太衝（瀉法）、陽陵泉（瀉法）－疏肝利胆 ・風池（瀉法）－熄風潜陽 ・照海（補法）－滋陰補腎	・豊隆（瀉法）、陰陵泉（瀉法）－燥湿化痰 ・中脘（瀉法）－去痰降濁 ・頭維（瀉法）－降濁
病因・病機	長い間ストレスや抑欝感を感じ続けたり、突然に強い精神的刺激を受けたり、陰血不足のために肝が滋養されないと肝気鬱結となり、肝鬱が長引くと化火して肝火上炎となる。その肝火が清竅を塞ぐために頭脹がおこる。	精血不足、陰津虚損、熱病による傷陰、久病、房事過多、五志過極、飲酒過度などにより陰液を損傷して陰虚となり、その影響で肝陽が上亢するために頭脹がおこる。	脂濃いものや甘いもの、味の濃いものの過食やアルコールの常飲によって痰湿が生じる、あるいは外界の湿邪の侵襲によって清陽が昇らなくなったり、痰湿が頭部の経絡に阻滞するために頭脹がおこる。

頭が脹る（頭脹）
— 鑑別と治療のポイント —

　頭脹は、肝火・肝陽が頭部に上亢する、あるいは痰濁が阻滞し、いずれも頭部の経絡の気機を阻滞させるためにおこる。

◎肝火上炎

　肝火上炎によるものは、頭頂部の脹感に頭のふらつきと熱感を伴い、ストレスや精神的緊張により、あるいは暖めると増強し、冷やすと軽減することが特徴であり、肝火上炎の症状である胸脇部の灼熱感や脹満感や脹痛、面紅目赤、口渇多飲、口苦、めまい、イライラ感、易怒などの症状を呈することが鑑別のポイントとなる。

　治療は、行間で肝火を清し、陽陵泉で疏肝利胆を、風池で潜陽を図るとよい。手技はすべて瀉法である。

◎肝陽上亢

　肝陽上亢によるものは、頭頂部の脹感に頭のふらつきと熱感を伴い、ストレスや精神的緊張により、あるいは暖めると増強し、冷やすと軽減することが特徴であり、急躁、易怒、顔面紅潮、イライラ感、めまい、頭重足軽などの気血の上衝による症状を伴うもので、他に腰膝酸軟、五心煩熱など腎陰虚の症状が同時に出現することが鑑別のポイントとなる。

　治療は、上衝している肝陽を抑えるために太衝、陽陵泉に瀉法を行い、潜陽を目的に風池に瀉法を行う。さらに肝陽上亢の本は腎陰虚にあるため、腎陰を補う照海や復溜、太谿などに補法を行うことが必要である。

◎痰濁阻滞

　痰濁阻滞によるものは、頭重や頭のふらつき感を伴い、頭に袋を被されたような、鉢巻を巻かれたような感じを伴う頭脹となる。また、曇天時や湿度の高い時に頭脹は悪化すること、あるいは脂濃いものや甘いもの味の濃いものを食すると頭脹が悪化することが特徴で、胸苦しい、水分を飲むと気分が悪くなるあるいは吐く、手足や陰部の湿り感、浮腫、痰が多い、身重感などの痰濁阻滞による症状を伴うことが鑑別のポイントである。

　治療は、豊隆、陰陵泉で燥湿化痰を、中脘で去痰降濁を、頭維で降濁を図るとよい。手技はすべて瀉法である。

頭が揺れる（頭揺）(とうよう)

　本症は、自覚せずに頭が揺れている状態、あるいは自覚があるにもかかわらず、揺れを自制することができない状態を指し、中医では頭揺、揺頭風などともいう。本症にはめまいや頭重をもなうことが多いが、本項では揺れが主症状となるものについて述べる。

	肝陽化風	陰　虚
鑑別点	・頭揺。 ・揺れ方は力強いことが多い。 ・ストレスや精神的緊張によって頭揺が出現または悪化する。	・頭揺。 ・揺れ方は比較的穏やかなことが多い。
随伴症状	四肢や体幹の振戦、急躁、易怒、顔面紅潮、イライラ感、口苦、めまい、五心煩熱、不眠、多夢、腰膝酸軟、頭重足軽など。	目の乾き、頬部紅潮、盗汗、潮熱、五心煩熱、不眠、多夢、消痩、腰膝酸軟、便秘、尿が濃いなど。
舌脈	舌質ー紅。舌苔ー少または無苔。 脈ー細数、弦細数。	舌質ー紅。舌苔ー少または無苔。 脈ー細数など。
弁証	肝陽化風	陰虚動風
治法	平肝熄風	滋陰熄風
取穴例	・太衝（瀉法）、陽陵泉（瀉法）ー平肝潜陽 ・風池（瀉法）ー熄風潜陽 ・太谿（補法）、照海（補法）ー補益腎陰	・太衝（瀉法）ー平肝潜陽 ・風池（瀉法）ー熄風潜陽 ・復溜（先瀉後補）ー滋陰降火 ・太谿（補法）ー補益腎陰
病因・病機	精血不足、房事過多や老化、久病などにより肝腎の陰を損傷すると、陰が陽を制御できなくなるために肝陽上亢となり、その影響で内風が生じて頭部の経絡を塞ぐために頭揺がおきる。	精血不足、津液虚損、熱病による傷陰、久病、房事過多、五志過極、飲酒過度などによって腎陰が虚して内熱が生じて上炎し、そのために生じた内風が頭部の経絡を塞ぐために頭揺がおきる。

頭が揺れる（頭揺）
― 鑑別と治療のポイント ―

頭揺に限らず、"揺れる""痙攣""振戦"などの症状は内風によっておこり、"諸風掉眩皆属肝"の通り、肝との関係が深い。

◎肝陽上亢

肝陽上亢によるものは、揺れ方は力強いことが多く、ストレスや精神的緊張により、あるいは身体を暖めると増強し、涼しい環境にいるなど身体を冷やすと軽減することが特徴であり、急躁、易怒、顔面紅潮、イライラ感、めまい、頭重足軽や、甚だしくなると半身不随、顔面麻痺などの気血の上衝による症状を伴うもので、他に腰膝酸軟、五心煩熱など腎陰虚の症状が同時に出現することが鑑別のポイントとなる。

治療は、太衝と陽陵泉に瀉法を行い平肝潜陽を、風池に瀉法を行って熄風を、太谿や照海などに補法を行って腎陰を補うとよい。

◎陰虚動風

陰虚動風によるものは、揺れ方は比較的穏やかなことが多いが慢性的に持続することが特徴となり、頬部紅潮、盗汗、潮熱、五心煩熱、不眠、多夢などの腎陰虚の症状が主となることが鑑別のポイントとなる。しかし、治療では腎陰虚によって肝腎の不調和となって動風するため、太衝に瀉法を行って平肝潜陽を、風池に瀉法を行って熄風潜陽を行うことが必要である。また、復溜に先瀉後補を行って虚熱を清し、太谿などに補法を行い腎陰を補うとよい。

* 本症のように、内風が存在するためにおこる症状は"実"の状態となるが、原因は虚実に分類されており、多くの場合の本質は虚実夾雑の形態となる。このような症候を中医では肝風内動と総称し、肝風内動には原因により、熱極生風、肝陽化風、陰虚動風、血虚生風に分類される。

- 熱極生風―熱病の最盛期や肝火上炎など実熱によって内風が生じる。壮熱、めまい、頭痛、手足の躍動や痙攣、悪化すると両目上視、角弓反張、意識障害をきたす。瀉百会、瀉大椎などを加穴する。
- 肝陽化風―左の欄を参照のこと。
- 陰虚動風―左の欄を参照のこと。
- 血虚生風―出血過多や久病によって血虚から肝血虚に発展し、筋を栄養できなくなるために手足の痙攣や振戦、しびれ、関節拘急に加え、目のかすみや乾き、面色萎黄を引きおこす。補血海、補三陰交、瀉太衝などを加穴する。

頭鳴（脳鳴） とうめい（のうめい）

本症は、耳鳴りと症状が似ているが、耳鳴りのようにキーンなどとなる音が、頭頂部や後頭部、前頭部など頭の中で鳴り響くような感覚がある状態をいい、中医では脳鳴という。

	肝気鬱結	湿熱阻滞	腎精不足	心脾両虚
鑑別点	・頭鳴。 ・怒ったりストレスを感じると頭鳴が出現または悪化する。	・頭鳴。 ・飲食不節あるいは曇天時や湿度の高い時に出現または悪化する。	・頭鳴。 ・肉体疲労や精神疲労、房事過多などによって頭鳴が悪化する。	・頭鳴。 ・肉体疲労や精神疲労によって頭鳴が悪化する。
随伴症状	イライラ感、精神抑鬱感、易怒、ため息が多い、胸脇部や少腹部、乳房の脹満感や脹痛など。	身熱不揚、口が粘る、口渇少飲または多飲（冷飲を好む）、脘腹脹満、頭重、身重感、小便短赤、泥状便ですっきり排便できないなど。	腰膝酸軟、健忘、早老、性欲減退、耳鳴り、難聴、脱毛、歯の動揺、長時間の起立ができないなど。	心悸、不眠、多夢、精神不安、精神疲労、食欲不振、大便溏薄、易疲労、無力感、面色不華など。
舌脈	舌質－紅。舌苔－白薄。脈－弦。	舌質－紅。舌苔－黄膩。脈－滑数など。	舌質－淡。舌苔－白薄。脈－虚、弱で尺脈無力。	舌質－淡。舌苔－白薄。脈－虚弱など。
弁証	肝気鬱結	湿熱阻滞	腎精不足	心脾両虚
治法	疏肝理気	清熱利湿	補益腎精	補益心脾
取穴例	・太衝（瀉法）、陽陵泉（瀉法）、間使（瀉法）－疏肝理気	・中極（瀉法）、陰陵泉（瀉法）－清熱利湿 ・豊隆（瀉法）、中脘（瀉法）－去痰降濁 ・頭維（瀉法）－降濁	・腎兪（補法）、太谿（補法）、関元（補法）－補腎倍本、補益精血 ・風池（補法）－昇陽健脳	・神門（補法）、三陰交（補法）－補益心脾 ・脾兪（補法）－健脾益気 ・百会（補法）－昇陽益気
病因・病機	長期にわたりストレスを受け続けたり、突然強い精神的刺激を受けたり、陰血不足のために肝が滋養されなくなると肝気鬱結となり、その影響で清竅の気機も通じなくなるために頭鳴がおこる。	脂濃いものや甘いもの、味の濃いものの過食やアルコールの常飲、外界の湿邪などによって生じた湿邪が化熱して内蘊し、頭部の経絡に阻滞したために頭鳴がおこる。	先天不足、久病、重病、不養生、房事過多などによって腎精が不足すると、脳を滋養できないために頭鳴がおきる。	労倦、飲食不節などによって脾を損傷すると心の機能も低下しやすくなる、また思慮過度や心配事が続くなどによって心血を消耗すると脾の機能も低下しやすくなる。このために心脾両虚となると清竅を栄養することができなくなるために頭鳴がおこる。

頭鳴（脳鳴）
― 鑑別と治療のポイント ―

　頭鳴は、耳鳴りと混同することも多いが、耳鳴りは耳中で音がすることで、頭鳴は耳よりももっと奥の頭の中で音がするものである。耳鳴りとは病因が違うため、耳鳴りが主訴としている患者様には、念のために問診時に音のする部位を確認するとよい。

　中医でも比較的まれな症状とされており、また、西医でも現在のところ原因が追及できてはいないようであるが、脳血管障害や脳腫瘍など重篤な疾患の一症状として出現することもあることから、場合によっては脳外科的な精査が必要である。

◎肝気鬱結

　肝気鬱結によるものは、怒ったりストレスを感じると出現・悪化する頭鳴であり、イライラ感、精神抑鬱感、易怒、ため息が多い、胸脇部や少腹部、乳房の脹満感や脹痛などの症状を伴うことが鑑別のポイントである。

　治療は、太衝、支溝、陽陵泉で疏肝理気を図るとよい。足厥陰経は頭頂部に接続することからこれだけの取穴でも変化は期待できるが、怒りっぽい、カーッとしやすいなど肝気の上逆が強い場合には潜陽を目的に風池を加穴するとよい。手技はすべて瀉法である。

◎湿熱阻滞

　湿熱阻滞によるものは、脂濃い物や甘い物、味の濃い物の過食やアルコールの常飲によって、あるいは曇天時や湿度の高い時に出現・悪化する頭鳴で、身熱不揚、口が粘る、口渇少飲または多飲で冷飲を好む、潮熱、小便短赤などの症状が鑑別のポイントとなる。

　治療は、中極、陰陵泉で清熱利湿を、豊隆、中脘などで去痰降濁を、頭維で降濁を図るとよい。手技はすべて瀉法である。

◎腎精不足

　腎精不足によるものは、肉体疲労や精神疲労、房事過多などによって悪化する頭鳴であり、腰膝酸軟、性欲減退、耳鳴り、難聴、脱毛、歯の動揺など腎精不足（腎気虚）の症状を伴うことが鑑別のポイントとなる。

　治療は、腎兪、太谿、関元などで腎気、精血を補い、風池で昇陽益気を図る。手技はすべて補法である。

◎心脾両虚

　心脾両虚によるものは、肉体疲労や精神疲労によって悪化する頭鳴であり、心悸、不眠、多夢、精神不安、大便溏薄、食欲不振、無力感、精神疲労、面色不華などの心脾の気血両虚の症状が鑑別のポイントとなる。

　治療は、神門と三陰交に脾兪を組み合わせて心脾を補い、百会で昇陽を図るとよい。手技はすべて補法である。

頭の下垂（頭傾）(とうけい)

　本症は、首に力がなく頭が前方に傾いて挙上できない状態を指し、中医では頭傾や天柱倒などと呼ぶ。本症は、臓腑の気が重度に虚衰した状態であるので早めの処置が必要である。ただし新生児や乳幼児の首が据わらない状態や、猫背、円背、亀背などの状態は本症の範疇には含めない。

	中気下陥	腎精不足	腎陽虚
鑑別点	・頭傾。	・頭傾。	・頭傾
随伴症状	無力感、脱力感、精神疲労、息切れ、懶言、食欲不振、大便溏薄、脘腹下墜感、内臓下垂、身体消痩、めまい、面色萎黄など。	腰膝酸軟、健忘、早老、性欲減退、耳鳴り、難聴、脱毛、歯の動揺、長時間の起立ができないなど。	寒がる、四肢や腰腹部の冷え、顔色が白い、未消化便を下痢する、五更泄瀉、小便清長、下腹部冷痛、浮腫、腰膝酸軟、懶言、精神不振、倦怠無力感など。
舌脈	舌質−淡、胖、歯痕など。脈−緩、虚など。	舌質−淡。舌苔−白薄。脈−虚、弱で尺脈無力。	舌質−淡、嫩。舌苔−滑。脈−沈遅で無力。
弁証	中気下陥	腎精不足	腎陽虚
治法	昇陽益気	補益腎精	温補腎陽
取穴例	・足三里(補法)−補中益気 ・百会(補法)−昇陽益気 ・気海(補法)−培補元気 ・命門(補法)、大椎(補法)−強健腰脊	・腎兪(補法)、太谿(補法)、関元(補法)−補腎倍本、補益精血 ・命門(補法)、大椎(補法)−強健腰脊	・腎兪(補法)、関元(灸頭鍼(補法))−温腎壮陽 ・気海(補法)、合谷(補法)、百会(補法)−昇陽益気 ・大椎(補法)−強健腰脊
病因・病機	肉体疲労、精神疲労、慢性の下痢、分娩過多、産後の消耗などによって元気が損耗し、そのために気虚下陥となると清陽が上らなくなり、頸部や背部の筋を栄養できなくなるために頭傾となる。	先天不足、久病、重病、不養生、房事過多などによって腎精が不足すると、髄海を満たすことができないために頭傾がおこる。	腎気虚からの発展、久病、先天不足、房事過多、外邪による陽気の損傷などによって腎陽が虚損し、督脈を温煦できなくなるために頭傾となる。

頭の下垂（頭傾）
― 鑑別と治療のポイント ―

　頭傾は、頭頸部を支えることができなくなるために頭部が前方に傾き、挙上できない状態を指すが、同時に上肢も無力となることもある。経筋が弛緩して保持できなくなることによっておこる。臓腑、気血の強い虚損によっておこるため、治療は臓腑の機能回復を目的に行う必要がある。

◎中気下陥

　中気下陥によるものは、頭傾となり、無力感や脱力感、懶言、脘腹下墜感、脱肛や子宮脱、腎下垂などの内臓下垂、めまいなど気虚下陥の症状が強く出ることが鑑別のポイントとなる。

　治療は中脘、足三里などで補中益気を図り、百会で昇陽益気を図り、気海で元気を補い、命門や大椎で腰脊を強めるとよい。同時に頸部の排刺や背部の華佗挟脊刺など、局所の経筋の栄養を高めるとよい。手技はすべて補法である。

◎腎精不足

　腎精不足によるものは頭傾となり、腰膝酸軟、健忘、早老、性欲減退、耳鳴り、難聴、脱毛、歯の動揺などの腎精不足（腎気虚）の症状を伴うことが鑑別のポイントとなるが、特に腰脊や下肢の酸軟が強くなるために、長時間の起立や歩行による腰下肢の疲労が全身の疲労感よりも強く出現する。

　治療は、腎兪、太谿、関元などで腎気、精血を補い、命門、大椎で腰脊を強める。同時に頸部の排刺や背部の華佗挟脊刺など、局所の経筋の栄養を高めるとよい。手技はすべて補法である。

◎腎陽虚

　腎陽虚によるものは、頭傾となり寒がる、四肢や腰腹部の冷え、顔色が白い、未消化便を下痢する、五更泄瀉、小便清長、下腹部冷痛、浮腫、腰膝酸軟、懶言、精神不振、倦怠無力感などの腎陽虚の症状を伴うことが鑑別のポイントである。

　治療は、関元や腎兪、命門に温法や補法を行って温腎壮陽を図り、気海、合谷、百会を組み合わせて昇陽益気を図り、大椎で強健腰脊を図る。同時に頸部の排刺や背部の華佗挟脊刺など、局所の経筋の栄養を高めるとよい。鍼の手技はすべて補法である。

めまい（眩暈）（げんうん）

中医では眩暈という。"眩"は目がかすんで目の前が暗くなることをいい、"暈"は物が揺れ動いて見えたり、視界がぐるぐると回転しているように見えることをいう。両者は同時におこることが多いために眩暈、あるいは頭暈などと称される。

	肝陽上亢	痰濁阻滞	気血両虚	腎精不足
鑑別点	・めまい、頭のふらつき。 ・頭頂部の脹痛を伴うことが多く、ストレスや精神的緊張によってめまいが出現または悪化する。	・回転性のめまい、頭重感を伴うことが多い。	・めまい、頭のふらつき。 ・精神疲労や肉体疲労時に悪化し、横になったり身体を休めると軽減する。	・めまい、頭のふらつき。 ・頭部の無力感や空虚な感じを伴う。
随伴症状	急躁、易怒、顔面紅潮、イライラ感、口苦、五心煩熱、不眠、多夢、腰膝酸軟、頭重足軽など。	胸苦しい、水分を飲むと吐く、食欲不振、手足や陰部の湿り、浮腫、痰が多い、頭重、身重感、悪心など。	頭痛あるいは頭重、面色淡白または萎黄、口唇や爪の色が淡白、不眠、心悸、精神疲労、倦怠感、無力感、息切れ、懶言、自汗など。	腰膝酸軟、健忘、早老、性欲減退、耳鳴り、難聴、脱毛、歯の動揺など。
舌脈	舌質ー紅。舌苔ー少または無苔。 脈ー細数、弦細数。	舌苔ー白膩。 脈ー滑など。	舌質ー淡。 脈ー細弱など。	舌質ー淡。舌苔ー白薄。 脈ー虚、弱で尺脈無力。
弁証	肝陽上亢	痰濁阻滞	気血両虚	腎精不足
治法	平肝潜陽	去痰降濁	気血双補、昇陽益気	補益腎精
取穴例	・太衝(瀉法)、陽陵泉(瀉法)ー疏肝利胆 ・風池(瀉法)ー熄風潜陽 ・照海(補法)ー滋陰補腎	・豊隆(瀉法)、陰陵泉(瀉法)ー燥湿化痰 ・中脘(瀉法)ー去痰降濁 ・頭維(瀉法)ー降濁	・脾兪(補法)、血海(補法)ー健脾生血 ・気海(補法)ー培補元気 ・百会(補法)ー昇陽益気	・腎兪(補法)、太谿(補法)、関元(補法)ー補腎倍本、補益精血 ・百会(補法)ー昇陽益気
病因・病機	精血不足、陰津虚損、熱病による傷陰、久病、房事過多、五志過極、飲酒過度などにより陰液を損傷して陰虚となり、その影響で肝陽が上亢するためにめまいがおこる。	脂濃いものや甘いもの、味の濃いものの過食やアルコールの常飲、あるいは外界の湿邪などによって生じた痰湿が中焦に阻滞したために清陽が昇らず、濁陰が降りないためにめまいがおこる。	飲食不節、疲労・過労、思慮過度、久病などによって気虚となり、同時に慢性病による体力の消耗、慢性的な出血、多産による精血の消耗などのために血虚となり、気血両虚となって頭部を栄養できなくなるためにめまいがおこる。	先天不足、久病、重病、不養生、房事過多などによって腎精が不足すると、髄海を満たすことができないためにめまいがおこる。

✤ めまい（眩暈）
― 鑑別と治療のポイント ―

　眩暈は、肝陽上亢、痰濁阻滞、気血の不足、腎精不足などによっておこる。それぞれの鑑別点および随伴症状から鑑別するとよい。

◎肝陽上亢

　肝陽上亢によるものは、頭頂部の脹痛や脹感を伴うめまいや頭のふらつきとなり、ストレスや精神的緊張や身体を暖めることによってめまいが出現したり悪化することが特徴で、急躁、易怒、顔面紅潮、イライラ感、頭重足軽などの気血の上衝による症状を伴い、他に腰膝酸軟、五心煩熱など腎陰虚の症状が同時に出現することが鑑別点である。

　治療は、太衝、陽陵泉に瀉法を行い平肝潜陽を、風池に瀉法を行い熄風潜陽を。さらに腎陰を補うために照海などに補法を行う。

◎痰濁阻滞

　痰濁阻滞によるものは、回転性のめまいで、頭重感を伴うことが特徴であり、また普段から頭の重だるさやぼんやりした感じがする、ひどくなると頭に袋を被されたような、鉢巻を巻かれたような感じがする、曇天時や湿度の高い時にめまいは悪化すること、あるいは脂濃いものや甘いもの味の濃いものを食するとめまいが悪化することが特徴で、胸苦しい、水分を飲むと気分が悪くなるあるいは吐く、手足や陰部の湿り感、浮腫、頭重、身重感などを伴うことが鑑別のポイントである。

　治療は、豊隆、陰陵泉で燥湿化痰を、中脘で去痰降濁を、頭維で降濁を図るとよい。手技はすべて瀉法である。

◎気血両虚

　気血両虚によるものは、めまいや頭のふらつきが肉体疲労や精神疲労によって悪化し、横になったりして身体を休めると軽減することが特徴であり、倦怠感、無力感や脱力感、息切れ、懶言、自汗など気虚の症状と、面色や唇、爪の色が淡くなる、不眠、心悸、精神疲労など血虚の症状が出現するものである。

　治療は、脾兪と血海と組み合わせて養血を、気海で元気を補い、百会で昇陽益気を図るとよい。手技はすべて補法である。

◎腎精不足

　腎精不足によるものは、頭に無力感を感じる空虚な感覚を伴うめまいや頭のふらつきを感じ、肉体疲労や精神疲労によって、また房事によって症状は悪化することが特徴であり、腰膝酸軟、健忘、早老、性欲減退、耳鳴り、難聴などの腎精不足（腎気虚）の症状を伴うことが鑑別のポイントとなる。

　治療は、腎兪、太谿、関元などで腎気、精血を補い、風池で昇陽健脳を図る。手技はすべて補法である。

✽ 不眠（不寝）（ふしん）

本症は、睡眠障害の総称であり、寝つきが悪い、すぐに目が覚める、ぐっすり眠れない、ひどくなると夜通し眠れないなどを含めたもので、中医では不寝、失眠などともいう。ただし、下記のような随伴症状を伴うものを病態とすべきで、次項鑑別のポイントに記載した事項を確認の上、

	肝火上炎	心火亢盛	心腎不交
鑑別点	・不眠。 ・寝つきが悪く、よく目が覚める、甚だしいと一晩中眠れない。	・不眠。 ・寝つきが悪く、よく目が覚める、甚だしいと一晩中眠れない。	・不眠。 ・寝つきが悪く、よく目が覚める、甚だしいと一晩中眠れない。
随伴症状	胸脇部の灼熱感、脹満感や脹痛、呃逆、噯気、呑酸、口苦、面紅目赤、口渇多飲（冷飲を好む）、イライラ感、易怒、めまい、便秘、小便黄赤など。	心悸、心胸煩熱、多夢、口舌の潰瘍、小便短赤、排尿痛、面紅、口渇多飲（冷飲を好む）、吐血、衄血など。	心悸、心胸煩熱、五心煩熱、口乾、めまい、耳鳴り、腰膝酸軟、遺精など。
舌脈	舌質−紅。舌苔−黄。 脈−弦数。	舌尖紅絳または芒刺。舌苔−黄で乾燥。 脈−数で有力など。	舌質−紅。舌苔−少または無苔。 脈−細数。
弁証	肝火上炎	心火亢盛	心腎不交
治法	清泄肝火、寧心安神	清心瀉火、寧心安神	滋陰降火、交通心腎
取穴例	・行間（瀉法）−清泄肝火 ・陽陵泉（瀉法）−疏肝利胆 ・風池（瀉法）−熄風潜陽 ・内関（瀉法）−寧心安神	・神門（瀉法）、大陵（瀉法）−清心瀉火 ・大椎（瀉法）−清泄実熱 ・風池（瀉法）−潜陽	・神門（瀉法）、大陵（瀉法）−清心瀉火 ・風池（瀉法）−潜陽 ・復溜（先瀉後補）−滋陰降火 ・太谿（補法）−補益腎陰
病因・病機	長期にわたってストレスを感じ続けたり、精神的な抑鬱が続いたり、突然に強い精神的ショックを受けたりするなどによって肝気鬱結となり、肝気鬱結の状態が長期化すると化火して肝火上炎となる。その肝火が上炎して心神に影響するために不眠となる。	五志過極による気鬱化火、六淫の邪気の化熱、辛いものの過食などによって心火が亢盛となり、心神に上擾するために不眠となる。	房事過多、久病などにより腎陰を損傷すると心火が亢進する。また、五志過極などにより心火が亢進すると腎陰が損傷される。心火の亢盛と腎陰の損傷によって心腎不交となり、心神に影響するために不眠となる。

治療を進めるべきか決定すべきである。また、疼痛、搔痒、発熱、咳嗽などによる不眠は、本項には含めない。

	腎陰虚	胃気不和	心脾両虚
鑑別点	・不眠。 ・寝つきが悪く、よく目が覚める。	・不眠。 ・寝つきが悪く、よく目が覚める。 ・脘腹の脹満感あるいは脹痛を伴う。	・不眠。 ・寝つきが悪く、よく目が覚める。 ・肉体疲労、精神疲労によって不眠が悪化する。
随伴症状	頬部紅潮、潮熱、盗汗、五心煩熱、口乾、頭のふらつき、消痩、耳鳴り、腰膝酸軟など。	胸苦しい、頭重、身重感、悪心嘔吐、噯気、食欲不振、水分を飲むと吐く、浮腫、痰が多い、手足や陰部の湿り感など。	心悸、多夢、精神不安、精神疲労、食欲不振、大便溏薄、易疲労、無力感、面色不華、月経不定、経量不定など。
舌脈	舌質－紅。舌苔－少または無苔。脈－細数。	舌質－紅。舌苔－白膩または黄膩。脈－滑、滑数など。	舌質－淡。舌苔－白薄。脈－虚弱など。
弁証	腎陰虚	胃気不和	心脾両虚
治法	滋陰清熱	去痰、和胃降濁	補益心脾、養心安神
取穴例	・復溜（先瀉後補）－滋陰降火 ・太衝（瀉法）－平肝潜陽 ・太谿（補法）、照海（補法）－補益腎陰	・中脘（瀉法）、足三里（瀉法）－通降胃気 ・豊隆（瀉法）－去痰降濁 ・内関（瀉法）－理気和胃	・神門（補法）、三陰交（補法）－補益心脾 ・脾兪（補法）－健脾益気 ・百会（補法）－昇陽益気
病因・病機	精血不足、津液虚損、熱病による傷陰、久病、房事過多、五志過極、飲酒過度などによって腎陰が虚して内熱が生じ、内熱が心神に上擾するために不眠となる。	暴飲暴食などによって食滞となる、脂ものや甘いものの摂りすぎによって湿熱が停滞するなどによって痰濁が生じて濁気が降りなくなり、その昇降失調が心神に影響するために不眠となる。	労倦、飲食不節などによって脾を損傷すると心の機能も低下しやすくなる、また思慮過度や心配事が続くなどによって心血を消耗すると脾の機能も低下しやすくなる。このために心脾両虚となると後天の精を化生することができず、その影響で心神を栄養することができなくなるために不眠となる。

不眠（不寝）
― 鑑別と治療のポイント ―

　不眠という症状を自覚することは多く、患者様からの主訴の一つとして耳にする機会は多いと思われるが、眠れない、寝つきが悪い、せっかく寝付いても目が覚めてしまうなどの状態をすぐに不眠症と判断する前に、確認のために下記のような問診を追加すべきである。

　たとえば悩み事や考え事、精神的緊張、寝室の環境や住宅環境（騒音や照明など）、パジャマをはじめとした寝具について（暑さや寒さ）、および飲食や音楽、映画、ゲームなど入眠前の興奮性刺激の有無、飲食（辛いものの摂取やお茶やアルコールなどの飲料などの状況について確認すべきである。

　不眠を出現させる主な病態としては下記のような病態が主となるが、下記のような随伴症状を伴わない、あるいは他の原因が明らかに影響している場合には不眠とは判断し難い。

◎肝火上炎

　肝火上炎によるものは、寝つきが悪く、よく目が覚め、甚だしいと一晩中眠れなくなる。また、肝火上炎の症状である胸脇部や頭頂部の灼熱感や脹満感や脹痛、面紅目赤、口渇多飲、口苦、めまい、イライラ感、易怒などの症状を呈することが鑑別のポイントとなる。

　治療は、行間で肝火を清し、陽陵泉で疏肝利胆を、風池で潜陽を、内関で寧心安神を図るとよい。手技はすべて瀉法である。

◎心火亢盛

　心火亢盛によるものは、寝つきが悪く、よく目が覚め、甚だしいと一晩中眠れなくなる。また、面紅目赤、口渇多飲、小便短赤など実熱症状を呈するのは肝火上炎と同じであるが、心悸、心胸煩熱、口舌の潰瘍、吐血などを伴う場合には心火亢盛によるものと判断できる。

　治療は、神門と大陵を組み合わせて心火を清し、大椎で気分実熱を清し、風池で潜陽を図るとよい。手技はすべて瀉法である。

◎心腎不交

　心腎不交によるものは、寝つきが悪く、よく目が覚め、甚だしいと一晩中眠れなくなる。また、心火亢盛の症状である心悸、心胸煩熱などと、腎陰虚の症状である五心煩熱、口乾、めまい、耳鳴り、腰膝酸軟、遺精などの症状が同時に出現することが特徴となる。

　治療は、清心瀉火を目的に神門と大陵を、潜陽のために風池にそれぞれ瀉法を行い、復溜に先瀉後補を行って滋陰降火を、太谿や復溜などに補法を行い腎陰を補うとよい。

　なお心腎不交の病機は、腎陰虚がベースで心火亢盛となり心腎不交に発展するものと、

心火亢盛から腎陰虚を併発して心腎不交となるものもある。

　後者の場合には清心瀉火と潜陽はしっかり図った方がよいが、前者の場合には補益腎陰あるいは滋陰降火を主とし、佐として養心安神を目的に神門、心兪などに補法を行った方がよい場合もある。熱症状を軽減するためには必要な処置ではあるが、神門、大陵、風池への瀉法の多用は返って心気心陽が虚してしまうことがあるので症状の変化を診ながら行うべきである。

◎腎陰虚

　腎陰虚によるものは、寝つきが悪く、よく目が覚める。陰虚による内熱が強くなった場合には、一晩中眠れなくなることもある。これに加え、頬部紅潮、潮熱、盗汗、五心煩熱、口乾、消痩、腰膝酸軟など腎陰虚の症状を伴うことが鑑別のポイントとなる。

　治療は、復溜に先瀉後補を行って滋陰降火を図り、太衝に瀉法を行って平肝潜陽を図り、太谿や照海などに補法を行って補益腎陰を図るとよい。

◎胃気不和

　胃気不和によるものは、寝つきが悪くよく目が覚め、脘腹の脹満感や脹痛を伴うことが特徴である。このタイプは、暴飲暴食など飲食不節などによってもおこるが、多くは胸苦しい、頭重や身重感、痰が多い、手足が湿るなど痰湿の症状を伴うことが鑑別のポイントとなる。

　治療は、中脘と足三里を組み合わせて胃気を降ろし、豊隆で去痰を図り、内関で中焦の理気を図るとよい。胃気不降が改善されれば昇清降濁のバランスも改善され、心神への影響も消失する。手技はすべて瀉法である。

◎心脾両虚

　心脾両虚によるものは、心の気血両虚、脾の気虚によっておこるため、睡眠異常は疲労によって悪化し、心悸、精神不安などの心の虚証と、大便溏薄、食欲不振、無力感などの脾気虚の症状、口唇や爪の色が淡白、面色不華などの血虚の症状が出現することが鑑別のポイントとなる。なお、月経については、気虚が主となれば経量は多く月経周期は短くなり、血虚が主となれば経量は少なく月経周期は長くなる。

　治療は、神門と三陰交に脾兪を組み合わせて心脾を補い、百会で昇陽を図るとよい。手技はすべて補法である。

　なお、心脾両虚まで病態が発展しなくても、単なる血虚の状態においても不眠が主訴となることも多い。血虚の主症状である面色萎黄または淡白で不華、口唇や爪が淡白、めまい、目のかすみ、四肢の痺れ感などに加え、月経後半あるいは月経終了後に下腹部隠痛（喜按）を感じたり、上記の症状が悪化する場合には血虚証と判断し、血海、三陰交、脾兪などに補法を行うとよい。

いつも眠い（嗜眠）(しみん)

昼夜を問わず眠たがり、呼ぶとすぐに目覚めるがまた眠ってしまう状態を指し、中医では嗜眠、嗜睡などと呼ぶ。ただし、本症は元気がなくて眠くなる状態であり、意識障害を伴っていたり、昏睡となっている場合には本項に属さない。

	痰濁阻滞	脾虚湿困	心脾両虚	腎陽虚
鑑別点	・身体が非常に重だるく、いつも眠い。	・疲労感が強く、身体が重だるくいつも眠い。	・疲労感が強く、いつも眠い。	・元気がなく、いつも眠い。
随伴症状	胸苦しい、水分を飲むと吐く、食欲不振、手足や陰部の湿り、浮腫、痰が多い、頭重、悪心など。	浮腫、口渇しても飲みたくない、疲労感、無力感、食欲不振、泥状便、元気がない、懶言、食後腹脹、面色萎黄など。	心悸、多夢、精神不安、精神疲労、食欲不振、大便溏薄、易疲労、無力感、面色不華、月経不定、経量不定など。	寒がる、四肢や腰腹部の冷え、未消化便を下痢する、五更泄瀉、小便清長、下腹部冷痛、浮腫、腰膝酸軟、懶言、精神不振、倦怠無力感など
舌脈	舌苔－白膩。脈－滑など。	舌質－淡、胖、歯痕。舌苔－白膩。脈－虚、緩など。	舌質－淡。舌苔－白薄。脈－虚弱など。	舌質－淡、嫩。舌苔－滑。脈－沈遅で無力。
弁証	痰濁阻滞	脾虚湿困	心脾両虚	腎陽虚
治法	去痰降濁	健脾利湿	補益心脾	温補腎陽
取穴例	・豊隆(瀉法)、陰陵泉(瀉法)－燥湿化痰 ・中脘(瀉法)－去痰降濁 ・頭維(瀉法)－降濁	・中脘(補法)、足三里(補法)－補中益気 ・陰陵泉(補法)、脾兪(補法)－健脾利湿	・神門(補法)、三陰交(補法)－補益心脾 ・脾兪(補法)－健脾益気 ・百会(補法)－昇陽益気	・関元(灸頭鍼(補法))、腎兪(補法)－温腎壮陽 ・気海(補法)、合谷(補法)、百会(補法)－昇陽益気
病因・病機	脂濃いものや甘いもの、味の濃いものの過食やアルコールの常飲、あるいは外界の湿邪などによって生じた痰湿が中焦に阻滞したために清陽が昇らず、濁陰が降りず、そのために心神に影響すると嗜眠となる。	飲食不節、過労、思慮過度などによって脾気虚となると、運化作用が低下するために湿邪が中焦に阻滞し、そのために清陽が上らず、濁気が降りず、その影響で心神が栄養されないために嗜眠となる。	労倦、飲食不節などによって脾を損傷すると心の機能も低下しやすくなる、また思慮過度や心配事が続くなどによって心血を消耗すると脾の機能も低下しやすくなる。このために心脾両虚となると後天の精を化生することができず、その影響で心神を栄養することができなくなるために嗜眠となる。	腎気虚からの発展、久病、先天不足、房事過多、外邪による陽気の損傷などによって腎陽が虚損し、陽虚陰盛となる影響で嗜眠となる。

いつも眠い（嗜眠）
― 鑑別と治療のポイント ―

嗜眠は、虚証は気虚あるいは陽虚によっておこり、実証は痰濁阻滞によっておこる。

なお、嗜眠の弁証に限ったことではないが、痰濁（痰湿）阻滞は、脾虚がベースとなっておこることもあるが、純粋な実証の場合もあるので注意が必要である。

◎痰濁阻滞

痰濁阻滞によるものは、身重感が強く、いつも眠さを感じる。また、曇天時や湿度の高い時や、脂濃いものや甘いもの味の濃いものを食すると症状が悪化することが特徴で、胸苦しい、手足や陰部の湿り感、浮腫、痰が多い、頭重などを伴うことが鑑別のポイントである。

治療は、豊隆、陰陵泉で燥湿化痰を、中脘で去痰降濁を、頭維で降濁を図るとよい。手技はすべて瀉法である。

◎脾虚湿困

脾虚湿困によるものは、疲労感が強く、身体が重だるく、いつも眠さを感じる。脾虚湿困は、脾気虚のために水湿の阻滞がおこるものなので、疲労感、無力感、元気がない、懶言、面色萎黄などの脾気虚の症状と、浮腫、水分を飲みたくないなど水湿の阻滞の症状が同時に出現していることが鑑別のポイントとなる。

治療は、健脾を図り、運化作用が回復すれば水湿の阻滞は改善できるという考え方から、中脘、足三里などで補中益気を、陰陵泉、脾兪などで健脾利湿を図る。手技はすべて補法である。また、各穴に温法を併用することも利湿の作用を高めることができる。

◎心脾両虚

心脾両虚によるものは、疲労感が強く、いつも眠さを感じる。また、嗜眠は疲労によって悪化し、心悸、精神不安などの心の虚証と、大便溏薄、食欲不振、無力感などの脾気虚の症状、面色不華などの血虚の症状が出現することが鑑別のポイントとなる。

治療は、神門と三陰交に脾兪を組み合わせて心脾を補い、百会で昇陽を図るとよい。手技はすべて補法である。

◎腎陽虚

腎陽虚によるものは、元気がなく、いつも眠さを感じる。また、腎陽虚の主症状である寒がる、四肢の冷え、水様便〜未消化便を下痢する、五更泄瀉、精神不振、懶言、倦怠無力感、腰膝酸軟などを伴うことが鑑別のポイントとなる。

治療は、関元と腎兪で温腎壮陽を、百会に気海、合谷を組み合わせて昇陽益気を図るとよい。鍼の手技はすべて補法である。

夢をよく見る（多夢）（たむ）

　本症は、睡眠中に見る夢が多いことを指すが、嫌な夢、恐ろしい夢などを見たために不快感を感じたり、夢を多く見るためにぐっすり眠れず、そのために日中は頭がぼーっとして疲労感を感じるなど、身体的に悪影響を及ぼすものが病態となる。時に夢を見たり、夢を見ても目覚めた後に不快感を残さないものは本項には当てはまらない。

	心腎不交	心脾両虚	心胆気虚	痰熱
鑑別点	・多夢。 ・寝つきが悪い、眠りが浅い。	・多夢。 ・肉体疲労、精神疲労によって多夢が悪化する。	・多夢。 ・恐ろしい夢をよく見る。	・多夢。
随伴症状	心胸煩熱、心悸、健忘、五心煩熱、口乾、めまい、耳鳴り、腰膝酸軟、遺精など。	心悸、不眠、精神不安、精神疲労、食欲不振、大便溏薄、易疲労、無力感、面色不華など。	ビクビクと恐がる、驚きやすい、怒りっぽい、情緒不安定、疑い深くなり決断できなくなる、心悸など。	胸苦しい、水分を飲むと吐く、食欲不振、手足や陰部の湿り、痰が多い、梅核気、浮腫、頭重、身重感、イライラ感、易怒など。
舌脈	舌質－紅。舌苔－少または無苔。 脈－細数。	舌質－淡。舌苔－白薄。 脈－虚弱など。	舌質－淡。 脈－細弱など。	舌質－紅。舌苔－黄膩。 脈－滑数など。
弁証	心腎不交	心脾両虚	心胆気虚	痰熱
治法	滋陰降火、交通心腎	補益心脾	益気鎮驚、養心安神	清熱去痰
取穴例	・神門（瀉法）、大陵（瀉法）－清心瀉火 ・風池（瀉法）－潜陽 ・復溜（先瀉後補）－滋陰降火 ・太谿（補法）－補益腎陰	・神門（補法）、三陰交（補法）－補益心脾 ・脾兪（補法）－健脾益気 ・百会（補法）－昇陽益気	・心兪（補法）、胆兪（補法）－益気鎮驚 ・神門（補法）－養心安神	・豊隆（瀉法）、陰陵泉（瀉法）－燥湿化痰 ・中脘（瀉法）－去痰 ・内関（瀉法）－理気散滞 ・頭維（瀉法）－降濁
病因・病機	房事過多、久病などにより腎陰を損傷すると心火が亢進する。また、五志過極などにより心火が亢進すると腎陰が損傷される。心火の亢盛と腎陰の損傷により心腎不交となる影響で心神不安となり多夢となる。	思慮過度や、失血は心を損傷し、飲食不節や労倦は脾を損傷する。気血の生成と血の循環は心と脾が協調して行うために心の損傷は脾に、脾の損傷は心に波及しやすく、そのために心脾両虚となり、心神を栄養できなくなると多夢となる。	元来の虚弱体質のため、または強い驚きや恐怖が続くために心胆の気が消耗し、そのために心神不安となる影響で多夢となる。	脂濃いものや甘いもの、味の濃いものの過食やアルコールの常飲などによって生じた痰湿が中焦に阻滞して化熱する、あるいは持続的なストレス、怒り、強い精神的刺激によって肝欝から気鬱化火して津液を濃縮したために痰熱が生じ、清陽が昇らず、濁陰が降りず、そのために心神に影響すると多夢となる。

✳ 夢をよく見る（多夢）
― 鑑別と治療のポイント ―

多夢は、血虚や気虚、陰液の不足、虚熱あるいは実熱によっておこることが多い。

◎心腎不交

心腎不交によるものは、多夢となり、併せて寝つきが悪く、甚だしいと一晩中眠ないことがある。また、心火亢盛の症状である心悸、心胸煩熱などと、腎陰虚の症状である五心煩熱、口乾、めまい、耳鳴り、腰膝酸軟、遺精などの症状が同時に出現することが特徴となる。

治療は、清心瀉火を目的に神門と大陵を、潜陽のために風池にそれぞれ瀉法を行い、復溜に先瀉後補を行って滋陰降火を、太谿や照海などに補法を行い腎陰を補うとよい。

なお心腎不交の病機は、腎陰虚がベースで心火亢盛となり心腎不交に発展するものと、心火亢盛から腎陰虚を併発して心腎不交となるものもある。

後者の場合には清心瀉火と潜陽はしっかり図った方がよいが、前者の場合には補益腎陰あるいは滋陰降火を主とし、佐として養心安神を目的に神門、心兪などに補法を行った方がよい場合もある。熱症状を軽減するためには必要な処置ではあるが、神門、大陵、風池への瀉法の多用は返って心気心陽が虚してしまうことがあるので症状の変化を診ながら行うべきである。

◎心脾両虚

心脾両虚によるものは、多夢となり、肉体的疲労や精神的疲労によって頻繁な多夢となることが特徴であり、心悸、精神不安、大便溏薄、食欲不振、無力感、面色不華などが出現することが鑑別のポイントとなる。

治療は、神門と三陰交に脾兪を組み合わせて心脾を補い、百会で昇陽を図るとよい。手技はすべて補法である。

◎心胆気虚

心胆気虚によるものは、恐ろしい夢をよく見ることが特徴である。胆の失調によってビクビクと恐がる、驚きやすい、疑い深くなり、決断できなくなるなどの症状を引きおこすことが鑑別のポイントとなる。

治療は、心兪と胆兪で益気鎮驚を、神門で養心安神を図る。補気を目的に脾兪、気海などを取ることも有効である。手技はすべて補法である。

◎痰熱

痰熱によるものは、胸苦しい、水分を飲むと吐く、手足や陰部の湿り、浮腫、痰が多い、梅核気などを伴うことがポイントとなる。

治療は、豊隆と陰陵泉で燥湿化痰を、中脘と内関で去痰降濁を、頭維で降濁を図るとよい。手技はすべて瀉法である。

物忘れ（健忘）(けんぼう)

本症は、記銘力や記憶力の減退した状態を指し、すぐに物事を忘れてしまう状態を指す。重症になると話の前後も一致しなくなって一瞬にして忘れてしまうこともある。ただし、先天的な理由によるものは本項には含まれない。

	肝気鬱結	血瘀	痰濁阻滞
鑑別点	・健忘。 ・ストレスを感じたり精神的な抑鬱によって悪化する。	・突然おこる健忘。	・健忘。 ・倦怠感や身重感が強く動きたがらない。
随伴症状	イライラ感、精神抑鬱感、易怒、ため息が多い、胸脇部や少腹部、乳房の脹満感や脹痛など。	頭痛、腫瘤、舌のこわばり、口唇が紫暗、顔色がどす黒い、口渇するが飲みたくない、肌膚甲錯など。	胸苦しい、水分を飲むと吐く、食欲不振、手足や陰部の湿り、浮腫、痰が多い、頭重、身重感、悪心など。
舌脈	舌質－紅。舌苔－白薄。 脈－弦。	舌質－紫暗、瘀斑、瘀点など。 脈－渋など。または舌脈正常。	舌苔－白膩。 脈－滑など。
弁証	肝気鬱結	血瘀	痰濁阻滞
治法	疏肝理気、益髄健脳	活血化瘀	去痰降濁
取穴例	・太衝(瀉法)、陽陵泉(瀉法)－疏肝理気 ・内関(瀉法)－寧心安神 ・気海(補法)－培補元気 ・風池(補法)－昇陽健脳	・膈兪(瀉法)、太衝(瀉法)－疏肝活血 ・三陰交(瀉法)、間使(瀉法)－活血散滞 ・風池(補法)－昇陽健脳	・豊隆(瀉法)、陰陵泉(瀉法)－燥湿化痰 ・中脘(瀉法)－去痰降濁 ・頭維(瀉法)－降濁 ・風池(補法)－昇陽健脳
病因・病機	長期にわたりストレスを受け続けたり、突然強い精神的刺激を受けたり、陰血不足のために肝が滋養されなくなると肝気鬱結となり、その影響で心神の気機も阻滞するために健忘となる。	長期にわたるストレス、突然の精神的刺激などによって肝気鬱結となり、気滞から血瘀となったり、外傷によって生じた瘀血が頭部の経絡を阻滞させる、あるいは気血がめぐらない影響で心神が栄養を受けられないために健忘となる。	脂濃いものや甘いもの、味の濃いものの過食やアルコールの常飲、あるいは外界の湿邪などによって生じた痰湿が中焦に阻滞したために清陽が昇らず、濁陰が降りず、そのために心神に影響すると健忘となる。

		腎精不足	腎陰虚	心脾両虚
鑑別点		・健忘。 ・早老となり、甚だしくなると恍惚状態となる。	・健忘。 ・焦躁感が強く不眠を伴う。	・健忘。 ・疲労感が強く不眠を伴うことが多い。
随伴症状		腰膝酸軟や歩行困難、白髪、歯の動揺や脱落、ぼんやりする、難聴、脱毛、歯の動揺など。	頬部紅潮、潮熱、盗汗、五心煩熱、口乾、頭のふらつき、消痩、耳鳴り、腰膝酸軟など。	心悸、多夢、精神不安、精神疲労、食欲不振、大便溏薄、易疲労、無力感、面色不華など。
舌脈		舌質－淡。舌苔－白薄。 脈－虚、弱で尺脈無力。	舌質－紅。舌苔－少または無苔。 脈－細数。	舌質－淡。舌苔－白薄。 脈－虚弱など。
弁証		腎精不足	腎陰虚	心脾両虚
治法		補腎填精	滋陰清熱、益髄健脳	補益心脾
取穴例		・腎兪(補法)、太谿(補法)、関元(補法)－補腎倍本、補益精血 ・絶骨(補法)－補益精髄 ・百会(補法)－昇陽益気	・復溜(先瀉後補)－滋陰降火 ・太衝(瀉法)－平肝潜陽 ・太谿(補法)、照海(補法)－補益腎陰 ・風池(補法)－昇陽健脳	・神門(補法)、三陰交(補法)－補益心脾 ・脾兪(補法)－健脾益気 ・百会(補法)－昇陽益気 ・風池(補法)－昇陽健脳
病因・病機		先天不足、久病、重病、不養生、房事過多などによって腎精が不足すると、髄海を満たすことができないために健忘がおこる。	精血不足、津液虚損、熱病による傷陰、久病、房事過多、五志過極、飲酒過度などによって腎陰が虚して内熱が生じ、内熱が心神に上擾するため、また腎精が不足するために健忘となる。	思慮過度や、失血は心を損傷し、飲食不節や労倦は脾を損傷する。気血の生成と血の循環は心と脾が協調して行うために心の損傷は脾に、脾の損傷は心に波及しやすく、そのために心脾両虚となって頭部を栄養できなくなると健忘がおこる。

物忘れ（健忘）
― 鑑別と治療のポイント ―

　健忘は、実証では肝気鬱結、痰濁阻滞、血瘀などにより、虚証では腎虚や心脾の虚によっておこる。どちらも心神を栄養できなくなるためにおこるが、実証では原因の除去を図って気機の阻滞を改善することが必要である。また、陰虚により虚熱が上炎している場合には滋陰降火を図ることが原因の除去となる。その後必要に応じて健脳、昇陽を図り心神を補うとよい。虚証では機能が減退している臓腑を補いながら清竅を補うとよい。

◎肝気鬱結

　肝気鬱結によるものは、ストレスを感じたり精神的な抑鬱によって悪化することが特徴で、イライラ感、精神抑鬱感、易怒、ため息が多い、胸脇部や少腹部、乳房の脹満感や脹痛などの症状を伴うことが鑑別のポイントである。

　治療は、太衝、陽陵泉に瀉法を行い疏肝理気を、内関に瀉法を行い寧心安神を、気海に補法を行い培補元気を、風池に補法を行い健脳益髄を図るとよい。ただし怒りっぽい、カーッとしやすいなど肝気の上逆が強い時期に風池に補法を行い昇陽を図ると、返ってそれらの症状を悪化させることもある。そのような場合には風池には瀉法を行った方がよい。

◎血瘀

　血瘀によるものは、突然おこるあるいは徐々におこる健忘であり、以前に外傷や手術を受けたことや中風病の既往があったり、全身各所の気滞や血瘀からの影響によっておこる。全身症状は、頭痛や身体各所の腫瘤、舌のこわばり、口渇するが飲みたくないなど血瘀の所見を呈することもあるが、全身症状はなにもないこともある。

　治療は、膈兪と太衝を組み合わせて疏肝活血を、三陰交と間使を組み合わせて活血散帯を図り、風池に補法を行い昇陽健脳を図るとよい。

◎痰濁阻滞

　痰濁阻滞によるものは、健忘となり、倦怠感や身重感が強く動きたがらないことが特徴であり、また、曇天時や湿度の高い時に健忘は悪化すること、あるいは脂濃いものや甘いもの味の濃いものを食すると健忘が悪化することが特徴で、胸苦しい、水分を飲むと気分が悪くなるあるいは吐く、手足や陰部の湿り感、浮腫、痰が多い、頭重などを伴うことが鑑別のポイントである。

　治療は、豊隆、陰陵泉に瀉法を行い燥湿化痰を図り、中脘に瀉法を行い去痰降濁を図り、頭維に瀉法を行い降濁を図り、風池には補法行い昇陽健脳を図るとよい。ただし、頭部の

痰濁阻滞が強いときに風池に補法を行うと、頭重感や頭部重痛を引きおこすことがあるので、その時期には風池は用いない方がよい。

◎腎精不足

腎精不足によるものは、健忘となり甚だしくなると恍惚状態となる。また、白髪や脱毛が多い、難聴、歯の動揺などの早老状態や、腰膝酸軟や下肢無力による歩行困難、耳鳴りなどの腎精不足（腎気虚）の症状を伴うことが鑑別のポイントとなる。

治療は、腎兪、太谿、関元などで腎気、精血を補い、絶骨（懸鐘）で補益精髄を図り、百会で昇陽益気を図るとよい。手技はすべて補法である。また、関元や腎兪に温法を併用することも効果的である。

◎腎陰虚

腎陰虚によるものは、焦躁感が強く不眠を伴う健忘となり、虚熱の程度が強くなると焦躁感や不眠も甚だしくなり、それに伴い一晩中眠ないことがある。また、腎陰虚の症状である五心煩熱、口乾、めまい、耳鳴り、腰膝酸軟などの症状が同時に出現することが特徴となるが、陰虚火旺となると心煩、易怒、顔面紅潮、消痩、遺精などの症状が出現する。

治療は、復溜に先瀉後補を行い滋陰降火を、太衝に瀉法を行い平肝潜陽を、太谿や照海などに補法を行い補益腎陰を、風池に補法を行い昇陽健脳を図るとよい。ただし、虚熱の症状が強い場合や陰虚火旺となっている場合には、風池には潜陽を目的として瀉法を行った方がよく、熱症状が軽減してきたら補法を行うべきである。熱症状があるあるいは熱症状強い時期に風池に補法を行うと、返って頭顔面部の熱症状を強めることとなるので注意が必要である。

◎心脾両虚

心脾両虚によるものは、肉体的疲労や精神的疲労によって健忘が顕著となり、不眠や多夢を伴うことが特徴であり、心悸、精神不安などの心の虚証と、大便溏薄、食欲不振、無力感や脱力感を感じるなどの脾気虚の症状、面色不華などの血虚の症状が出現することが鑑別のポイントとなる。

治療は、神門と三陰交に脾兪を組み合わせて心脾を補い、百会で昇陽益気を、風池で昇陽健脳を図るとよい。手技はすべて補法である。

なお、以上すべての弁証において、中風に引き続いておこるものに対して、意識障害を伴うものには内関と人中を、意識障害を伴わないものに対しては印堂と上星を加穴するとよい。

認知症 にんちしょう

　本症は、後天的な脳の器質的障害により、いったん正常に発達した知能、記憶、見当識が後天的に低下し、感情障害などの人格障害を伴う状態を指す。

	痰濁阻滞	血瘀	肝陽上亢	肝腎両虚
鑑別点	・認知症	・認知症	・認知症	・認知症
随伴症状	静かで口数が少ない、胸苦しい、水分を飲むと吐く、食欲不振、手足や陰部の湿り、浮腫、痰が多い、頭重、身重感、悪心など。	頭痛、舌のこわばり、口唇が紫暗、顔色がどす黒い、口渇するが飲みたくない、肌膚甲錯など。	イライラして動きたがるあるいは恍惚状態となる、易怒や泣き叫んだりと情緒が不安定になる、急躁、顔面紅潮、イライラ感、口苦、めまい、不眠、腰膝酸軟、頭重足軽など。	目に輝きがない、言葉が遅鈍、動作が遅い、四肢の痺れ感、頬部紅潮、盗汗、五心煩熱、不眠、多夢、消痩、腰膝酸軟、便秘、尿が濃いなど。
舌脈	舌苔－白膩。 脈－滑など。	舌質－紫暗、瘀斑、瘀点など。 脈－渋など。または舌脈正常。	舌質－紅。舌苔－少または無苔。 脈－細数、弦細数。	舌質－紅。舌苔－少または無苔。 脈－細弱、細数など。
弁証	痰濁阻滞	血瘀	肝陽上亢	肝腎両虚
治法	去痰降濁	活血化瘀、益髄健脳	平肝潜陽、益髄健脳	補益肝腎
取穴例	・豊隆(瀉法)、陰陵泉(瀉法)－燥湿化痰 ・中脘(瀉法)－去痰降濁 ・内関(瀉法)－理気散滞 ・頭維(瀉法)－降濁 ・風池(補法)－昇陽健脳	・膈兪(瀉法)、太衝(瀉法)－疏肝活血 ・三陰交(瀉法)、間使(瀉法)－活血散滞 ・風池(補法)－昇陽健脳	・太衝(瀉法)－平肝潜陽 ・陽陵泉(瀉法)－疏肝利胆 ・風池(瀉法)－熄風潜陽 ・照海(補法)－滋陰補腎	・肝兪(補法)、太谿(補法)、復溜(補法)－補益肝腎、補益精血 ・風池(補法)－昇陽健脳 ・気海(補法)－培補元気
病因・病機	脂濃いものや甘いもの、味の濃いものの過食やアルコールの常飲、あるいは外界の湿邪などによって生じた痰湿が中焦に阻滞したために清陽が昇らず、濁陰が降りず、そのために心神に影響すると認知症となる。	長期にわたるストレス、突然の精神的刺激などによって肝気鬱結となり、気滞から血瘀となったり、外傷や手術によって生じた瘀血が頭部の経絡を阻滞させる、あるいは気血がめぐらない影響で心神が栄養を受けられないために認知症となる。	精血不足、陰津虚損、熱病による傷陰、久病、房事過多、五志過極、飲酒過度などにより陰液を損傷して陰虚となり、その影響で肝陽が上亢し心神を栄養することができなくなるために認知症となる。	精血不足、津液虚損、熱病による傷陰、久病、房事過多、五志過極、飲酒過度などによって肝腎の陰虚となり、心神を栄養できなくなるために認知症となる。

	腎精不足	腎陽虚	心脾両虚
鑑別点	・認知症	・認知症	・認知症
随伴症状	恍惚状態、腰膝酸軟や歩行困難、白髪、歯の動揺や脱落、ぼんやりする、難聴、脱毛など。	腎精不足の症状に加え、寒がる、四肢や腰腹部の冷え、未消化便を下痢する、五更泄瀉、小便清長または小便不利、浮腫、腰膝酸軟、懶言、顔色が蒼白く艶がない、精神不振、倦怠無力感など。	元気が無く動きたがらない、心悸、多夢、精神不安、精神疲労、食欲不振、大便溏薄、易疲労、無力感、面色不華など。
舌脈	舌質－淡。舌苔－白薄。脈－虚、弱で尺脈無力。	舌質－淡、嫩。舌苔－滑。脈－沈遅で無力。	舌質－淡。舌苔－白薄。脈－虚弱など。
弁証	腎精不足	腎陽虚	心脾両虚
治法	補腎填精	温補腎陽、填精	補益心脾、益髄健脳
取穴例	・腎兪（補法）、太谿（補法）、関元（補法）－補腎倍本、補益精血 ・絶骨（補法）－補益精髄 ・百会（補法）－昇陽益気	・関元（灸頭鍼（補法））、腎兪（補法）－温腎壮陽 ・気海（補法）、合谷（補法）、百会（補法）－昇陽益気	・神門（補法）、三陰交（補法）－補益心脾 ・脾兪（補法）－健脾益気 ・百会（補法）－昇陽益気 ・風池（補法）－昇陽健脳
病因・病機	先天不足、久病、重病、不養生、房事過多などによって腎精が不足すると、髄海を満たすことができないために認知症となる。	腎気虚からの発展、久病、先天不足、房事過多、外邪による陽気の損傷などによって腎陽が虚損し、心神を栄養、温煦できなくなるために認知症となる。	思慮過度や、失血は心を損傷し、飲食不節や労倦は脾を損傷する。気血の生成と血の循環は心と脾が協調して行うために心の損傷は脾に、脾の損傷は心に波及しやすく、そのために心脾両虚となると心神を栄養できなくなるために認知症となる。

認知症
― 鑑別と治療のポイント ―

認知症は、実証では痰濁阻滞、血瘀、肝陽上亢など、虚証では肝腎両虚（肝腎陰虚）、腎精不足、腎陽虚、心脾両虚などにより、心神が栄養されなくなるためにおこる。

外見的な鑑別では、虚証と痰濁によるものは恍惚状態となる、動作が遅い、言葉が遅鈍などの静的な状態となることが多く、肝陽上亢など肝の疏泄作用が失調した場合は動きたがる、情緒が不安定となることが多い。ただし、陰虚でも虚火が上炎すると急躁、易怒など情緒が不安定となることが多い。それぞれ随伴症状や、素体の傾向、生活環境などから総合的に判断するとよい。

治療は、中医における総合的な治法である扶正去邪、疏通経絡を原則に、実証では病理産物の除去、気機の改善、熱邪を清することを目的に行い、その後心神を補うとよい。虚証では臓腑の機能低下を改善しながら心神を補うとよい。

◎痰濁阻滞

痰濁阻滞によるものは、静かで口数が少なく動きたがらない状態となることが多く、手足や陰部、体幹の湿り、浮腫、痰が多い、水分を取りたがらず飲むと吐くなど痰湿の症状を呈し、これらの症状は曇天時や湿度の高い時に悪化すること、あるいは脂濃いものや甘いもの味の濃いものを食すると悪化することが鑑別のポイントである。

治療は、豊隆、陰陵泉で燥湿化痰を、中脘で去痰降濁を、内関で中焦の理気散滞を、頭維で降濁を図る、以上はすべて瀉法を行う。さらに風池に補法を行って昇陽健脳を図るが、頭部の痰濁阻滞が強い時に風池に補法を行うと症状を悪化させたり、頭重や頭部重痛を引きおこすことがあるのでその場合には風池は用いない方がよい。

◎血瘀

瘀血によるものは、以前に外傷や手術を受けたことや中風病の既往があったり、全身各所の気滞や血瘀からの影響によっておこる。全身症状は、頭痛や身体各所の腫瘤、舌のこわばり、口渇するが飲みたくないなど瘀血の所見を呈することもあるが、全身症状はなにもないこともある。

治療は、膈兪と太衝を組み合わせて疏肝活血を、三陰交と間使を組み合わせて活血散滞を図り、風池に補法を行い昇陽健脳を図るとよいが、頭部に瘀血が阻滞している場合に風池に補法を行うと、頭痛や頭重を引きおこすこともあるので、変化を診ながら行うとよい。

◎肝陽上亢

肝陽上亢によるものは、イライラ感、動きたがるあるいは恍惚状態となる、易怒あるい

は泣き叫んだりなど情緒が不安定となることが特徴である。また、肝陽上亢の症状である急躁、易怒、顔面紅潮、イライラ感、口苦、めまい、不眠、腰膝酸軟、頭重足軽などを伴うことが鑑別のポイントである。

治療は、太衝に瀉法を行い平肝熄風を、陽陵泉に瀉法を行い疏肝利胆を、風池に瀉法を行い熄風潜陽を、照海や太谿などに補法を行い滋陰補腎を図るとよい。イライラ感や易怒、顔面紅潮などが減少してきたら、風池には補法を行い昇陽健脳を図るとよい。

◎肝腎両虚

肝腎両虚によるものは、目に輝きがない、言葉が遅鈍、動作が遅くなる、四肢の痺れ感、腰膝酸軟などの肝腎不足の症状を伴うことが鑑別のポイントとなる。また陰虚から内熱が発生すると頬部紅潮、盗汗、五心煩熱、不眠、るい痩などの症状を伴うようになる。

治療は、肝兪、太谿、復溜などで精血を補い、風池で昇陽健脳を、気海で元気を補うとよい。なお、虚熱の症状が強い場合には、復溜には先瀉後補を行い滋陰降火を図り、風池は潜陽の目的で瀉法を行うとよい。

◎腎精不足

腎精不足によるものは、恍惚状態となり、難聴、白髪や脱毛が多い、歯の動揺などの早老状態や、腰膝酸軟や下肢無力による歩行困難、耳鳴りなどの腎精不足（腎気虚）の症状を伴うことが鑑別のポイントとなる。

治療は、腎兪、太谿、関元などで腎気、精血を補い、絶骨（懸鐘）で補益精髄を図り、百会で昇陽益気を図る。手技はすべて補法である。

◎腎陽虚

腎陽虚によるものは、上記腎精不足の症状に加え、腎陽虚の主症状である寒がる、四肢や体幹の冷え、水様便〜未消化便を下痢する、五更泄瀉、顔色が蒼白く艶がない、精神不振、懶言、倦怠無力感などの症状を伴うことが鑑別のポイントとなる。

治療は、関元と腎兪で温腎壮陽を、百会、気海、合谷を組み合わせて昇陽益気を図るとよい。鍼の手技はすべて補法である。

◎心脾両虚

心脾両虚によるものは、元気がないために動きたがらなくなることが多く、心悸、精神不安、不眠、多夢などの心の虚証と、大便溏薄、食欲不振、易疲労、脱力感や無力感などの脾気虚の症状、面色不華などの血虚の症状が出現することが鑑別のポイントとなる。

治療は、神門と三陰交に脾兪を組み合わせて心脾を補い、百会で昇陽益気を、風池で昇陽健脳を図るとよい。手技はすべて補法である。各穴にはもちろん、気海や関元、腎兪などに温法を併用することも効果的である。

なお、以上すべての弁証において、中風に引き続いておこるものに対し、意識障害を伴うものには内関と人中を、意識障害を伴わないものに対しては印堂と上星を加穴するとよい。

よくため息をつく（善太息）(ぜんたいそく)

　本症は、ため息（太息、嘆息）をよくつく状態、ため息が多い状態を指し、中医では善太息という。善太息は実証だけではなく、気虚でもおこるので下記のように鑑別するとよい。

	肝気鬱結	脾肺両虚
鑑別点	・強く、大きく、はっきりとしたため息。	・弱く、小さいが頻繁におこるため息。
随伴症状	憂鬱な気分、イライラ感、精神抑鬱感、易怒、乳房や胸脇部、少腹部の脹満感や脹痛、食欲不振など。	咳喘、息切れ、痰は白く水様で量が多い、声に力がない、食欲不振、泥状便、倦怠感、無力感、浮腫など。
舌脈	舌質ー紅。舌苔ー白薄。 脈ー弦。	舌質ー淡、歯根、胖大。 脈ー細、弱など。
弁証	肝気鬱結	脾肺両虚
治法	疏肝理気	補益脾肺
取穴例	・太衝（瀉法）、陽陵泉（瀉法）、支溝（瀉法）ー疏肝理気 ・内関（瀉法）ー寛胸理気	・脾兪（補法）、肺兪（補法）ー補益脾肺 ・膻中（補法）ー補益宗気
病因・病機	長期にわたりストレスを受け続けたり、突然強い精神的刺激を受けたり、陰血不足のために肝が滋養されなくなると肝気鬱結となり、その影響で胸部の気機も阻害されるため、あるいは鬱積した気機を条達させようとするためにため息が多くなる。	疲労倦怠、素体の虚弱、久病などにより脾気虚となると肺を栄養することができなくなる、あるいは慢性的な咳嗽や普段から虚弱な体質のために肺気虚となると脾肺両虚となりやすく、その影響で宗気を推動できなくなるためにため息が多くなる。

よくため息をつく（善太息）
― 鑑別と治療のポイント ―

　善太息は、胸部の気機が阻滞し、そのために深い呼吸ができなくなり、多くは胸苦しさを改善するために行うものである。

　善太息にも虚実の別があり、実証では気滞によっておこる。気滞は肝気鬱結によるものが多いと思われるが、この他、外感表証の影響により、あるいは痰湿や熱邪壅肺など病理産物の停滞によって生じるものもあると思われる。風寒あるいは風熱など、外感表証に引き続いておこる善太息には風池、外関、大椎、列欠などに瀉法を行うとよい。痰湿によるものには豊隆、尺沢、列欠などに瀉法を行うとよい。熱邪壅肺によるものには魚際、尺沢、列欠などに瀉法を行い、実熱症状が軽減したら太谿、肺兪に補法を行い肺陰を補うとよい。虚証では、多くの場合は脾肺両虚をはじめとした気虚によっておこる。気虚になると胸部の気機を推動することができなくなるために善太息となる。また、肺陰虚でもおこると思われる。肺陰虚によるものは、肺兪で肺気を補い、膻中で上焦を補い、太谿や照海、腎兪などで滋陰を図るとよい。手技は補法となる。その他、肝気鬱結によるもの、脾肺両虚によるものは、下記の鑑別点および随伴症状から弁証し、施術するとよい。

◎肝気鬱結

　肝気鬱結によるものは、強く、大きく、はっきりとしたため息となり、ため息をつくと気持ちが楽になったり、胸部の痞えが軽くなる。また、ストレスを感じたり、精神抑鬱や怒ったときなど情緒の変動に伴ってため息が多くなることが特徴で、イライラ感や易怒あるいは精神抑鬱など精神情緒の不安定症状、胸脇部や少腹部、乳房の脹満や脹痛、食欲不振などを伴うことが鑑別のポイントとなる。

　治療は、疏肝理気を目的に太衝、陽陵泉、支溝を、内関で寛胸理気を図るとよい。手技はすべて瀉法となる。

◎脾肺両虚

　脾肺両虚によるものは、弱く、小さいが頻繁におこるため息で、肉体疲労や精神疲労によって症状が悪化すること、また、虚証によるものは、ため息をついても気持ちよさを感じることは少なく、胸部の痞えが軽くなることも少ないことが特徴で、併せて一般的な気虚の症状である、疲労感、脱力感、無力感を感じる、脾肺両虚の症状である泥状便、食欲不振、無力な咳嗽、水様で量の多い痰、息切れ、声に力がないなどの症状が鑑別のポイントとなる。

　治療は、脾兪で健脾益気を、肺兪で補益肺気を、さらに上焦の気機を強めるために膻中を取るとよい。手技はすべて補法である。

寒がる・冷え症

　本症は、寒がったり冷えを自覚する状態を指し、中医では悪寒、あるいは畏寒という。悪寒は外感病におこり、主として項背部に寒気を感じ、暖を取ったり、厚着や入浴、暖かいものを飲食しても寒さが改善されないものを指し、畏寒は、陽気の不足や経気の循行の不全によっておこ

	風　寒	経絡阻滞	腎陽虚
鑑別点	・悪寒が強く、発熱が軽い。 ・ひどくなると悪寒戦慄となる。	・四肢や体幹の冷えを感じ甚だしくなると、入浴など温めても温感を感じない。	・寒がる、四肢や腰腹部の冷え。 ・未消化便を下痢する、五更泄瀉を伴う。
随伴症状	頭痛、身体痛、無汗、鼻閉、痰や鼻水は透明で水様など。	全身症状はないことも多い。	口渇はない、小便清長、下腹部冷痛、浮腫、腰膝酸軟、懶言、精神不振、倦怠無力感など。
舌脈	舌苔－白薄。 脈－浮緊。	正常なことが多い。	舌質－淡、嫩。舌苔－滑。 脈－沈遅で無力。
弁証	風寒	経絡阻滞	腎陽虚
治法	去風散寒、解表	疏通経絡（温経散寒）	温補腎陽
取穴例	・風池（瀉法）－去風 ・外関（瀉法または灸頭鍼（瀉法））－散寒解表 ・大椎（温法）－宣陽解表	・冷えを感じる部位の経絡、経筋の疏通を図る。 ・臓腑の熱症状および陽亢の症状がなければ温法の併用も可。	・関元（灸頭鍼（補法））、腎兪（補法）－温腎壮陽 ・気海（補法）－培補元気 ・脾兪（補法）－健脾益気
病因・病機	風寒の邪が肌表に侵襲して阻滞するために悪寒がおこる。	経絡あるいは経筋において気血が阻滞する、あるいは経筋の不栄となると経筋を温煦できなくなるために冷え症状が出現する。	腎気虚からの発展、久病、先天不足、房事過多、外邪による陽気の損傷などによって腎陽が虚損すると素体を温煦できなくなるために寒がるようになったり各種冷え症状が出現する。

り、項背部だけではなく上・下肢、体幹などあらゆる部位におこるが暖めると寒さは改善できるものを指す。寒さや冷えを自覚することも日常的によく診られる症状の一つであるが、原因によって治療法が全く変わってくるので注意が必要である。

	湿熱阻滞	真熱仮寒
鑑別点	・四肢や体幹の冷え。 ・動き始めや活動時に熱さを感じて発汗するが、風にあたったりじっとしていると冷えを感じる。	・寒がる、四肢の冷え。
随伴症状	口が粘る、脘腹脹満、頭重、身重感、小便短赤、泥状便ですっきり排便できない、口渇少飲など。	悪熱、口渇多飲(冷飲を好む)、背部や胸腹部の灼熱感、のぼせ、尿量が少なく濃い、便秘など。
舌脈	舌質－紅。舌苔－黄膩。 脈－滑数など。	舌質－絳または紅。舌苔－黄。 脈－沈数。
弁証	湿熱阻滞	真熱仮寒
治法	清熱利湿	清瀉裏熱
取穴例	・中極(瀉法)、陰陵泉(瀉法)－清熱利湿 ・豊隆(瀉法)、中脘(瀉法)－去痰降濁 ・支溝(瀉法)－清宣少陽経気	・内庭(瀉法)、合谷(瀉法)－清陽明実熱 ・大椎(瀉法)－清泄実熱 ・委中(瀉法)－涼血解毒
病因・病機	脂濃いものや甘いもの、味の濃いものの過食やアルコールの常飲、外界の湿邪などによって生じた湿邪が化熱して湿熱が生じて衛表に阻滞する、あるいは中焦や下焦に湿熱が阻滞するために気機も阻滞し、皮毛を温煦できなくなるために寒がるようになる。	熱邪が体内に阻滞するために、陽気が体内に閉欝されて体内の隅々まで循環することができず、そのために皮毛の気機も阻滞するので寒がるようになる。

寒がる・冷え症
― 鑑別と治療のポイント ―

寒さや冷えという感覚は、風寒、経絡（経筋）阻滞または不栄、陽虚、湿熱（痰湿）阻滞、実熱などによっておこる。それぞれの鑑別のポイントおよび代表的な治療法は下記の通りである。

冷え症状を鑑別・治療する際の注意点としては、その冷えが何によっておこっているのかを鑑別することはもちろん、熱症状を併発していないかを確認すべきである。

冷え症状は、下記の通り必ずしも寒邪や虚寒によっておこるとは限らない。湿邪、熱邪の阻滞、あるいは経絡（経筋）の阻滞あるいは不栄により、気機が阻滞すると皮毛を温煦できなくなるために冷えを自覚するためである。

治療上の注意点として、特にのぼせ、面紅など陽気の上亢を併発している場合に気海や関元などに温法を併用する、あるいは部位に関わらず温法を多用することは、陽気の上亢を促進することにもなり、結果としてのぼせや面紅などの陽亢による症状を悪化させたり、各臓腑の内熱を強める結果となったり、あるいは津液を損傷して内燥状態へと導くこととなる。

冷えという自覚があるなしにかかわらず、温法を併用することにより、気の推動作用を促進することができ、その結果気機を促進するという作用は得られるが、暖めすぎは上記のような弊害を招くこともあるということを常に念頭に置き、変化を診ながら使い分けるべきである。

◎風寒

風寒によるものは、悪寒が強く、甚だしくなると悪寒戦慄となり、発熱はないかあっても軽い。また、無汗、身体痛、鼻閉、頭痛などの風寒の症状を伴い、痰や鼻水は透明で水様となることが鑑別のポイントである。

治療は、風池で去風、外関で解表を図り、寒邪に対処するために外関に灸頭鍼、さらに大椎にも棒灸あるいは灸頭鍼などの温法を行うのも効果的である。鍼の手技は全て瀉法を行う。

◎経絡阻滞

経絡阻滞によるものは、その局所あるいは近隣部の筋の凝りになどよっておこり、中医では経絡（経筋）の気血の阻滞あるいは栄養が低下（不栄）している状態を指す。これらにより気機が阻滞し、それによって温煦が低下したために冷えを自覚するものである。ただし、下痢や腹痛、小便清長など五臓六腑の症状を伴わないことが条件である。

治療は、凝っている筋をほぐす、経絡の疏通を図る、冷えている局所を暖めるとよい。本シリーズ中巻、整形外科系の治療も参照の

こと。

◎腎陽虚

　腎陽虚によるものは、寒がる、手足や腰、腹部の冷えを感じる。また、腎陽虚の主症状である水様便〜未消化便を下痢する、五更泄瀉、小便清長、精神不振、懶言、倦怠無力感、腰膝酸軟などの症状を伴うことが鑑別のポイントとなる。

　治療は、関元と腎兪で温腎壮陽を、気海で培補元気を、さらに脾兪などで補気を図るとよい。鍼の手技はすべて補法である。

◎湿熱阻滞

　湿熱阻滞によるものは、四肢や体幹の冷えを感じる。動き始めや活動時に熱感を感じて発汗し、場合によっては大汗となるが、クーラーや扇風機あるいは自然の風にあたったり、またはじっとしていると冷えを感じることが特徴である。しかし、口が粘る、口渇少飲または多飲で冷飲を好む、脘腹脹満、頭重、身重感、身熱不揚、潮熱、小便短赤など湿熱による内熱の症状を呈することが鑑別のポイントとなる。

　治療は、中極、陰陵泉で清熱利湿を図り、豊隆、中脘などで去痰降濁を図り、支溝などで三焦気化を促進するとよい。手技はすべて瀉法である。排尿を促すなど、利湿、去痰を図ることによって湿熱内蘊の状態が改善できれば熱症状は自然と消失させることができる。基本的には温法は禁忌である。

　また、中極には清熱利湿の作用があるものの、瀉しすぎると下元が虚し、排尿機能、月経の状態、男性の性機能の低下を招くこともある。尿の色が薄くなる、あるいは小腹部の無力感を感じたり、排尿、月経、男性各機能の低下が診られるような場合には中極の取穴は中止した方がよい。また、それらの機能の低下が診られた場合には、気海や関元に補法を行って調節するとよい。

◎真熱仮寒

　真熱仮寒によるものは、寒がり、四肢の冷えを訴えるが、口渇多飲（冷飲を好む）、のぼせる、背部や胸腹部の灼熱感、尿が濃い、便秘など実熱の症状を併せ持つことが特徴となる。

　治療は閉鬱している実熱を清することが必要となるため、内庭と合谷を組み合わせて陽明に鬱している実熱を清し、大椎で清熱を図り、委中で涼血解毒を図るとよい。手技は全て瀉法であり、温法を併用することは禁忌である。

熱がる・発熱 はつねつ

　本項では、熱がる（熱感を感じる）あるいは発熱がおこる病態をまとめた。これらの症状は、外感病によって、または内傷では虚実寒熱あらゆる原因によっておこる。熱がり方や発熱の状況に加え、随伴症状から判断するとよい。

	風寒	風熱	風湿	暑湿
鑑別点	・発熱は軽いが悪寒が強い。	・発熱。 ・悪寒は軽いか感じない。	・軽度の発熱。 ・悪風と軽度の悪寒を伴う。	・高熱。 ・軽度の悪寒を伴うことが多い。
随伴症状	頭痛、身体痛、無汗、鼻閉、痰や鼻水は透明で水様など。	悪風、無汗または少汗、軽度の口渇、黄色く粘稠な痰や鼻水、咽喉の発赤と疼痛など。	頭痛、自汗、身重感、小便不利、下痢、食欲不振など。	頭脹、顔面紅潮、煩渇、身重感、胃脘部のつかえ、下痢、小便短赤など。
舌脈	舌苔－白薄。 脈－浮緊。	舌質－紅。舌苔－薄黄。 脈－浮数。	舌苔－白薄。 脈－浮緩。	舌質－紅。舌苔－黄膩。 脈－滑数、洪大など。
弁証	風寒	風熱	風湿	暑湿
治法	去風散寒、解表	去風清熱、解表	去風利湿	清暑清熱
取穴例	・風池(瀉法)－去風 ・外関(瀉法または灸頭鍼(瀉法))－散寒解表 ・大椎(温法)－宣陽解表	・風池(瀉法)－去風 ・外関(瀉法)、大椎(瀉法)－清熱解表	・風池(瀉法)－去風 ・陰陵泉(瀉法)－利湿 ・外関(瀉法)－解表	・委中(瀉法)、曲沢(瀉法)－清暑解毒 ・大椎(瀉法)、合谷(瀉法)－清気分熱
病因・病機	風寒の邪が肌表に侵襲して阻滞するために発熱がおこる。	風寒の邪を感受してそれが化熱する、あるいは感受した風熱の邪気が肌表に侵襲して阻滞するために発熱がおこる。	風湿の邪が肌表に侵襲し、衛気を阻滞させるために発熱がおこる。	湿気が多く蒸し暑い時期に、暑湿の邪が肌表に侵襲して阻滞するために発熱がおこる。

	実熱	血熱	湿熱	血瘀
鑑別点	・季節や時間などによる変化はなく、年中熱がる。 ・熱いものの飲食や入浴、気温の上昇に伴って悪化する。	・午後潮熱あるいは夜間潮熱。 ・皮膚の灼熱感を伴い、甚だしくなると皮膚のかさつきや痒みに発展する。	・動き始めや活動時に熱さを感じて発汗を伴うが、その後風にあたったりじっとしていると冷えを感じる。あるいは、身熱不揚。	・午後潮熱、あるいは夜間潮熱。
随伴症状	全身症状はないあるいは項背部の熱感、面紅目赤、口渇多飲（冷飲を好む）、多汗、便秘、小便黄赤など。	顔面紅潮、煩燥、不眠、口渇少飲または多飲（冷飲を好む）、焦燥感など。	口が粘る、口渇少飲または多飲（冷飲を好む）、脘腹脹満、頭重、身重感、小便短赤、泥状便ですっきり排便できないなど。	身体のいずれかの部位に腫塊や固定痛（刺痛や絞痛）が存在することもある、口唇が紫暗、口渇少飲、面色がどす黒い、肌膚甲錯など。
舌脈	舌質－紅。舌苔－黄。脈－数。	舌質－紅絳。舌苔－黄。脈－数で有力。	舌質－紅。舌苔－黄膩。脈－滑数など。	舌質－紫暗、瘀斑、瘀点など。 脈－渋など。
弁証	実熱	血熱	湿熱阻滞	血瘀
治法	清泄実熱	清熱涼血	清熱利湿	活血化瘀
取穴例	・大椎（瀉法）、曲池（瀉法）、合谷（瀉法）－清泄実熱	・血海（瀉法）、三陰交（瀉法）－清熱涼血 ・大椎（瀉法）－清泄実熱	・中極（瀉法）、膀胱兪（瀉法）－清利下焦 ・陰陵泉（瀉法）－利湿 ・豊隆（瀉法）、中脘（瀉法）－去痰降濁	・太衝（瀉法）、三陰交（瀉法）、膈兪（瀉法）－理気活血
病因・病機	素体の陽気が盛んな体質の者（いわゆる熱がりのタイプ）や、体内の陽気の亢進、外邪や病理産物の阻滞による邪鬱化火、気滞から波及した気鬱化火、あるいは五志過極などによって実熱傾向となるためにおこる。	陽盛の体質、辛いものや刺激物などの嗜好、辛熱助陽の薬物の過服などにより生じた実熱や他臓腑の実熱が血分に移って血熱となるためにおこる。	脂濃いものや甘いもの、味の濃いものの過食やアルコールの常飲、外界の湿邪などによって生じた湿熱が内蘊するためにおこる。	肝気鬱結、寒邪や熱邪、湿邪などの阻滞からの波及、あるいは外傷、手術、悪露の阻滞などが原因となって血瘀となり、瘀血が阻滞して化火するためにおこる。

	陰虚	血虚	気虚
鑑別点	・午後潮熱あるいは夜間潮熱。甚だしくなると骨蒸潮熱となる。	・午後潮熱あるいは微熱が続く。 ・疲れると症状は悪化する。	・持続的な微熱。 ・肉体疲労時や精神疲労時に悪化する。
随伴症状	頬部紅潮、盗汗、五心煩熱、口乾、頭のふらつき、消痩、耳鳴り、腰膝酸軟など。	面色萎黄または淡白で不華、口唇や爪が淡白、不眠、めまい、目のかすみ、四肢の痺れ感、心悸など。盗汗、五心煩熱、頬部紅潮などを伴うこともある。	倦怠感、脱力感、精神疲労、頭のふらつき、自汗、食欲不振、息切れ、懶言など。
舌脈	舌質－紅。舌苔－少または無苔。 脈－細数。	舌質－淡。 脈－細弱など。	舌質－淡、胖、歯痕。舌苔－白薄。 脈－虚、弱など。
弁証	陰虚	血虚	気虚
治法	滋陰清熱	滋陰養血	補中益気
取穴例	・復溜(先瀉後補)－滋陰降火 ・太衝(瀉法)－平肝潜陽 ・太谿(補法)、照海(補法)－補益腎陰	・脾兪(補法)、血海(補法)－健脾生血 ・太谿(補法)－補益腎陰 ・復溜(先瀉後補)－滋陰降火	・中脘(補法)、足三里(補法)－補中益気 ・合谷(補法)、気海(補法または灸頭鍼(補法))－培補元気
病因・病機	精血不足、津液虚損、熱病による傷陰、久病、房事過多、五志過極、飲酒過度などによって腎陰が虚して内熱が生じるためにおこる。	脾虚による生血不足、失血過多、久病、多産による精血の消耗などによって陰血不足となると、陰陽のバランスが失調して相対的に陽気が浮越するためにおこる。	元来の虚弱体質、過度の肉体疲労や精神疲労、妊娠出産による体力消耗あるいは久病などによって気虚となると中気が不足するために津液を化生することができなくなって陰津が不足する。その影響で陰陽のバランスが失調して陽気を制御することができなくなり、陽気が浮越するためにおこる。

✻ 熱がる・発熱
― 鑑別と治療のポイント ―

熱がる（熱感を感じる）あるいは発熱は、外感病では風寒、風熱、風湿、暑湿によっておこり、内傷では実熱、血熱、湿熱、血瘀、陰虚、血虚、気虚など多彩な原因によっておこる。それぞれの鑑別点および随伴症状から鑑別するとよい。

◎風寒

風寒によるものは、発熱は軽いが強い悪寒を伴い、頭痛、無汗、身体痛、鼻閉、痰や鼻水は透明で水様などを伴うものである。

治療は、風池で去風、外関で解表を図り、悪寒が強ければさらに大椎に温法を併用するとよい。鍼の手技は全て瀉法を行う。

◎風熱

風熱によるものは、発熱や熱感が強く、悪寒は軽いか感じない。また、頭痛、顔面紅潮、目赤、喉の腫脹や疼痛、軽度の口渇などの症状を伴うことが鑑別のポイントとなる。

治療は、風池で去風を、外関で解表を、大椎で清熱解表を図るとよい。手技は全て瀉法であり、温法は禁忌である。

◎風湿

風湿によるものは、悪風と軽度の悪寒発熱を伴う。また、頭痛、自汗、全身や四肢が重だるい、小便不利、下痢、食欲不振などの症状を伴うものである。

治療は、風池で去風を、陰陵泉で利湿を、外関で解表を図るとよい。手技はすべて瀉法である。

◎暑湿

暑湿によるものは、高熱となるが軽度の悪寒を伴うことが多い。随伴症状としては、頭脹、顔面紅潮、煩渇などの熱症状と、身重感、小便不利、下痢など水湿の停滞の症状を伴う。

委中と曲沢で清暑解毒を、大椎と合谷で清気分熱を図る。手技は全て瀉法である。

◎実熱

実熱によるものは、季節や時間などに関係なくいつも熱がる。熱いものの飲食や入浴、気温の上昇によって症状が悪化し、涼しい環境を好むことが特徴で、項背部の熱感、面紅目赤、多汗、口渇多飲（冷飲を好む）などとなることが多いが、これらはないこともある。

治療は大椎、曲池、合谷など清熱の作用のある穴に瀉法を行う。

なお、実熱によるものは単に素体の陽気が旺盛なための場合が多いが、肝火、心火、肺熱、胃熱など臓腑の内熱によってもおこる。肝火によるものは行間、陽陵泉を、心火によるものは神門、大陵を、肺熱によるものは魚際を、胃熱によるものには内庭を加穴すると

よい。手技はすべて瀉法である。

◎血熱

血熱によるものは、午後や夜間に熱感が強くなり、皮膚の灼熱感を伴い、甚だしくなると皮膚のかさつきや痒みを呈することが特徴となる。顔面紅潮、煩燥、不眠、口渇少飲（冷飲を好む）、焦燥感などの血熱の症状を伴う。

治療は血海、三陰交で清熱涼血を、大椎で清熱を図るとよい。手技はすべて瀉法である。

◎湿熱阻滞

湿熱阻滞によるものは、動き始めや活動時に熱感を感じて発汗をするが、風にあたったりじっとしていると冷えを感じる、あるいは身熱不揚や潮熱となることが特徴で、口が粘る、口渇少飲または多飲で冷飲を好む、脘腹脹満、頭重、身重感、小便短赤、すっきり排便できないなどの症状を呈することが鑑別のポイントとなる。

治療は、中極、膀胱兪で清利下焦を、陰陵泉で利湿を、豊隆、中脘などで去痰降濁を図るとよい。手技はすべて瀉法である。

◎血瘀

血瘀によるものは、午後あるいは夜間に熱感が強くなり、身体のいずれかの部位に腫塊や固定痛（刺痛や絞痛）が存在することもあり、口渇少飲、面色がどす黒い、肌膚甲錯などの症状を伴う。

治療は、三陰交や膈兪で活血を、太衝で理気を図るとよい。手技はすべて瀉法である。

◎陰虚

陰虚によるものは、午後あるいは夜間に熱感が強くなり、甚だしくなると骨蒸潮熱となることが特徴で、頬部紅潮、盗汗、五心煩熱、口乾、頭のふらつき、消痩、腰膝酸軟などの症状を伴うことが鑑別のポイントとなる。

治療は、復溜に先瀉後補を行い滋陰降火を、太衝に瀉法を行い平肝潜陽を、太谿や照海に補法を行い腎陰を補うとよい。

◎血虚

血虚によるものは、午後に熱感が強くなる、あるいは持続的な微熱が続き、心身の疲労によって悪化することが特徴で、面色が萎黄あるいは淡白で不華、口唇や爪の色が淡白、筋の痙攣や引きつり、不眠やめまいなどを伴うことが鑑別のポイントとなる。

治療は、脾兪、血海などで健脾生血を、太谿で補益腎陰を、復溜に先瀉後補を行って滋陰降火を図るとよいが、虚熱がなければ復溜には補益腎陰を目的に補法を行うとよい。

◎気虚

気虚によるものは、持続的な微熱となり、肉体疲労や精神疲労によって悪化することが特徴であり、倦怠感、脱力感、精神疲労、自汗、懶言、食欲不振、息切れなどを伴うことが鑑別のポイントとなる。

治療は、中脘と足三里で補中益気を、合谷や気海などで補益元気を図る。手技はすべて補法である。

潮熱 ちょうねつ

　本症は、一日の中の一定の時間帯に発熱するあるいは熱感を感じ、悪寒を伴わないものを指し、潮の満ち引きのように発熱することから中医では潮熱という。潮熱は、陰虚だけではなく様々な

	陰 虚	血 虚	血 瘀
鑑別点	・午後潮熱あるいは夜間潮熱、甚だしくなると骨蒸潮熱となる。	・午後潮熱あるいは夜間潮熱。 ・疲れると症状が悪化する。	・午後潮熱あるいは夜間潮熱。
随伴症状	五心煩熱、頬部紅潮、盗汗、消痩、焦燥感、めまい、不眠、心悸、遺精、腰膝酸軟など。	面色萎黄または淡白で不華、口唇や爪が淡白、不眠、めまい、目のかすみ、四肢の痺れ感、心悸など。盗汗、五心煩熱、頬部紅潮などを伴うこともある。	身体のいずれかの部位に腫塊や固定痛(刺痛や絞痛)が存在することが多い、口渇少飲、面色がどす黒い、肌膚甲錯など。
舌脈	舌質－紅絳。舌苔－少または無苔。 脈－細数。	舌質－淡。 脈－細弱など。	舌質－紫暗、瘀斑、瘀点など。 脈－渋など。
弁証	陰虚	血虚	血瘀
治法	滋陰清熱	滋陰養血	活血化瘀
取穴例	・復溜(先瀉後補)－滋陰降火 ・太衝(瀉法)、陽陵泉(瀉法)－平肝潜陽 ・太谿(補法)、照海(補法)－補益腎陰	・脾兪(補法)、血海(補法)－健脾生血 ・太谿(補法)－補益腎陰 ・復溜(先瀉後補)－滋陰降火	・太衝(瀉法)、三陰交(瀉法)、膈兪(瀉法)－理気活血
病因・病機	精血不足、津液虚損、熱病による傷陰、久病、房事過多、五志過極、飲酒過度などによって腎陰が虚して内熱が生じ、その虚熱が上炎するために熱症状がおこる。	脾虚による生血不足、失血過多、久病、多産による精血の消耗などによって陰血不足となると、陰陽のバランスが失調して相対的に陽気が浮越するためにおこる。	肝気鬱結、寒邪や熱邪、湿邪などの阻滞からの波及、あるいは外傷、手術、悪露の阻滞などが原因となって血瘀となり、瘀血が気機を阻滞させて化火するために潮熱となる。

原因によっておこる。熱の出現時刻や随伴症状から鑑別するとよい。

	気　虚	湿　熱	陽明腑実
鑑別点	・午前に発熱して午後に解熱する、あるいは午後潮熱。 ・発熱は軽い。 ・疲労により潮熱が顕著となる。	・湿温潮熱(身熱不揚)。	・日晡潮熱。
随伴症状	倦怠感、脱力感、精神疲労、頭のふらつき、自汗、食欲不振、息切れ、懶言など。	口が粘る、口渇少飲または多飲(冷飲を好む)、脘腹脹満、頭重、身重感、小便短赤、泥状便ですっきり排便できないなど。	脘腹脹満で拒按、多汗、口渇多飲(冷飲を好む)、顔面紅潮、煩燥、大便秘結、尿が濃い、発汗しても解熱しないなど。ひどくなると煩燥、譫語が診られる。
舌脈	舌質－淡、胖。舌苔－白薄。 脈－緩、弱、虚など。	舌苔－黄膩。 脈－滑数など。	舌質－紅。舌苔－黄厚で乾燥。 脈－沈滑、数。
弁証	気虚潮熱	湿温潮熱	日晡潮熱
治法	補中益気	清熱利湿	清熱攻下
取穴例	・中脘(補法)、足三里(補法)－補中益気 ・合谷(補法)、気海(補法)－補益元気	・中極(瀉法)、膀胱兪(瀉法)－清利下焦 ・陰陵泉(瀉法)－利湿 ・豊隆(瀉法)、中脘(瀉法)－去痰降濁	・内庭(瀉法)、合谷(瀉法)－清陽明実熱 ・天枢(瀉法)、中脘(瀉法)、足三里(瀉法)－蕩滌穢濁、清泄胃腸火
病因・病機	飲食不節、思慮過度、疲労や過労、中気不足の体質などによって脾気虚となると、昇清機能が低下して陽気が鬱結するために熱症状が発生する。	脂濃いものや甘いもの、味の濃いもの、辛いものやアルコールの多飲、外界の湿邪の侵襲などによって生じた湿邪が体内に阻滞して化熱し、湿鬱化火の状態になるために熱症状が発生する。	温熱の邪が中焦に侵入したり、外感寒邪が裏に入って化熱して胃や大腸に阻滞するために潮熱となる。

潮熱
― 鑑別と治療のポイント ―

　潮熱は、一日の中で一定の時間帯にのみ発熱したり熱感を感じるもので、悪寒を伴わないものを指す。一日中発熱や熱感が継続したり、時間帯に関係なく発熱と解熱を繰り返すものは潮熱には属さない。本書の「熱がる・発熱」の項目を参照されたい。また、悪寒を伴うものは感冒に属す、呼吸器系症状の治療一節の感冒の項を参照されたい。
　潮熱は、大きく分けて下記のように分類される。

- 陰虚潮熱―陰液を損傷したためにおこり、五心煩熱、頬部紅潮、脈が細数などの症状を伴い午後あるいは夜間に熱感が強くなるもの。また、内熱が悪化し、身体の深層部から熱感を感じる、骨の中から湧き出してくるような熱感を感じるものを骨蒸潮熱という。
- 湿温潮熱―湿熱や湿温の邪が阻滞したためにおこり、午後潮熱となることが多い。あるいは、皮膚に触れると最初はそれほど熱感を感じないが、しばらくすると著しい熱感を感じるもの（身熱不揚）を指し、脘腹脹満、頭重、身重感、泥状便ですっきり排便できない、舌苔が黄膩などの症状を伴うもの。
- 陽明潮熱―胃腸に実熱あるいは燥熱が阻滞するためにおこり、陽明経気が盛んとなる日晡の時間帯（午後3時～5時頃）に熱勢が盛んになることから日晡潮熱ともいう。多汗、口渇多飲で冷飲を好む、顔面紅潮、煩燥、大便秘結などの症状を伴うもの。

　このほか、血瘀、血虚、気虚によっても潮熱がおこる。それぞれの鑑別点および随伴症状から鑑別するとよい。

◎**陰虚**

　陰虚によるものは、午後潮熱あるいは夜間潮熱となり、甚だしくなると骨蒸潮熱となる。これに加え、頬部紅潮、盗汗、五心煩熱、不眠、口乾、消痩、焦燥感、動悸、遺精、腰膝酸軟など陰虚あるいは陰虚火旺の症状を伴うことが鑑別のポイントとなる。
　治療は、復溜に先瀉後補を行って滋陰降火を図り、太衝、陽陵泉に瀉法を行って平肝潜陽を図り、太谿や照海などに補法を行って補益腎陰を図るとよい。

◎**血虚**

　血虚によるものは、午後潮熱あるいは夜間潮熱となり肉体疲労時や精神疲労時、あるいは月経の後半や月経終了後に潮熱が顕著となることが特徴で、面色が萎黄あるいは淡白で不華、口唇や爪の色が淡白、筋の痙攣や引きつり、不眠やめまいなどを伴うことが鑑別の

ポイントとなる。また、血虚によって内熱が強くなると盗汗、五心煩熱、頬部紅潮、目花などの症状が出現する。

治療は、脾兪、血海などで健脾生血を、太谿で補益腎陰を、復溜に先瀉後補を行って滋陰降火を図るとよいが、内熱がなければ復溜には補益腎陰を目的に補法を行うとよい。

◎血瘀

血瘀によるものは、午後潮熱あるいは夜間潮熱となる。また、身体のいずれかの場所に腫塊や固定痛（刺痛や絞痛）が存在することもあり、口渇少飲、面色がどす黒い、肌膚甲錯などの症状を伴う。

治療は、三陰交や膈兪で活血を図り、太衝で理気を図るとよい。手技はすべて瀉法である。

◎気虚

気虚によるものは、午前に発熱して午後に解熱する、あるいは午後潮熱となり、発熱や熱感は強くはないが、肉体疲労や精神疲労によって熱感が顕著となることが特徴である（これを気虚発熱という）。また、倦怠感、脱力感、精神疲労、自汗、懶言、食欲不振、息切れなどの気虚の症状を伴うことが鑑別のポイントとなる。

治療は、中脘と足三里を組み合わせて補中益気を図り、合谷や気海などで培補元気を図るとよい。手技はすべて補法である。

◎湿熱阻滞

湿熱阻滞によるものは、湿温潮熱となる。また、曇天時や湿度の高い時に潮熱は悪化すること、あるいは脂濃いものや甘いもの味の濃いものを食する、アルコールの摂取によって潮熱が悪化することが特徴で、頭重、身重感、口が粘る、口渇少飲または多飲で冷飲を好む、泥状便ですっきり排便できない、小便短赤など湿熱の症状を呈することが鑑別のポイントとなる。

治療は、中極、膀胱兪で排尿を促して下焦の湿熱を清利し、陰陵泉で全身の利湿を図り、豊隆、中脘などで去痰降濁を図るとよい。手技はすべて瀉法である。

◎陽明腑実

陽明腑実によるものは、日晡潮熱となる。また、脘腹脹満で拒按、多汗、口渇多飲（冷飲を好む）、顔面紅潮、煩燥、大便秘結、尿が濃い、発汗しても解熱しないなどの症状を伴うことが鑑別のポイントとなる。また、甚だしくなると煩燥、譫語が診られる。

治療は、内庭と合谷で陽明に欝している実熱を清し、天枢、中脘、足三里で蕩滌穢濁を図る。また、煩燥や譫語が見られるときには大椎を取るとよい。手技は全て瀉法である。

五心煩熱 ごしんはんねつ

　五心とは両側の手掌、足底および心胸部を指す。本症は、他の部位には感じない熱感をその部位のみに感じ、同時に心煩して落ち着かない状態をいう。

	腎陰虚	血虚	肝気鬱結	湿熱阻滞
鑑別点	・五心煩熱が午後や夜間に強くなり、冷やすと気持ちがよい。	・強くはないが午後に五心煩熱を自覚する。 ・心身の疲労によって悪化する。	・五心煩熱。 ・頭顔面部を始めとして全身に熱感を感じることも多い。 ・怒ったりストレスを感じると熱感は強くなる。	・五心煩熱。 ・高温時や病因病機記載の病因が身体に影響すると五心煩熱は悪化する。
随伴症状	頬部紅潮、盗汗、潮熱、口乾、頭のふらつき、消痩、耳鳴り、腰膝酸軟など。	面色萎黄または淡白で不華、口唇や爪が淡白、不眠、めまい、目のかすみ、四肢の痺れ感、心悸など。盗汗、頬部紅潮などを伴うこともある。	イライラ感、精神抑鬱感、易怒、ため息が多い、胸脇部や少腹部、乳房の脹満感や脹痛など。	口が粘る、口渇少飲または多飲(冷飲を好む)、脘腹脹満、頭重、身重感、身熱不揚、小便短赤、泥状便ですっきり排便できないなど。
舌脈	舌質－紅。舌苔－少または無苔。 脈－細数。	舌質－淡。 脈－細弱など。	舌質－紅。舌苔－白薄。 脈－弦または弦数。	舌質－紅。舌苔－黄膩。 脈－滑数など。
弁証	陰虚	血虚	肝気鬱結	湿熱阻滞
治法	滋陰清熱	滋陰養血	疏肝理気、解鬱	清熱利湿
取穴例	・復溜(先瀉後補)－滋陰降火 ・太衝(瀉法)－平肝潜陽 ・太谿(補法)、照海(補法)－補益腎陰	・脾兪(補法)、血海(補法)－健脾生血 ・太谿(補法)－補益腎陰 ・復溜(先瀉後補)－滋陰降火	・太衝(瀉法)、陽陵泉(瀉法)、支溝(瀉法)－疏肝理気 ・風池(瀉法)－潜陽 ・合谷(瀉法)－調和陰陽	・中極(瀉法)、膀胱兪(瀉法)－清利下焦 ・陰陵泉(瀉法)－利湿 ・豊隆(瀉法)、中脘(瀉法)－去痰降濁
病因・病機	精血不足、津液虚損、熱病による傷陰、久病、房事過多、五志過極、飲酒過度などによって腎陰が虚して内熱が生じるために五心煩熱となる。	脾虚による生血不足、失血過多、久病、多産による精血の消耗などによって陰血不足となると、陰陽のバランスが失調して相対的に陽気が浮越するために五心煩熱がおこる。	素体の陽気の充実している者が、長期にわたりストレスを受け続けたり、突然強い精神的刺激を受けたり、陰血不足のために肝が滋養されなくなって肝気鬱結となると気機が条達できなくなり、その影響で五心に熱邪が阻滞するために五心煩熱となる。	脂濃いものや甘いもの、味の濃いものの過食やアルコールの常飲、外界の湿邪などによって生じた湿熱が内蘊するために五心煩熱がおこる。

五心煩熱
― 鑑別と治療のポイント ―

　五心煩熱は、陰液不足（津液や血の不足）、あるいは陰虚内熱によって、あるいは肝気鬱結などの実熱や湿熱によっておこる。それぞれ随伴症状から鑑別するとよい。

◎腎陰虚

　腎陰虚によるものは、午後や夜間に強い五心煩熱を感じ、冷やすと気持ちがよいことが特徴で、頬部紅潮、潮熱、盗汗、口乾、消痩、腰膝酸軟など腎陰虚の症状を伴うことが鑑別のポイントとなる。

　治療は、復溜に先瀉後補を行い滋陰降火を、太衝に瀉法を行い平肝潜陽を、太谿や照海などに補法を行って補益腎陰を図るとよい。

◎血虚

　血虚によるものは、強くはないが午後に五心煩熱を自覚する、心身の疲労によって五心煩熱が出現、あるいは悪化することが特徴で、面色が萎黄あるいは淡白で不華、口唇や爪の色が淡白、筋の痙攣や引きつり、不眠やめまいなどを伴うことが鑑別のポイントとなる。

　また、血虚が長引くと陰虚となるため盗汗、潮熱などの虚熱の症状を伴うこともある。

　治療は、脾兪、血海などに補法を行って健脾生血、太谿で腎陰を補い、復溜に先瀉後補を行って滋陰降火を図るとよいが、虚熱がなければ復溜には補益腎陰を目的に補法を行うとよい。

◎肝気鬱結

　肝気鬱結によるものは、頭顔面部を始めとして全身に熱感を感じることも多い五心煩熱で、怒ったりストレスを感じると熱感は強くなることが特徴である。また、イライラ感、精神抑鬱感、易怒、善太息、胸脇部や少腹部、乳房の脹満感や脹痛など肝気鬱結の症状を伴うことが鑑別のポイントとなる。

　治療は、太衝、陽陵泉、支溝で疏肝理気を、風池で潜陽を、合谷で調和陰陽を図るとよい。熱症状が軽減しにくい場合には大椎で清泄実熱を図るとよい。手技はすべて瀉法である。熱症状が軽減したら滋陰のために太谿や復溜に補法を行うとよい。

◎湿熱阻滞

　湿熱阻滞によるものは、気温が高い時や、脂ものや甘いもの、味の濃いものの過食やアルコールの多飲、外界の湿邪によって悪化する五心煩熱で、口が粘る、口渇少飲または多飲で冷飲を好む、脘腹脹満、頭重、身重感、小便短赤、すっきり排便できないなどの症状を呈することが鑑別のポイントとなる。

　治療は、中極、膀胱兪で清利下焦を、陰陵泉で利湿を、豊隆、中脘などで去痰降濁を図るとよい。手技はすべて瀉法である。

✥ よく汗をかく（発汗・大汗）（はっかん・たいかん）

本症は、よく汗をかく、発汗量が多い状態を指し、発汗量が異常に多いものを中医では大汗という。

	実 熱	湿 熱	風 湿
鑑別点	・よく汗をかく。 ・季節や時間などによる変化はなく、年中熱がる。 ・熱いものの飲食や入浴、気温の上昇に伴って発汗量が増える。	・動き始めや活動時に熱さを感じて発汗するが、その後風にあたったりじっとしていると冷えを感じる。 ・あるいは身熱不揚。	・断続する少量の自汗。 ・悪風を伴う。
随伴症状	全身症状はない、または項背部の熱感あるいは熱がる、面紅目赤、口渇多飲（冷飲を好む）、便秘、小便黄赤など。	口が粘る、口渇少飲または多飲（冷飲を好む）、脘腹脹満、頭重、身重感、身熱不揚、小便短赤、泥状便ですっきり排便できないなど。	発熱、頭痛、身重感、小便不利、下痢、食欲不振など。
舌脈	舌質－紅。舌苔－黄。 脈－数。	舌質－紅。舌苔－黄膩。 脈－滑数など。	舌苔－白薄。 脈－浮緩。
弁証	実熱	湿熱阻滞	風湿
治法	清泄実熱	清熱利湿	去風利湿
取穴例	・大椎（瀉法）、曲池（瀉法）、合谷（瀉法）－清泄実熱	・中極（瀉法）、陰陵泉（瀉法）－清熱利湿 ・豊隆（瀉法）、中脘（瀉法）－去痰降濁 ・大椎（瀉法）－清泄実熱	・風池（瀉法）－去風 ・陰陵泉（瀉法）－利湿 ・外関（瀉法）－解表
病因・病機	素体の陽気が盛んな体質の者（いわゆる熱がりのタイプ）や、体内の陽気の亢進、外邪や病理産物の停滞による邪鬱化火、気滞から波及した気鬱化火、あるいは五志過極などによって実熱傾向となるためにおこる。	脂濃いものや甘いもの、味の濃いものの過食やアルコールの常飲、外界の湿邪などによって生じた湿熱が内蘊するためにおこる。	風湿の邪が肌表に侵襲し、衛気を阻滞させるために発汗する。

第3章 —— 内科雑病（不定愁訴）

	熱盛陽明	暑熱傷気
鑑別点	・大汗。	・大汗。
随伴症状	熱がる、口渇多飲（冷飲を好む）、顔面紅潮、煩燥、小便黄赤、便秘など。	壮熱、口渇多飲（冷飲を好む）、顔面紅潮、倦怠無力感、息切れ、懶言、尿量減少、便秘など。
舌脈	舌質－紅。舌苔－黄で乾燥。脈－洪大で有力。	舌質－紅。舌苔－黄で乾燥。脈－洪大または虚数。
弁証	熱盛陽明	暑熱傷気
治法	清熱瀉火	清暑泄熱、益気養陰
取穴例	・内庭（瀉法）、合谷（瀉法）－清陽明実熱 ・大椎（瀉法）、曲池（瀉法）－清泄実熱	・委中（瀉法）、曲沢（瀉法）－清暑解毒 ・大椎（瀉法）－清気分熱 ・気海（補法）－培補元気 ・太谿（補法）－補益腎陰
病因・病機	感受した風寒の邪気が化熱する、あるいは風熱の邪気を感受し、それらが解表せずに陽明に伝搬したために大汗となる。	梅雨時や夏季の蒸し暑いときに、感受した暑熱の邪気が陽明に直中し、その影響で気や津液を損傷したために大汗となる。

よく汗をかく(発汗・大汗)
― 鑑別と治療のポイント ―

発汗、大汗は、内傷によるものは実熱あるいは湿熱によっておこり、外感によるものは風湿や暑熱によっておこる。

体温の上昇とともに、あるいは身体の熱感に伴ってある程度の発汗は正常範囲と考えるべきだが、持続的な、大量の発汗は津液の損傷によって陰虚や気虚へと発展することが多いため、早い時期での改善が必要である。

◎実熱

実熱によるものは、季節や時間などに関係なくいつも熱がって発汗する。熱いものの飲食や入浴、気温の上昇によって発汗量が増加し、涼しい環境を好むことが特徴で、項背部の熱感、面紅目赤、口渇多飲(冷飲を好む)などを伴うことが多いが、全身症状はないこともある。

治療は大椎、曲池、合谷など清熱の穴に瀉法を行う。

なお、実熱によるものは肝火、心火、肺熱、胃熱などによっておこることもある。肝火によるものは行間、陽陵泉を、心火によるものは神門、大陵を、肺熱によるものは魚際を、胃熱によるものには内庭を加穴するとよい。手技はすべて瀉法である。

◎湿熱阻滞

湿熱阻滞によるものは、動き始めや活動時に熱感を感じて発汗するが、風にあたりじっとしていると冷えを感じる、あるいは身熱不揚となることが特徴で、口が粘る、口渇少飲または多飲で冷飲を好む、脘腹脹満、頭重、身重感、潮熱、小便短赤、泥状便ですっきり排便できないなどの湿熱の症状を呈することが鑑別のポイントとなる。

治療は、中極、陰陵泉で清熱利湿を、豊隆、中脘などで去痰降濁を図り、大椎で清泄実熱を図るとよい。手技はすべて瀉法である。

◎風湿

風湿によるものは、軽度の発汗に加え、常に悪風を伴う。その他軽度の発熱、頭痛、全身や四肢が重だるい、小便不利、下痢、食欲不振などの症状を伴うことが鑑別のポイントとなる。

治療は、風池で去風を、陰陵泉で利湿を、外関で解表を図るとよい。手技はすべて瀉法である。

◎熱盛陽明

熱盛陽明によるものは、長期化した感冒に引き続いておこり、大汗となり熱がる、口渇多飲(冷飲を好む)、顔面紅潮、煩燥、小便黄赤、便秘などの症状が診られることが鑑別のポイントとなる。

治療は、内庭と合谷を組み合わせて陽明経

の欝熱を清し、大椎、曲池で清泄実熱を図るとよい。手技は全て瀉法である。

◎暑熱傷気

暑熱傷気によるものは、梅雨時や夏季の蒸し暑い時期に大汗となることが特徴で、壮熱、口渇多飲（冷飲を好む）、顔面紅潮などの実熱の症状を伴うが、悪化すると気虚の症状である倦怠無力感、息切れ、懶言などを伴うことがある。

治療は、委中と曲沢を組み合わせて清暑解毒を図り、大椎で実熱を清するとよい。手技はすべて瀉法である。

なお、熱盛陽明、暑熱傷気によっておこる大汗について、これらの状況が長引くと気虚や陰虚へと発展しやすい。気虚や陰虚の症状が出現している場合には、身体強壮を目的に気海などで元気を補う、あるいは脾兪などで補気を図るとよい。また、陰分の損傷が強い場合には太谿などで腎陰を補うとよい。ただし、身体強壮のための配穴は熱症状を強める場合があり、また腎陰を補う処方は熱邪が強いときには行わない方がよいため、状況を診ながら清熱瀉火あるいは清暑泄熱を主とするか、身体強壮も行うかを判断すべきである。

中医学では、異常な発汗が診られる状態を総称して"汗証"と呼び、自汗、盗汗、絶汗が分類されている。

・自汗－動いていなくても、あるいは大した労作をしていないのに、身体の熱感を伴わずに全身的な発汗が診られるもので、気虚あるいは陽虚によっておこる。
・盗汗－いわゆる寝汗のことで、睡眠中にのみ汗をかき、目が覚めると汗は止まるものを指す。陰虚あるいは血虚によりおこる。
・絶汗－脱汗ともいい、大出血によるショック状態など、生命の危急時におこるもので、油のような大量な発汗が診られるものを指す。

本章の多汗は、熱邪によって顕著となり、汗証には含まれないが、冒頭にも記述したとおり、持続的な、大量の発汗は、津液の損耗を引きおこし、陰分の損傷および気虚へと発展することから、できるだけ早く改善することが必要である。また、絶汗は亡陰、亡陽のためにおこる。治療法については、鍼灸臨床よりも救急措置が優先するため割愛する。

なにもしていないのに汗をかく（自汗）（じかん）

　本症は、運動、労働、天候や気温、着衣、飲食、温養薬や発散薬の服用などの要素がないにも関わらず、全身に自然と汗をかく状態をいい、中医では自汗という。

	外感表虚	気　虚	陽　虚
鑑別点	・自汗。 ・悪風を伴う。 ・風にあたると自汗はより悪化する。	・自汗。 ・動いたり疲労によって自汗が増悪する。	・自汗 ・身体を冷やしたり、疲労によって自汗が増悪する。 ・発汗後にさらに身体が冷える。
随伴症状	悪寒、頭痛、鼻閉、息切れ、易疲労、倦怠感、泥状便、感冒にかかりやすく完治しにくいなど。	悪風、無力感、脱力感、息切れ、心悸、懶言、感冒にかかりやすく完治しにくい、顔色が白いなど。	寒がる、四肢の冷え、倦怠感、無力感、懶言、小便清長、泥状〜水様便、顔色が白い、精神不振、腰膝酸軟など。
舌脈	舌質－淡紅。舌苔－白薄。 脈－浮緩で無力など。	舌質－淡、胖、歯痕。舌苔－白薄。 脈－虚、弱など。	舌質－淡、嫩。舌苔－白。 脈－沈、遅など。
弁証	外感表虚	気虚	陽虚
治法	補気固表、調和営衛	補益心肺、固表	温補脾腎、固表
取穴例	・大椎（温法）－温養固表 ・外関（瀉法）－解表 ・気海（補法）－培補元気	・脾兪（補法）、心兪（補法）－補益心脾 ・肺兪（補法）、合谷（補法）－補気固表	・関元（灸または灸頭鍼（補法））、脾兪（補法）－温補脾腎 ・肺兪（補法）、合谷（補法）－補気固表
病因・病機	素体の虚弱、感冒が治りきらない、脾気虚のため、産後や病後に体調が戻らないなどによって衛表を守ることができない表虚証となると腠理が固密でなくなるために自汗がおこる。なお、風邪を感受すると自汗は一層ひどくなる。	元来の虚弱体質、肉体疲労や精神疲労、久病や大病、妊娠や出産による体力消耗、久病などによって心肺の気が虚し、そのために衛気が不足して腠理が固密でなくなり、津液が外泄するために自汗がおこる。	久病や大病、慢性病や高齢などによって臓腑の機能が衰えて陽気が虚し、そのために陽気が陰液を固摂できなくなり、津液が外泄するために自汗がおこる。

なにもしていないのに汗をかく（自汗）
― 鑑別と治療のポイント ―

　自汗は、動いていなくてもあるいは大した労作をしていないのに、身体の熱感は伴わず、全身に、発汗が診られることである。気虚や陽虚によっておこり、悪風を伴うことが多い。自汗は汗証の一つである。

◎外感表虚

　外感表虚によるものは、気血不足に乗じて風寒の邪が侵入することによっておこる虚実挾雑証である。悪風を伴い、風にあたると自汗は悪化する。さらに悪寒、頭痛、鼻閉、息切れ、易疲労、倦怠感、泥状便、感冒にかかりやすく完治しにくいなどの症状が同時に診られることが鑑別のポイントとなる。

　治療は、大椎に温法、合谷に補法を行い温養固表を図り、気海などに補法を行って元気を補い、外関に瀉法を行って解表を図るとよい。ただし外関は、風邪など外感の邪気を感受して停滞している時には瀉法を行って解表を図るとよいが、気虚の症状が強いときには補法を行い衛気を強めるとよい。気虚の時に外関を瀉しすぎると衛気の損傷を強めるため様子を診ながら行う必要がある。

◎気虚

　気虚によるものは、悪寒や頭痛などの外感の症状がなく、動いたり疲労によって自汗が悪化することが特徴で、さらに気虚の症状を伴うことが鑑別のポイントとなるが、倦怠感、脱力感、精神疲労、懶言などの気虚一般の症状、食欲不振、泥状便などの脾気虚の症状、息切れ、感冒にかかりやすく完治しにくいなどの肺気虚の症状、心悸、精神疲労などの心気虚の症状など、気虚でも多彩な臓腑の症状を伴うこともある。

　治療は、補気と固表が主となるため、健脾益気のために脾兪などを、固表のために合谷に補法を行うとよく、さらに汗は心の液ということから補益心気のために心兪を、宣発作用を高め、皮毛を強めるために肺兪に補法を行い補益肺気を図るとよい。また、培補元気を目的に気海や関元などに補法を行うことも有効である。

◎陽虚

　陽虚によるものは、自汗となり、身体を冷やしたり疲労によって自汗が悪化し、自汗によってさらに冷え症状が悪化することが特徴であり、寒がる、手足や腰、腹部が冷える、水様便～未消化便を下痢する、五更泄瀉、小便清長、精神不振、懶言、倦怠無力感、腰膝酸軟などの症状を伴うことが鑑別のポイントとなる。

　治療は、関元と脾兪で温補脾腎を図り、肺兪と合谷で補気固表を図るとよい。鍼の手技はすべて補法である。

寝汗をよくかく(盗汗)(とうかん)

本症は、寝汗をよくかくことであり、睡眠中に汗をかき目覚めると汗は止まる状態を指し、中医では盗汗という。

	腎陰虚	血虚	湿熱阻滞	実熱
鑑別点	・盗汗。 ・陰虚内熱の症状が顕著となる。	・盗汗。 ・心身の疲労によって悪化する。	・睡眠時の発汗。 ・暑い環境で寝ていると発汗し、エアコンや扇風機の使用、あるいは風にあたっていると寒さを感じる。	・睡眠時の発汗。 ・身体の熱感に伴い発汗する。
随伴症状	頬部紅潮、潮熱、口乾、頭のふらつき、消痩、耳鳴り、腰膝酸軟など。	面色萎黄または淡白で不華、口唇や爪が淡白、不眠、めまい、目のかすみ、四肢の痺れ感、心悸など。五心煩熱、頬部紅潮などを伴うこともある。	口が粘る、口渇少飲または多飲(冷飲を好む)、脘腹脹満、頭重、身重感、身熱不揚、小便短赤、泥状便ですっきり排便できないなど	全身症状はないあるいは項背部の熱感、面紅目赤、口渇多飲(冷飲を好む)、便秘、小便黄赤など。
舌脈	舌質−紅。舌苔−少または無苔。 脈−細数。	舌質−淡。 脈−細弱など。	舌質−紅。舌苔−黄膩。 脈−滑数など。	舌質−紅。舌苔−黄。 脈−数。
弁証	腎陰虚	血虚	湿熱阻滞	実熱
治法	滋陰清熱	滋陰陽血	清熱利湿	清泄実熱
取穴例	・復溜(先瀉後補)−滋陰降火 ・太衝(瀉法)−平肝潜陽 ・太谿(補法)、照海(補法)−補益腎陰	・脾兪(補法)、血海(補法)−健脾生血 ・太谿(補法)−補益腎陰 ・復溜(先瀉後補)−滋陰降火	・中極(瀉法)、膀胱兪(瀉法)−清利下焦 ・陰陵泉(瀉法)−利湿 ・豊隆(瀉法)、中脘(瀉法)−去痰降濁	・大椎(瀉法)、曲池(瀉法)、合谷(瀉法)−清泄実熱
病因・病機	精血不足、津液虚損、熱病による傷陰、久病、房事過多、五志過極、飲酒過度などによって腎陰が虚して内熱が生じるために盗汗がおこる。	脾虚による生血不足、失血過多、久病、多産による精血の消耗などによって陰血不足となると、陰陽のバランスが失調して相対的に陽気が浮越し、津液が外溢するために盗汗がおこる。	脂濃いものや甘いもの、味の濃いものの過食やアルコールの常飲、外界の湿邪などによって生じた湿熱が内蘊するために発汗する。	体内の陽気が盛んな体質の者(いわゆる熱がりのタイプ)あるいは暑い環境で就寝している者が、体温を下げるために発汗する。

寝汗をよくかく（盗汗）
― 鑑別と治療のポイント ―

盗汗は、陰虚や血虚によっておこる。盗汗の弁証をする場合には、寝室の室温、パジャマの種類や寝具の状態などを問診することは重要なことである。暑い環境で寝ている場合に汗をかくのは自然（これは発汗）であるため、これは盗汗とはいえない。

盗汗も腠理の開闔が失調したためにおこる汗証に属すものである。なお、湿熱や実熱によるものは盗汗ではなく生理的な発汗であるが、臨床上混同しやすい場合もあり、鑑別のためにあえて記載した。

◎腎陰虚

腎陰虚によるものは、頻繁に盗汗し、頬部紅潮、潮熱、五心煩熱、腰膝酸軟など陰虚の症状を伴うことが鑑別のポイントとなる。

治療は、復溜に先瀉後補を行い滋陰降火を、太衝に瀉法を行い平肝潜陽を、太谿や照海などに補法を行い補益腎陰を図るとよい。

◎血虚

血虚によるものは、精神疲労によって盗汗し、面色萎黄または淡白で不華、口唇や爪が淡白、不眠、めまい、目のかすみ、四肢の痺れ感などの血虚の症状や五心煩熱、頬部紅潮を伴うことが鑑別のポイントである。

治療は、血海や脾兪で健脾生血を、太谿などで補益腎陰を、復溜に先瀉後補を行い滋陰降火を図るが、虚熱が顕著でなければ復溜にも補法を行い滋陰を図るとよい。

なお、"汗は心の液"と言われることから、陰虚や血虚によるものには神門や心兪などに補法を行い補益心気を図ることも効果的である。

◎湿熱阻滞

湿熱阻滞によるものは、寝ていると熱さを感じて発汗するが、エアコンや扇風機をかけたり風にあたっていると今度は寒さを感じる、あるいは身熱不揚となることが特徴で、口が粘る、口渇少飲または多飲で冷飲を好む、脘腹脹満、頭重、身重感、潮熱、小便短赤などの症状を伴うことが鑑別のポイントとなる。

治療は、中極、膀胱兪で清利下焦を、陰陵泉で利湿を、豊隆、中脘などで去痰降濁を図るとよい。手技はすべて瀉法である。

◎実熱

実熱によるものは、季節や時間などに関係なくいつも熱がって発汗する。いつも涼しい環境を好むことが特徴で、項背部の熱感、面紅目赤、多汗、口渇多飲（冷飲を好む）などの全身症状を伴うが、伴わないこともある。

治療は大椎、曲池、合谷など清熱の穴に瀉法を行うとよい。

頭顔面部だけに汗をかく（頭汗）（ずかん）

　本症は、頭顔面部だけに汗をかく状態を指し、中医では頭汗という。頭汗は下記の病態によっておこるが、健常人でも気候や気温、飲食などによって頭汗を呈することがあるため、下記の随伴症状を伴う場合に病態とすべきである。

	湿熱阻滞	腎陽虚
鑑別点	・頭汗。 ・動き始めや、身体が温まると頭汗は顕著となる。	・頭汗。 ・身体を冷やしたり、疲労時に頭汗が悪化する。
随伴症状	口が粘る、口渇少飲または多飲（冷飲を好む）、脘腹脹満、頭重、身重感、身熱不揚、小便短赤、泥状便ですっきり排便できないなど	寒がる、四肢や腰腹部の冷え、未消化便を下痢する、五更泄瀉、小便清長、下腹部冷痛、浮腫、腰膝酸軟、懶言、精神不振、倦怠無力感など
舌脈	舌質ー紅。舌苔ー黄膩。 脈ー滑数など。	舌質ー淡、嫩。舌苔ー白薄。 脈ー沈、遅など。
弁証	湿熱阻滞	腎陽虚
治法	清熱利湿	温補腎陽、固表
取穴例	・中極（瀉法）、陰陵泉（瀉法）ー清熱利湿 ・豊隆（瀉法）、中脘（瀉法）ー去痰降濁 ・頭維（瀉法）ー降濁	・関元（灸頭鍼（補法））、命門（温法）ー温腎壮陽 ・百会（補法）、風池（補法）ー昇陽益気
病因・病機	脂濃いものや甘いもの、味の濃いものの過食やアルコールの常飲、外界の湿邪などによって生じた湿熱が、頭顔面部に内蘊するために頭汗がおこる。	腎気虚からの発展、久病、先天不足、房事過多、外邪による陽気の損傷などによって腎陽が虚損し、その影響で湊理の固摂作用が低下し、津液が外溢するために頭汗がおこる。

頭顔面部だけに汗をかく（頭汗）
― 鑑別と治療のポイント ―

　頭汗は、湿熱、あるいは陽虚によっておこる。

　湿熱阻滞によるものは、湿邪が鬱して化熱し、内蘊して発散することができず、頭顔面部に上擾して津液を外泄させるためにおこり、湿熱の症状を伴うことが鑑別のポイントであり、実証に属す。

　陽虚によるものは、多くは病後や産後、加齢などによって頭顔面部を栄養することができず、そのために固摂作用が低下して津液を固渋することができなくなる、いわゆる機能の低下によっておこるものである。従って、陽虚によるものは冷える、寒がるなどの冷え症状だけではなく、精神不振、懶言、倦怠感や全身の無力感、脱力感を伴うことが鑑別の条件となる。鑑別点あるいは随伴症状から鑑別するとよい。

◎湿熱阻滞

　湿熱阻滞によるものは、動き始めや身体が温まると頭汗が顕著となることが特徴で、口が粘る、口渇少飲または多飲で冷飲を好む、脘腹脹満、頭重、身重感、潮熱、小便短赤、泥状便ですっきり排便できないなどの湿熱の症状を呈することが鑑別のポイントとなる。また、頭部の経絡に湿邪が阻滞しているため、悪寒や発熱を伴うこともある。

　治療は、中極、陰陵泉で清熱利湿を、豊隆、中脘などで去痰降濁を、頭維で頭部の経絡の降濁を図るとよい。手技はすべて瀉法である。

◎腎陽虚

　腎陽虚によるものは、身体を冷やしたり、疲労時に頭汗が出現あるいは悪化し、腎陽虚の症状である寒がる、手足や腰腹部の冷え、水様便〜未消化便を下痢する、五更泄瀉、小便清長、精神不振、懶言、倦怠無力感、腰膝酸軟などの症状を伴うことが鑑別のポイントとなる。

　治療は、関元と命門などで温腎壮陽を、百会と風池を組み合わせて昇陽益気を強めるとよい。鍼の手技はすべて補法である。

脇の下によく汗をかく（腋汗・腋臭）(えきかん・わきが)

本症は、腋窩から側胸部にかけてのみ発汗が診られることをいい、中医では腋汗という。また、腋窩の臭いであるわきが（腋臭）も原因は同じであるのでまとめて述べる。

	肝胆湿熱	肝腎陰虚
鑑別点	・粘稠な腋汗。 ・臭気を伴うことが多い。	・希薄な脇汗。 ・臭気はないことが多い。
随伴症状	胸脇部痛、身熱不揚、口苦、口が粘る、食欲不振、厭食、腹脹、小便短赤、下痢または便秘など。	目の乾き、頬部紅潮、盗汗、潮熱、五心煩熱、不眠、多夢、消痩、腰膝酸軟、便秘、尿が濃い、手足の引きつりなど。
舌脈	舌質－紅。舌苔－黄膩。 脈－弦数、弦滑など。	舌質－紅。舌苔－少または無苔。 脈－細数など。
弁証	肝胆湿熱	肝腎陰虚
治法	清利肝胆湿熱	滋補肝腎
取穴例	・期門（瀉法）、陽陵泉（瀉法）、間使（瀉法）－疏肝理気利胆 ・陰陵泉（瀉法）、中極（瀉法）－清熱利湿	・復溜（先瀉後補）－滋陰降火 ・陽陵泉（瀉法）－疏肝利胆 ・肝兪（補法）、腎兪（補法）－補益肝腎
病因・病機	脂濃いものや甘いもの、味の濃いものの過食やアルコールの常飲、外界の湿邪などによって生じた湿熱が肝胆に蘊結し、脇部に阻滞するためにおこる。	精血不足、津液虚損、熱病による傷陰、久病、房事過多、五志過極、飲酒過度などによって肝腎の陰虚となり、肝胆を栄養できなくなるために腋汗がおこる。

✤ 脇の下によく汗をかく（腋汗・腋臭）
― 鑑別と治療のポイント ―

　腋汗・腋臭は、肝胆湿熱あるいは肝腎陰虚によっておこる。本症に限らず、汗の簡単な鑑別については下記の通りである。

・湿熱による汗は粘稠で臭気を伴うことが多く、汗の色は黄色くなることが多い。また、熱が強い湿熱になると汗の量が著しく増えることが多い。
・陰虚による汗は希薄で量はそれほど多くはないが、虚熱が強くなると量が多くなることもある。
・実熱による汗は量が多く発汗も持続的におこることが多い。湿邪が影響している場合には粘稠となるが、実熱および虚熱だけの場合には希薄な汗となることが多い。
・気虚や陽虚などによる汗は希薄で量が多い。
・風熱、風湿などによって営衛不和による汗はそれほど多くならないことが多いが、邪正抗争が強くなると発汗量も増える。

それぞれの随伴症状から鑑別するとよい。

◎肝胆湿熱

　肝胆湿熱によるものは、粘稠な腋汗となり、発汗量が多く、また臭気を伴う汗となることが多い。また、胸脇部の脹痛や灼痛、身熱、口苦、食欲不振、黄疸、腹脹、厭食、小便は黄赤、下痢（泥状便）などの肝胆湿熱の症状を伴うが、必ずしも伴うとは限らず、足少陽経の湿熱阻滞である腋汗という症状のみのことも多い。

　治療は、清熱利湿と肝胆二経の疏通を図ることが必要であるため、期門、陽陵泉、間使を組み合わせて疏肝理気利胆を図り、陰陵泉と中極で清熱利湿を図るとよい。手技はすべて瀉法である。

　ただし、中極には清熱利湿の作用があるものの、瀉しすぎると下元が虚し、排尿機能、月経の状態、男性の性機能の低下を招くこともある。尿の色が薄くなる、あるいは小腹部の無力感を感じたり、排尿、月経、男性各機能の低下が診られるような場合には中極の取穴は中止した方がよい。また、それらの機能の低下が診られた場合には、気海や関元に補法を行って調節するとよい。

◎肝腎陰虚

　肝腎陰虚によるものは、希薄な腋汗で、臭気は伴わないことが多い。また、目の乾き、手足の引きつりや痺れ感、腰膝酸軟、頬部紅潮、盗汗、五心煩熱、不眠、るい痩など肝腎陰虚＋虚熱の症状を伴うことが多い。

　治療は、復溜に先瀉後補を行って滋陰降火を図り、陽陵泉に瀉法を行って肝胆を疏通し、肝兪や腎兪に補法を行って肝腎を補うとよい。

前胸部に汗をかく（心胸汗出）(しんきょうかんしゅつ)

　本症は、前胸部のみに汗をかく状態を指し、中医では心胸汗出と呼ぶ。前胸部は五臓の中では心の存在する部位として、心胸汗出は心汗ともいい、心の病変によっておこるとされている。

	心脾両虚	心腎陰虚
鑑別点	・心胸汗出。 ・肉体疲労、精神疲労によって悪化する。	・心胸汗出。 ・陽気の亢進によって、あるいは午後に悪化する。
随伴症状	心悸、多夢、精神不安、精神疲労、食欲不振、大便溏薄、易疲労、無力感、面色不華など。	心悸、怔忡、健忘、不眠、多夢、五心煩熱、潮熱、頬部紅潮、腰膝酸軟、遺精、咽乾、便秘、小便黄赤など。
舌脈	舌質－淡。舌苔－白薄。 脈－虚弱など。	舌質－紅で乾燥。舌苔－少または無苔。 脈－細数。
弁証	心脾両虚	心腎陰虚
治法	補益心脾、固表	滋補心腎
取穴例	・神門(補法)、三陰交(補法)－補益心脾 ・脾兪(補法)－健脾益気 ・膻中(補法)－補益上焦	・復溜(先瀉後補)－滋陰降火 ・内関(瀉法)－寧心安神 ・心兪(補法)、太谿(補法)－滋補心腎
病因・病機	思慮過度や、失血は心を損傷し、飲食不節や労倦は脾を損傷する。気血の生成と血の循環は心と脾が協調して行うために心の損傷は脾に、脾の損傷は心に波及しやすく、そのために心脾両虚となると胸部の皮毛を固摂できなくなるために心胸汗出がおこる。	精血不足、津液虚損、熱病による傷陰、久病、房事過多、五志過極、飲酒過度などによって腎陰を虚損する、過度の精神疲労、七情内傷、心火亢盛などによって心陰を虚損する。それらによって心腎陰虚となって虚熱が発生し、津液を胸部におしやるために心胸汗出がおこる。

✤ 前胸部に汗をかく（心胸汗出）
― 鑑別と治療のポイント ―

　心胸汗出は、多くは気虚あるいは陰虚によっておこる。
　また、中医における一般的な発汗の部位による鑑別は、下記の通り。

- 前胸部のみに発汗が診られるものは心の病症とされている。
- 腋窩や陰部に発汗が多いものは、足少陽経および足厥陰経に湿邪が阻滞したためとされている。
- 頭顔面部のみに発汗が多いものは湿熱、あるいは陽虚によっておこるとされている。
- 手のひらや足の裏に発汗が多いものは脾胃に湿熱が阻滞したためとされている。
- 左半身あるいは右半身のみに発汗するものを汗出偏沮といい、中風や中風前兆、あるいは邪気の阻滞や臓腑機能の失調により、気血の循行が片側に偏るために出現する。

◎心脾両虚

　心脾両虚によるものは、心と脾の気血両虚によっておこるため、心胸汗出は肉体疲労あるいは精神疲労によって出現または悪化し、心悸、精神不安などの心の虚証と、大便溏薄、食欲不振、無力感などの脾気虚の症状、面色不華などの血虚の症状が出現することが鑑別のポイントとなる。
　治療は、神門と三陰交に脾兪を組み合わせて心脾を補い、膻中で上焦を補うとよい。手技はすべて補法である。また、気虚による発熱の症状が顕著でなければ、それぞれの部位に温法を併用したり、関元や気海などを加穴することも有効である。

◎心腎陰虚

　心腎陰虚によるものは、心陰と腎陰がともに虚し、虚熱が発生するためにおこり、動作や気温、精神的興奮など陽気が亢進する状況、あるいは午後に心胸汗出が出現あるいは悪化することが特徴である。また、心悸、怔忡、健忘、不眠、多夢などの心の症状、腰膝酸軟、耳鳴り、難聴など腎の症状、五心煩熱、潮熱、頬部紅潮、盗汗、咽乾など虚熱による症状が出現していれば本証と判断できる。
　治療は、復溜に先瀉後補を行って滋陰降火を図り、内関に瀉法を行って寧心安神を図り、心兪と太谿などで心腎を補うとよい。
　また、心腎陰虚から心腎不交に発展すると、上記の症状に加えて心胸煩熱などの症状が出現する。この場合には神門、大陵に瀉法を行い清心瀉火を図るとよい。

手掌・足底に汗をかく（手足汗出）（てあしかんしゅつ）

本症は、主として手掌や足底に汗を多くかく状態をいい、中医では手足汗出という。傷寒論では"胃は四肢を主り、手足汗出ずるは陽明の証なり"という一節に基づき、手足汗出は脾胃の病証とされている。

	脾胃湿熱	脾気虚	胃陰虚
鑑別点	・手足汗出。	・手足汗出。	・手足汗出。
随伴症状	浮腫、上腹部の膨満感や痛み（拒按）、口が粘る、口渇するが飲みたくない、悪心・嘔吐、泥状便（すっきり排便できない）、小便黄赤など。	浮腫、疲労感、無力感、元気がない、懶言、食欲不振、食後腹脹、面色萎黄など。	食欲はあるが食べられない、乾嘔、胃脘部灼熱感または不快感、口渇少飲、便秘、消痩など。
舌脈	舌質－紅。舌苔－白膩または黄膩。脈－濡数など。	舌質－淡、胖、歯痕。舌苔－白薄。脈－虚、弱など。	舌質－紅。脈－細数など。
弁証	脾胃湿熱	脾気虚	胃陰虚
治法	清熱利湿	健脾利湿	滋養胃陰
取穴例	・豊隆（瀉法）、陰陵泉（瀉法）－燥湿化痰、理気和中 ・中脘（瀉法）、天枢（瀉法）－調和腸胃	・中脘（補法）、足三里（補法）－益気健中 ・脾兪（補法）、陰陵泉（補法）－健脾利湿	・内庭（瀉法）－和胃清熱 ・中脘（補法）、足三里（補法）－益気健中 ・復溜（補法）－滋陰補腎
病因・病機	脂濃いものや甘いもの、味の濃いものの過食やアルコールの常飲、外界の湿邪などによって生じた痰湿が鬱して湿熱となり、胃に阻滞している津液が手足に溢れ出すために手足汗出がおこる。	飲食不節、思慮過度、疲労や過労などによって脾気虚となると、水湿の運化が低下して津液が阻滞し、それが手足に溢れ出すために手足汗出がおこる。	辛いものの食べ過ぎ、熱病による津液の損傷、慢性の胃病による陰血の損傷などにより、胃陰虚となって内熱が生じ、内熱が津液を四肢に外泄させるために手足汗出がおこる。

手掌・足底に汗をかく（手足汗出）
― 鑑別と治療のポイント ―

　手足汗出は、湿熱、脾気虚、陰虚などにより体内の津液が手掌・足底に流れ込むためにおこる。それぞれの随伴症状から鑑別をするとよい。

◎**脾胃湿熱**

　脾胃湿熱によるものは、上腹部の膨満感や痛み（拒按）、口が粘る、口渇するが飲みたくない、悪心嘔吐、泥状便ですっきり排便できない、小便黄赤などの湿熱の症状を伴うことが鑑別のポイントとなる。また、脂濃いものや甘いもの、味の濃いものの過食やアルコールの摂取などにより上記症状は悪化する。

　治療は、豊隆と陰陵泉で燥湿化痰、理気和中を図り、中脘、天枢で腸胃の調和を図るとよい。手技は全て瀉法である。

◎**脾気虚**

　脾気虚によるものは、浮腫を伴うことが多く、気虚の特徴である疲労感や無力感、元気がない、懶言、食後腹脹、面色萎黄などの症状を伴うことが鑑別のポイントとなる。また、肉体疲労や精神疲労などによって手足汗出や浮腫、および上記気虚の症状が悪化する。

　治療は、中脘と足三里で益気健中を図り、脾兪と陰陵泉を組み合わせて健脾利湿を図るとよい。手技は全て補法である。各穴に温法を併用することもよいことが多い。

　原因が脾気虚であっても湿邪の停滞は実証となるため、症状の改善が診られないときには陰陵泉には瀉法を行って利湿を図ることが有効なこともある。ただし、瀉しすぎると気虚を強めるので、様子を見ながら行うべきである。

◎**胃陰虚**

　胃陰虚によるものは、空腹感があるのに食べられない、乾嘔をはじめ、胃脘部灼熱感または不快感、口渇少飲、便秘、身体消痩など胃陰虚の症状を伴うことが鑑別のポイントとなる。

　治療は、内庭で胃熱を清し、中脘や足三里などで中焦を補い、復溜などで腎陰を補うとよいが、胃脘部の不快感が強い、あるいは拒按となっているなど実の状態の場合には中脘、足三里には瀉法を行い通降胃気を図った方がよい。ただし、瀉しすぎると脾胃の機能は低下するので、それらの症状が緩和される、あるいは消失した場合には補法に切り替えるとよい。状態を見ながら使い分けるとよい。

✢ 疲労倦怠感（疲乏）・疲れやすい（易疲労）(ひぼう・えきひろう)

　本症は、慢性的に疲労倦怠感を感じる（疲乏）、少し動いただけで疲れてしまったり一日の中で夕方や夜になると決まって疲労感を感じる（易疲労）状態を指し、多かれ少なかれ四肢や全身の無力感や脱力感を伴うものをいう。病態としての段階は違うが、原因は同じであるためまとめて述べる。

	気　虚	脾虚湿困	痰濁阻滞	暑熱傷気
鑑別点	・疲労倦怠感や易疲労。 ・四肢や全身の無力感や脱力感を感じる。 ・肉体疲労、精神疲労により悪化する。	・疲労倦怠感や易疲労。 ・主として下肢の浮腫。 ・四肢や全身の無力感や脱力感を感じる。 ・肉体疲労、精神疲労により悪化する。	・疲労倦怠感や易疲労。 ・動くと息切れがする。 ・頭重や身重感など全身の重だるさを感じる。	・疲労倦怠感や易疲労。 ・多くは実熱の症状を伴うが、虚熱の症状を伴うこともある。
随伴症状	息切れ、懶言、自汗、精神疲労など。また、面色淡白または萎黄、口唇や爪の色が淡白、不眠、心悸など血虚の症状を伴うこともある。	口渇しても飲みたくない、食欲不振、泥状便、元気がない、懶言、食後腹脹、面色萎黄など。	胸苦しい、水分を飲むと吐く、食欲不振、手足や陰部の湿り、浮腫、痰が多い、めまいなど。	壮熱、口渇多飲（冷飲を好む）、自汗、顔面紅潮、息切れ、懶言、尿量減少、便秘など。
舌脈	舌質－淡、胖、歯痕。舌苔－白薄。 脈－虚、弱など。	舌質－淡、胖、歯痕。舌苔－白膩。 脈－虚、緩など。	舌苔－白膩。 脈－滑など。	舌質－紅。舌苔－黄乾。 脈－洪大または虚数。
弁証	気虚	脾虚湿困	痰濁阻滞	暑熱傷気
治法	補中益気	健脾利水	去痰降濁	清暑泄熱、益気養陰
取穴例	・脾兪（補法）－健脾益気 ・気海（補法）－培補元気 ・中脘（補法）、足三里（補法）－補中益気	・脾兪（補法）－健脾利湿 ・中脘（補法）、足三里（補法）－補中益気 ・脾兪（補法）、陰陵泉（補法）－健脾利湿	・豊隆（瀉法）、陰陵泉（瀉法）－燥湿化痰 ・中脘（瀉法）－去痰降濁 ・内関（瀉法）－理気散滞	・委中（瀉法）、曲沢（瀉法）－清暑解毒 ・大椎（瀉法）－清気分熱 ・気海（補法）－培補元気 ・太谿（補法）－補益腎陰
病因・病機	元来の虚弱体質、過度の肉体疲労や精神疲労、妊娠や出産による体力消耗、久病などによって気虚となると、身体のエネルギーが低下するためにおこる。	飲食不節、過労、思慮過度などによって脾気虚となると、運化作用が低下するために湿邪が中焦に阻滞し、そのために清陽が上らず、濁気が降りず、その影響で肌肉が栄養されなくなるためにおこる。	脂濃いものや甘いもの、味の濃いものの過食やアルコールの常飲、あるいは外界の湿邪などによって生じた痰湿が中焦に阻滞したために濁気が降りず、その影響で肌肉が栄養されなくなるためにおこる。	梅雨時や夏季の蒸し暑いときに感受した暑熱の邪気が陽明に直中し、その影響で気や津液を消耗したためにおこる。

✣ 疲労倦怠感（疲乏）・疲れやすい（易疲労）
― 鑑別と治療のポイント ―

疲労倦怠感、易疲労は気あるいは津液が消耗し、臓腑機能が低下するためにおこる。

原因としては、気虚、脾虚湿困などの虚証だけではなく、痰濁阻滞、暑熱の邪など実邪が原因となるものもある。虚証は気血津液が損耗することによる臓腑機能が低下したためにおこるが、実証では実邪が阻滞することにより気血津液が正常に運行することができず、そのために臓腑機能が低下するためにおこる。

治療においては、虚証に対しては補法あるいは温法を併用することが主眼となり、実証に対しては去邪を図るのみ、あるいは去邪と補虚を併用することが必要となる。

ところで、日常の臨床において、疲労倦怠感を訴える患者様は多い。疲労感や倦怠感、いわゆる"疲れ"を訴えることである。疲労（疲労感）は本項の通り気虚がベースとなっておこるが、実証である痰濁阻滞や、気滞（肝気鬱結）など気機の阻滞によってもおこる。

気虚による諸症状の診断基準は、無力感や脱力感、懶言、元気がない、肉体的あるいは精神的な負担がかかるとその症状が悪化するなどの状態となることである。

しかし、疲れを感じていても元気に動ける、声が大きい、はきはきと話す、目に力がある、じっとしているよりも身体を動かしている方が楽に感じる、その疲労感は体力の低下によるよりもすっきりしない感じであるなどは気虚とはいえない。これらの症状の多くは気滞（肝気鬱結）によっておこることが多い。そのようなときに補気や健脾益気、培補元気などの穴に補法を行っても効果がなく、治療としては理気(疏肝理気)を行うとよい。理気を目的に外関や支溝に瀉法を行う。あるいは疏肝理気を目的に太衝や陽陵泉に加え外関や支溝に瀉法を行うと著効を示すことも多い。痰濁阻滞に関しては下記を参照のこと。

疲労倦怠感を訴える方すべてが気虚とは限らないことを注意すべきである。

なお、この考え方は次章の身重感を鑑別する際にも有効である。身重感は水湿や痰濁の阻滞によっておこるものであるが、それらは気滞によって引きおこされることもあり、また、それらによって気滞を誘発することも多い。疲労感や身重感を治療する際には大いに参考になる。

◎気虚

気虚によるものは、慢性的な疲労倦怠感、あるいは易疲労となり、四肢や全身の無力感や脱力感を伴い、肉体疲労や精神疲労によって症状が悪化することが特徴で、さらに気虚の症状を伴うことが鑑別のポイントとなる。気虚によるものは、脾気虚によることが多いために脾気虚の症状を伴うことが多いが、息

切れ、感冒にかかりやすく完治しにくいなどの症状を伴えば脾肺両虚であり、心悸、不眠、精神疲労などの心気虚の症状を伴えば心脾両虚となる。

治療は、脾兪で健脾益気を、気海などで元気を補い、中脘や足三里で中気を補うとよい。

脾肺両虚の場合には上記に加え肺兪や太淵を、心脾両虚の場合には上記に加えて心兪や神門を加穴するとよい。手技はすべて補法である。また、脾兪や中脘、気海などには温法を併用することも有効であるが、微熱やのぼせなどの熱症状がある場合にはその変化を診ながら行う必要がある。

◎脾虚湿困

脾虚湿困によるものは、慢性的な疲労倦怠感、あるいは易疲労となり、四肢や全身の無力感や脱力感を伴い、肉体疲労や精神疲労によって症状が悪化することが特徴で、さらに浮腫など水湿阻滞の症状を伴うことが鑑別のポイントとなる。

治療は、健脾利湿を目的に陰陵泉、脾兪を、健脾と同時に中気を補うために中脘、足三里などで補中益気を図るとよい。手技はすべて補法となる。また、各穴に温法を併用することも利湿の作用を高めることができる。

◎痰濁阻滞

痰濁阻滞によるものは、慢性的な疲労倦怠感、あるいは易疲労となり、息切れを伴うことも多く、甚だしくなると四肢や全身の無力感や脱力感を伴う。また、身重感や頭重、胸苦しい、水分を飲むと気分が悪くなるあるいは吐く、手足や陰部の湿り感、浮腫、痰が多いなどの症状を伴い、曇天時や湿度の高い時、あるいは脂濃いものや甘いものや味の濃いものを食したり、アルコールの過飲によって症状が悪化することが特徴である。

治療は、豊隆、陰陵泉で燥湿化痰を、中脘で去痰降濁を、内関で中焦の理気を図るとよい。痰濁阻滞は実証であるため、手技はすべて瀉法である。

◎暑熱傷気

暑熱傷気によるものは、梅雨時や夏季の蒸し暑い時期に発熱や大汗となったあとで疲労倦怠感や易疲労となることが特徴で、壮熱、口渇多飲（冷飲を好む）、顔面紅潮などの実熱の症状の後に倦怠無力感、息切れ、懶言などの気虚の症状が出現することが鑑別のポイントである。ただし、この場合の熱症状は、実熱ではなく、口渇少飲、頬部紅潮、午後潮熱、盗汗、五心煩熱など虚熱の症状を呈することもある。

治療は、委中と曲沢を組み合わせて清暑解毒を図り、大椎で実熱を清するとよい。手技はすべて瀉法である。

なお、気虚の症状に対しては気海や脾兪に補法おこなって培補元気や健脾益気を、虚熱の症状に対しては復溜に先瀉後補を行って滋陰降火を図り、太谿や照海に補法を行うとよいが、熱症状が強いときには、培補元気や健脾益気を図ると熱症状を強めてしまうことも多いために行わない方がよいこともある。

状況を診ながら清暑解毒・清熱を主とするか、補気も併せて行うかを判断すべきである。

身体が重だるい（身重感）(しんじゅうかん)

　本症は、身体が重だるく感じる、あるいは身体が重だるく動きづらく感じる状態を指し、中医では身重感という。身重感は、多くは湿に属すと古来から云われている通り、湿邪との関連が強い。湿は陰邪で重・濁・粘・滞の性質があるため、湿邪が停滞するために身重感がおこる。

	風水	痰濁阻滞	脾虚湿困	陽虚水泛
鑑別点	・身重感。 ・悪風を伴う。	・身重感。	・身重感。 ・下肢の浮腫を伴うこともある。 ・四肢無力。 ・肉体疲労、精神疲労により身重感は悪化する。	・身重感。 ・下肢の浮腫が強く、圧痕が残ることもある。
随伴症状	悪寒・発熱、頭重や頭痛、顔面部とくに眼瞼部の浮腫、関節重痛、咳嗽、尿量減少など。	胸苦しい、水分を飲むと吐く、食欲不振、手足や陰部の湿り、浮腫、痰が多い、頭重、めまいなど。	口渇しても飲みたくない、疲労感、無力感、食欲不振、泥状便、元気がない、懶言、食後腹脹、面色萎黄など。	寒がる、四肢や腰腹部の冷え、未消化便を下痢する、五更泄瀉、小便不利、下腹部冷痛、浮腫、腰膝酸軟、顔色が白い、倦怠無力感など。
舌脈	舌苔-白薄。 脈-浮緩。	舌苔-白膩。 脈-滑など。	舌質-淡、胖、歯痕。舌苔-白膩。 脈-虚、緩など。	舌質-淡、嫩、胖大など。 舌苔-白滑。 脈-沈細など。
弁証	風水	痰濁阻滞	脾虚湿困	陽虚水泛
治法	去風利湿、宣肺理気	去痰降濁	健脾利水	温陽脾腎、利水
取穴例	・風池(瀉法)-去風 ・陰陵泉(瀉法)-利湿 ・外関(瀉法)-解表 ・列欠(瀉法)-粛肺理気	・豊隆(瀉法)、陰陵泉(瀉法)-燥湿化痰 ・中脘(瀉法)-去痰降濁 ・内関(瀉法)-理気散滞	・中脘(補法)、足三里(補法)-補中益気 ・陰陵泉(補法)、脾兪(補法)-健脾利湿	・関元(灸または灸頭鍼(補法))、脾兪(補法)-温補脾腎 ・中脘(補法)-補中益気 ・陰陵泉(補法)、中極(補法)-化気行水
病因・病機	風邪と湿邪が合して肺に侵襲して宣散、粛降作用を阻害し、その影響で湿邪が経絡、皮毛に阻滞するために身重感がおこる。	脂濃いものや甘いもの、味の濃いものの過食やアルコールの常飲、あるいは外界の湿邪などによって生じた痰湿が中焦に阻滞したために清陽が昇らず、濁陰が降りないために身重感がおこる。	飲食不節、過労、思慮過度などによって脾気虚となると、運化作用が低下するために湿邪が中焦に阻滞し、そのために清陽が上らず、濁気が降りないために身重感がおこる。	腎気虚からの発展、久病、先天不足、房事過多、外邪による陽気の損傷などによって腎陽が虚損し、その影響で気化作用と推動作用が無力となり、そのために水液の輸送と排泄ができなくなって皮毛、経絡に溢れ出すために身重感がおこる。

✤ 身体が重だるい（身重感）
― 鑑別と治療のポイント ―

身重感は、全身の重だるさのことを指すが、手足などが部分的に重だるいという感覚も包括している。身重感は、風水、痰濁（痰湿）、脾虚、陽虚に伴う水湿の阻滞によっておこる。それぞれの鑑別点および随伴症状から鑑別するとよい。また、前章の疲労倦怠感・疲れやすい、鑑別と治療のポイントも参照のこと。

◎風水

風水によるものは、悪風を伴う身重感となり、顔面部の浮腫を伴うこともある。また、表証であるため悪寒や発熱、頭痛などや、湿邪による関節重痛、頭重、尿量減少などの症状を伴えば本証と判断できる。

治療は、風池で去風を、陰陵泉で利湿を、外関で解表を、列欠で粛肺理気を図るとよい。手技はすべて瀉法である。

◎痰濁阻滞

痰濁阻滞によるものは、身重感に加えて頭重、胸苦しい、水分を飲むと気分が悪くなるあるいは吐く、手足や陰部の湿り感、浮腫、痰が多いなどの症状を伴い、曇天時や湿度の高い時、あるいは脂濃いものや甘いものや味の濃いものを食する、アルコールの多飲などにより症状が悪化することが特徴である。

治療は、豊隆、陰陵泉で燥湿化痰を、中脘で去痰降濁を、内関で中焦の理気を図るとよい。手技はすべて瀉法である。

◎脾虚湿困

脾虚湿困によるものは、身重感に伴い、四肢無力感を感じる、肉体疲労や精神疲労によって身重感が強くなることが特徴で、口渇しても飲みたくない、疲労感、無力感、食欲不振、泥状便、元気がない、懶言、面色萎黄などの脾気虚と水湿の阻滞の症状が同時に出現していることが鑑別のポイントとなる。

治療は、中脘、足三里などで補中益気を、陰陵泉、脾兪などで健脾利湿を図るとよい。手技はすべて補法となる。また、各穴に温法を併用することも利湿の作用を高めることができる。

◎陽虚水泛

陽虚水泛によるものは、身重感に加えて下肢の浮腫が強く、圧痕が残ることもあり、さらに寒がる、四肢や腰腹部の冷えや冷痛、未消化便を下痢する、五更泄瀉、腰膝酸軟、浮腫、小便不利などの腎陽虚の症状と水湿阻滞の症状が同時に診られれば本証と判断できる。

治療は、関元と脾兪で脾腎を温補し、中脘で中気を補い、陰陵泉と中極を組み合わせて利水と利尿を図るとよい。鍼の手技はすべて補法である。

教則資料

中医鍼灸治療の進め方

中医鍼灸の臨床を行うコツ

まずは基礎弁証を暗記する

　中医学による治療は、現在出現している症状、患者様の元来の体質あるいは現在のお身体の状態に対し客観的に、具体的に治療を行えることが特徴である。

　中医鍼灸では、理法方穴術というが、四診により得られた情報を客観的に分析して鑑別し、弁証して治法を立て、取穴して刺鍼した鍼に手技を行うことがその流れとなる。

　中医弁証は難しいという人が多い。しかし、症状を鑑別して弁証し、治法を立てて取穴する、手技を決定すること自体は、私にとっては難しくはないことである。あえて言うなら簡単な作業である。

　それは長年中医鍼灸に携わっている！からではなく、中医基礎を理解した上で、患者様の症状や体質の中で、どんな事柄を基準にして鑑別するかという、その"コツ"を心得ているからなのである。

　慣れてしまえば誰もが同じように鑑別・弁証・治療を行うことができるし、中医学初学者でも大ベテランの老中医と対等に、中医学的な話をすることができる。

　しかしながら実際の臨床では、その症状が長期に渡っている場合や、中医学的な所見が複数あるいは複雑に絡み合っている場合には症状の改善を図るまでに苦労することももちろんあるが、基本的には上述のようにどんな事柄を基準にして治療方針を決定するかを理解してしまえば、複雑な状態の弁証もできるようになる。

　その"コツ"とは、この症状が出現しているから気虚と弁証する、この症状が出現しているから気滞と弁証する、この症状が出現しているから寒証と弁証するなど、それぞれの弁証名の中で特徴となる症状や弁証名を構成する症状、病邪や病理産物の特徴やそれらによって出現する代表的な症状、臓腑機能の失調によっておこる症状、あるいは症状の出現の緩急、症状の強弱、症状の悪化原因や緩解誘因などを基本として鑑別し、単純に弁証に結びつける、単純に弁証を決定するだけなのである。

　その構成要素となるものが、八綱弁証、気血津液弁証、六淫（外感）弁証、臓腑の生理作用の失調によっておこる病理状態であるため、まずはそれらの基礎弁証をしっかりと、しかし単純に暗記してしまうことである。

例「食欲不振の鑑別」

具体的には、食欲不振の鑑別を例に挙げると次のようなことが代表的な鑑別分類となる。

・食欲が次第に低下したり疲労時に食欲不振が悪化するタイプで、普段から多食ができない、食後腹脹、面色萎黄、疲労感や脱力感を伴えば脾気虚と鑑別できる。
・食欲不振は身体を冷やしたり疲労時に悪化し、暖めたり暖かいものを食すると軽減するタイプで、多食ができない、寒がる、身体消痩などとなっていれば胃気虚寒と鑑別できる
・空腹感があるが食べられないタイプで、乾嘔、胃脘部灼熱感や不快感、口渇少飲、消痩、便秘などを伴えば胃陰虚と鑑別できる。
・上腹部の痞えや膨満感（拒按）、口が粘る、口渇するが飲みたくないあるいは飲むと吐く、泥状便ですっきり排便できない、手のひらや足の裏が湿るなどを伴えば脾胃湿熱と鑑別できる。
・食欲不振はストレスを感じたり精神的刺激により誘発されたり悪化するタイプで、胸脇部や胃脘部の脹満感や脹痛、噯気、呃逆、呑酸、嘈雑、矢気、易怒やイライラ感などを伴えば肝胃不和と鑑別できる。

解説すると、次のようなことを根拠として弁証を決定している。

・機能が次第に低下する、疲労時に症状が出現したり悪化するのは気虚の特徴である。
・冷えると症状が悪化して暖めると軽減するものは寒証の特徴である。ただし、寒証には虚寒証と実寒証とがあり、虚寒証は気虚の発展系であるため機能の減退が主となる。実寒証は実証であるため腹部は拒按となったり、急激におこる腹脹や腹痛、腸鳴、下痢等を伴う。
・口が粘る、泥状便ですっきり排便できない、身体各所が湿るという症状は湿邪・湿熱による特徴である。
・ストレスを感じたり精神的刺激によって症状が出現したり悪化する、脹満感や脹痛、易怒、イライラ感を感じるのは肝気鬱結の特徴である。

理解のポイント

ここでポイントは、臓腑弁証を学習する際に、弁証名を構成する症状をそのまま暗記しようとしてはいけない。そうすると弁証名を構成する症状が単なる症状の羅列に見えてしまい、理解するのにかなり苦労するはずである。

弁証名を構成する症状群には歴とした意味があり、一定の法則に基づいて構成されているのであるから、まずはその法則を理解すべきである。

そうすれば臓腑弁証は格段に簡単に理解することができる。

その一定の法則とは、"臓腑弁証は、八綱弁証、気血津液弁証、臓腑の生理作用などの

失調によっておこる病理状態がベースとなっている"ということなのである。

　そのためにそれらの基礎弁証をしっかりと理解し、単純に暗記する。そうすれば臓腑弁証は誰にでもたやすく、客観的に、具体的に運用することができるようになる。

　また、中医学では症状の鑑別ができれば弁証名はそれに伴って決定でき、弁証名が決定できれば治法はそれに伴って決定でき、治法が出ればそれに対する主穴および手技も同時に導き出せることとなる。また、病因病機からも現在出現している症状がどの弁証に一番近いのか、どの弁証が起こり得るのかを推測することもできる。さらに、仮に主訴がないお客様に対しても、体質、食生活などの生活習慣などを鑑別の基準とすることにより、治療をすることが可能である。

　たとえば、疲労感、無力感、元気がない、懶言、食欲不振、食少、食後腹脹、泥状便、面色萎黄などの症状が出現している、肉体疲労や精神疲労に伴って一定の症状が出現する場合には脾気虚と鑑別（弁証）できる。

　脾気虚という弁証に対する治法は健脾益気であり他の弁証名がつくことはない。健脾益気を目的とした場合の主穴は脾兪、胃兪、足三里、中脘など脾胃を補う性質のあるツボに補法を行うことが治療の流れとなる。また、気虚による発熱などの熱症状がなければ温法を併用したり、気海や関元などにも補法を行い元気を補うことも一つの方法であるが、基本的には健脾益気の性質のツボを取ることが原則となる。

　また、脾気虚（気虚）という状態は、疲労や過労、飲食不節、思慮過度、虚弱体質、久病などが原因となっておこるため、上記のような脾気虚の症状が顕著でなくても、これらの原因がはっきりしていたり、思い当たる節があれば脾気虚と判断する、あるいは脾気虚と断定して施術を開始することもできる。

　あるいは、イライラして気分的に落ち着かない、怒りっぽい、ため息が多い、胸脇部や乳房に脹満感がある等の症状は肝の疏泄作用が失調し、肝気鬱結となったためにおこる。肝気鬱結という弁証に対する治法は疏肝理気であり、それに対する主穴は太衝、陽陵泉、外関など疏肝理気あるいは全身の理気の作用のあるツボに瀉法を行うことが治療の流れとなる。肝気鬱結に対する治法は疏肝理気（疏肝解鬱）であり、他の治法名がつくことはない。

　また、疏肝理気という治法に対する配穴は、疏肝理気や全身の理気のグループのツボから取穴することが原則であり、補気のために脾兪に補法、あるいは身体を暖めるために関元に灸頭鍼など、原則的には他の目的のツボを主穴としてはいけないわけである。

　また、肝気鬱結という状態は、長期にわたりストレスを受け続ける、精神的な抑鬱が続く、突然強い精神的刺激を受けたために疏泄作用が失調する、あるいは陰血が不足となることから肝が滋養されなくなるために疏泄作用が失調しておこる。

　これらの原因がはっきりしていたり思い当

たる節がある場合には肝気鬱結を疑う、あるいは肝気鬱結と断定して施術を開始することもできる。

このように、症状の鑑別ができさえすれば、弁証名は導き出され、弁証名が導き出されれば治法はそれに伴って決定でき、同じように取るべきツボおよびそのツボに対する手技も自ずと決まってくるのである。

また、病因病機が明白である、あるいは仮に明白でなくても推測できる場合には、病因病機を根拠にして治法を立てることも不可能ではない。

これが、"中医学は客観的に、系統的にまとめられた学問である"ということなのである。

それのベースとなる事柄が八綱弁証、気血津液弁証、六淫（外感）弁証、臓腑の生理作用の失調によっておこる病理状態であり、これらの基礎弁証が理解できていれば臓腑弁証はできるはずである。これに穴位作用が理解できれば治療はできる。まずはこれらをしっかりと暗記しよう。

これらに関しては深く考えたり、他の医学あるいは治療法と対比して考えることはせず、ただ単純に暗記してしまうことである。

特に西洋医学と対比しても、両者の鑑別、診断、治療法はシステム自体が違うので比較しながらの学習は、かえって混乱を招くだけである。臨床上では西洋医学との協調は必要だが、学習段階では不要である。

中医学における四文字表現

また、学習段階において障害となりやすいことが、中医学独特の表記である四文字での表現の理解である。

たとえば、肝気鬱結、疏肝理気、健脾益気など独特の表現を使う。これについては、専門家同士での会話や診療録などが簡潔に表現できる等のメリットがあるが、初学者には難しいことと思う。

これについては、最初から四文字で表現できなくても構わない。肝気鬱結であれば肝の疏泄作用が失調して気の滞りがおこっている。疏肝理気であれば肝の疏泄作用を改善して気の流れを促進するなど、日本語に変換した文章で表現しても一向に構わない。

慣れてしまえば自然に理解して暗記していることも多いし、現在発売されている中医用語辞典の類には日常に使用される中医用語がほぼ網羅されており、その意味を調べることは容易である。

ある程度理解できれば中医学に関する専門書もすらすらと読むことができるので、多少時間がかかっても構わないのでしっかりと理解するようにしてほしい。そうしていくうちにあなたの中学的なレベルはいつの間にかしっかりと向上しているはずである。

基礎弁証の鑑別点となる症状が理解できれば、中医弁証における鑑別点および随伴症状の意味も容易に理解できる。

臓腑弁証の基礎

　ここからは、臓腑弁証の基礎である八綱弁証、気血津液弁証、六淫（外感）弁証の鑑別基準となる症状、および臓腑の生理作用に対する病理状態と臓腑間関係を、臨床上の観点からまとめ、紹介する。

八綱弁証について

　八綱弁証は、陰陽、表裏、虚実、寒熱に分けられるが、それぞれの各綱をもとにして疾病や症状の位置、属性、軽重、さらに身体の反応の強弱などを調べ上げ、それによって現在の状態、素体の状況から弁別し、治療方針を決定する。

◎陰陽

　非常に広い範囲で表現できるため本書ですべてを説明することは省略する。
　陰は静的、寒冷、陰液（陰分ともいうが精、血、津液を指す）などの表現となり、陽は動的、火熱、身体のエネルギーを表現している。
　陰陽は相互依存、相互制約、相互対立を保つことによって人体のバランスが保たれるということである。臨床的には、諸説あるものの主として陰陽の偏盛偏衰による寒熱の不調和などを鑑別し、その表現として用いられる。

◎表裏

　病位および病勢についての表現となる。

・表―外界の六気（風・寒・暑・湿・燥・火）が皮毛や口鼻から体内に侵入することによっておこる症候である。詳しくは、外感弁証（六淫弁証）の項を参照。

・裏―病位が臓腑、気血、骨などにある病態の総称である。臓腑機能の状態、気血津液の調和、寒熱の偏盛偏衰、六淫からの波及など、実際には病位も様々であり、症状も多岐に渡る。

◎虚実

　正気および邪気の力関係で表現される。

・虚―正気の不足による機能の低下状態や、物質的な気血の不足した状態である。

・実―邪気の阻滞、あるいは痰濁、瘀血などの病理産物が阻滞した状態を指す。

◎寒熱

　身体の陰陽の状態を鑑別するものであり、虚実の偏盛を伴うことが多く、臨床上の表現としては、虚寒・実寒・虚熱・実熱に分類さ

れる。

・虚寒証は、体内の陽気が虚したためにおこり、気虚による症状も同時に出現する。寒がる、四肢や腰腹部の冷え、寒冷により諸症状が悪化する、大便溏薄または未消化便を下痢する、小便清長、精神不振、面色淡白などが虚寒証の基本症状となる。また、関連する代表的な臓腑弁証は、腎陽虚証、脾陽虚証、心陽虚証、胃気虚寒証、衝任虚寒証などがある。

腎陽虚証は、虚寒証の基本症状に加え腰膝酸軟、耳鳴り、難聴、陽萎、不妊などの症状が出現するものであり、排尿は小便清長または小便不利となる。関元、腎兪、命門などに補法を行い温法を併用する。
脾陽虚証は、虚寒証の基本症状に加え食欲不振、腹脹、浮腫、血便、崩漏などの症状が出現する。神闕に温法、関元や脾兪で脾腎を補うとよい。
心陽虚証は、虚寒証の基本症状に加え心悸、怔忡、胸悶、精神疲労、自汗、心絞痛などが出現する。心兪、神門、関元などに補法や温法を行うとよい。
胃気虚寒証は、虚寒証の基本症状に加え空腹時に胃脘痛がおこりやすく、暖かいものを摂ると痛みは軽減する、多食ができない、身体消痩などとなる。神闕に温法、胃兪、脾兪などに補法を行うとよい。
衝任虚寒は、虚寒証の基本症状に加え小腹の下墜感、月経の異常、不妊などとなる。関元や気海、子宮に補法や温法を行うとよ

い。

・実寒証は外界の寒邪の侵襲による表寒証（表実証とも言う）と、寒冷物の摂取によっておこる寒邪直中証に分類される。
表寒証は悪寒が強く発熱が軽い、頭痛、身体痛、無汗などの症状が出現し、脈は浮緊となる。
寒邪直中証は腹脹や腹部冷痛、腸鳴、水様便を下痢する、食欲不振、悪心嘔吐などの症状が急激に出現するものである。

・虚熱証は陰液（血、津液）の損耗と、それによって相対的に熱症状が出現する状態を指す。口燥あるいは口渇少飲、消痩、五心煩熱、潮熱、頬部紅潮、盗汗などの症状が出現し、脈が細数となる。

・実熱証は体内の陽気の亢盛、あるいは外界の熱邪の侵襲（表熱証）によっておこる。実熱証は壮熱喜冷、口渇多飲（冷飲を好む）、面紅、目赤、煩燥、小便短赤、大便秘結などの症状が出現し、脈は数で有力などとなる。
表熱証は発熱あるいは身体熱感、軽い悪寒・悪風を伴うこともある、口乾、頭痛、有汗などとなり、脈は浮数となる。

次項からは、八綱弁証の基本である虚寒・実寒・虚熱・実熱の基本的な鑑別点と取穴、およびそれらに関連する臓腑弁証を紹介する。

八綱弁証 はっこうべんしょう

● 八綱弁証－寒証

八綱弁証における寒証は、実証である実寒証と、虚証である虚寒証とに分類でき、実寒証は寒邪が皮毛に侵襲したためにおこる表寒証（表実証）と、寒邪が臓腑に直接侵入したためにおこる

	表寒証	寒邪犯胃	虚寒証	腎陽虚
鑑別点	悪寒発熱が主となるが、悪寒が強く、発熱は軽い、頭痛、身体痛、無汗、鼻水や痰は透明で水様、口渇はないなど。	腹脹あるいは腹部冷痛（拒按）、水様便を下痢する、腸鳴、食欲不振、悪心嘔吐など。	寒がる、四肢や腹部の冷え、腹痛（喜按喜温）、寒冷によって諸症状が悪化する、小便清長、大便溏薄、面色淡白で不華、息切れ、倦怠感、無力感、精神不振など。以上が虚寒証（陽虚証）の基本症状となる。	虚寒証の基本症状に加え、腰膝酸軟、腰部の冷え、陽萎、不妊などが出現する。排尿は小便清長または小便不利となる。排便は大便溏薄または未消化便の下痢となり五更泄瀉となる。
舌脈	舌苔－白薄。脈－浮緊。	舌質－淡紅。舌苔－白薄。脈－沈緊。	舌質－淡、胖。舌苔－滑潤。脈－沈、遅などで無力。	舌質－淡、胖、嫩。舌苔－滑潤。脈－沈、遅などで尺脈無力。
弁証	表寒証	寒邪犯胃	虚寒証	腎陽虚
治法	去風散寒、解表	温中散寒	温中補虚	温補腎陽
取穴例	・風池(瀉法)－去風 ・外関(瀉法または灸頭鍼(瀉法))-散寒解表 ・大椎(温法)-宣陽解表	・神闕(棒灸)－温散寒邪 ・中脘(瀉法)、足三里(灸または灸頭鍼(瀉法))－温胃、通降胃気	・中脘(灸または灸頭鍼(補法))－温陽益胃 ・足三里(補法)、脾兪(補法)－健脾益胃 ・関元(補法)－温補脾陽	関元、腎兪、命門などの腎陽を補うことができるツボに棒灸や灸頭鍼(補法)を行う。
病因・病機	外界の寒邪が肌表に侵襲して停滞し、衛気を阻滞させたためにおこる。表実証とも言う。	外界の寒邪が直接脾胃に侵入する、あるいは継続的にあるいは一時的に大量に寒冷物を摂取したために中焦に寒邪が阻滞するためにおこる。寒邪直中証とも言う。	久病や大病、慢性病や老化などによって臓腑の機能が衰えて陽気が虚し、温煦、推動、気化作用などが低下した状態を指す。陽虚証とも言う。	腎気虚からの発展、久病、先天不足、房事過多、外邪による陽気の損傷などによって腎陽が虚損するためにおこる。

寒邪犯胃証（寒邪直中証）とに分類される。

　虚寒証（陽虚証）は、素体の陽気の虚衰によっておこり、波及した臓腑により腎陽虚証、脾陽虚証、心陽虚証、胃気虚証寒、衝任虚寒証などの弁証名となり、基本的な虚寒証の症状に加えそれぞれの臓腑あるいは器官の症状が出現する。

	脾陽虚	心陽虚	胃気虚寒	衝任虚寒
鑑別点	虚寒証の基本症状に加え、食欲不振、腹脹、浮腫、血便、崩漏、鼻出血などの出血傾向が出現する。排尿は小便清長あるいは小便不利となる。排便は水様便または未消化便となる。	虚寒証の基本症状に加え、心悸、怔忡、胸悶、精神疲労、自汗、心絞痛などが出現する。必ずしも小便清長、大便溏薄になるとは限らない。	虚寒証の基本症状に加え、空腹時に胃脘痛がおこりやすく、暖かいものを摂ると痛みは軽減する、多食ができない、噯気、悪心嘔吐、身体消痩など。必ずしも小便清長、大便溏薄になるとは限らない。	虚寒証の基本症状に加え、小腹部冷痛、小腹部の下墜感、経遅、経色淡紅、経質清稀、経量減少、水様の帯下、不妊、閉経となる。
舌脈	舌質－淡、胖。舌苔－滑潤。 脈－沈、遅で無力。	舌質－淡、胖。舌苔－滑潤。 脈－沈、遅で無力、結代。	舌質－淡、胖。舌苔－薄白。 脈－緩、細など。	舌質－淡。舌苔－白薄。 脈－沈、遅など。
弁証	脾陽虚	心陽虚	胃気虚寒	衝任虚寒
治法	温補脾陽	温補心陽	健胃温中	温経散寒、調補衝任
取穴例	・神闕（棒灸）－温散寒邪 ・関元（灸または灸頭鍼（補法））、脾兪（補法）－温補脾腎	・心兪（補法）、神門（補法）－補益心気 ・脾兪（補法）－健脾益気 ・膻中（補法）－補益上焦 ・気海（補法）－培補元気	・神闕（棒灸）－温散寒邪 ・中脘（灸または灸頭鍼（補法））－温陽益胃 ・胃兪（補法）、脾兪（補法）－健脾益胃	・関元、腎兪に灸または灸頭鍼（補法）－温補腎陽 ・気海（補法）、子宮（補法）－調補衝任
病因・病機	脾胃気虚からの発展、あるいは生ものや冷たいものを食べすぎたため、または寒いところに長くいたり身体を冷やしたために脾陽虚となる。	長期にわたる心気虚や心陰虚から波及する、突然の重い病による陽気の損傷などによって心陽を損耗するために心陽虚となる。	生ものや冷たいものを食べすぎたため、または寒いところに長くいたり身体を冷やす、あるいは疲労倦怠などによって次第に胃気を損傷して内寒が生じたために胃気虚寒となる。	陽虚の体質、房室過度、若年の出産、出産過多、気虚が生じて胞宮を栄養できないなどから胞宮の虚寒が生じたために衝任虚寒となる。

● 八綱弁証−熱証

　八綱弁証における熱証では、実証である実熱証、表熱証、および虚証に属する虚熱証（陰虚証）とに分類される。

　実熱証には肝火上炎証、心火亢盛証、胃熱証、熱邪壅肺証などがある。それぞれ実熱証の症状に加え、それぞれの臓腑特有の症状をともなうものである。

　虚熱証は、陰虚証によっておこる。陰虚証は身体の陰液（精血、津液）の損耗を指し、それに

	実熱証	表熱証	肝火上炎	心火亢盛
鑑別点	口渇多飲（冷飲を好む）、壮熱喜冷、面紅、目赤、煩燥、小便短赤、大便秘結など。	発熱、身体熱感、口乾、頭痛、有汗などで、軽い悪寒や悪風を伴うこともある。	実熱証の基本症状に加え、胸脇部灼熱感、口苦、イライラ感、易怒、頭痛、めまいなどの症状が出現する。	実熱証の基本症状に加え心悸、心胸煩熱、不眠、多夢、口舌の潰瘍、排尿痛などの症状が出現する。
舌脈	舌質－紅。舌苔－黄。脈－数、実、洪など。	舌質－紅。舌苔－白薄。脈－浮数。	舌質－紅。舌苔－黄。脈－弦数。	舌尖紅絳または芒刺。舌苔－黄で乾燥。脈－数で有力など。
弁証	実熱証	表熱証	肝火上炎	心火亢盛
治法	清泄実熱	去風清熱、解表	清肝瀉火	清心瀉火
取穴例	・大椎（瀉法）、曲池（瀉法）、合谷（瀉法）－清泄実熱	・風池（瀉法）－去風 ・外関（瀉法）、大椎（瀉法）－清熱解表	・行間（瀉法）－清泄肝火 ・陽陵泉（瀉法）-疏肝利胆 ・太衝（瀉法）-疏肝理気	・神門（瀉法）、大陵（瀉法）－清心瀉火
病因・病機	元来素体の陽気が旺盛なもの、外界の熱邪の侵襲、熱性や刺激性のものを長期に摂取する、あるいは気滞や湿邪の阻滞などが原因となって化火するためにおこる。	外界の熱邪が皮毛に侵襲して阻滞したためにおこる。	長期にわたるストレスや精神的な抑鬱、突然に強い精神的刺激を受けるなどによって肝気鬱結となり、肝鬱の状態が続くことによって化火するために肝火上炎となる。	五志過極による気鬱化火、六淫の邪気の熱化、辛い物の過食などにより心火が亢盛となる。

よって相対的に陽気が亢進するために虚熱が発生する。ただし、陰虚証は体内の陰液の不足による滋潤作用の低下であるため、初期段階では必ずしも虚熱が発生するとは限らない。

陰虚証は、腎・肺・心・肝の各臓腑の症状を伴いやすい。それぞれの臓腑に波及した場合には、鑑別点に記載されている症状をもとに弁証するとよい。また、虚熱により内燥が強くなった状態を陰虚内燥、虚熱が強くなり上炎した状態を陰虚火旺、陰液の不足から内風を引きおこしたものを陰虚生風と呼ぶ。

	胃熱	熱邪壅肺	虚熱証	陰虚内燥
鑑別点	実熱証の基本症状に加え、胃脘部の灼熱感や不快感、口臭、呑酸、口苦、歯齦出血などの症状が出現する。なお、本症では冷飲を好むが胃脘部に邪気が阻滞しているために口渇しても必ずしも多飲になると限らない。	実熱証の基本症状に加え咳嗽や気喘、黄色く粘稠な痰、胸痛、煩躁不安、鼻翼呼吸などの症状が出現する。	口乾あるいは口渇するが少飲、頬部紅潮、盗汗、潮熱、五心煩熱、消痩など。虚熱が亢盛となった陰虚火旺となると、心煩易怒、目花、めまい、不眠、夢交、夢精などが生じる。	口やのどの乾燥が強く多飲となるが、飲んでも乾きが収まりにくい、排便困難、皮膚や目の乾燥など。
舌脈	舌質-紅。舌苔-黄。脈-数、滑数など。	舌質-紅。舌苔-乾燥または黄膩。脈-数、滑数など。	舌質-紅。舌苔-少または無苔。脈-細数。	舌質-紅で乾燥。舌苔-少または無苔。脈-細または細数。
弁証	胃熱	熱邪壅肺	虚熱証	陰虚内燥
治法	清胃瀉火	清泄肺熱	滋陰清熱	滋陰潤燥
取穴例	・内庭(瀉法)、合谷(瀉法)－清陽明実熱 ・足三里(瀉法)、中脘(瀉法)－通降胃気	・魚際(瀉法)－清泄肺熱 ・少商(瀉法)－清宣肺気 ・尺沢(瀉法)－降気粛肺	・復溜(先瀉後補)-滋陰降火 ・太谿、照海に補法を行い腎陰を補う。	・復溜(補法)、太谿(補法)、照海(補法)－滋陰補腎
病因・病機	辛いもの、脂濃いものや味の濃いものの過食や、アルコールの常飲などによって胃の気機が阻滞して化熱する、あるいは外感や内傷の熱邪が胃に停滞するために胃熱となる。	外感風熱の侵襲、外感風寒の化熱、他の臓腑からの熱の転移、喫煙過度などによって肺に熱が鬱積するために熱邪壅肺となる。	精血不足、津液虚損、熱病による傷陰、久病、房事過多、五志過極、飲酒過度などによって体内の陰液(精血や津液)が虚損し、内熱が生じるためにおこる。	精血不足、津液虚損、熱病による傷陰、久病、房事過多などによって体内の陰液(精血や津液)が虚損するために陰虚内燥となる。

	陰虚火旺	陰虚生風	腎陰虚	肺陰虚
鑑別点	虚熱証の基本症状に加え、心煩易怒、目花、めまい、不眠、夢交、夢精などの症状が出現する。内熱の程度によっては頬部だけではなく顔面紅潮に、口渇多飲で冷飲を好むようになる。	虚熱証の基本症状あるいは陰虚火旺の症状に加え、手足の瘈攣、ふるえなどの症状が出現する。	虚熱証の基本症状に加え、腰膝酸軟、耳鳴り、難聴、経量減少、閉経、不妊、流産などの症状が出現する。	虚熱証の基本症状に加え、乾咳、粘稠で少量の痰、痰に血が混じることもある、嗄声などの症状が出現する。
舌脈	舌質－紅絳。舌苔－少または無苔。 脈－細数。	舌質－紅。舌苔－少または無苔。 脈－細数。	舌質－紅。舌苔－少または無苔。 脈－細数。	舌質－紅。舌苔－少または無苔。 脈－細数。
弁証	陰虚火旺	陰虚生風	腎陰虚	肺陰虚
治法	滋陰降火	滋陰熄風	滋陰清熱	補益肺陰
取穴例	・太衝(瀉法)、風池(瀉法)－平肝潜陽 ・復溜(先瀉後補)－滋陰降火 ・太谿(補法)－補益腎陰	・風池(瀉法)－熄風潜陽 ・太衝(瀉法)、陽陵泉(瀉法)－疏肝利胆 ・復溜(先瀉後補)－滋陰降火	・復溜(先瀉後補)－滋陰降火 ・太谿、照海に補法を行い腎陰を補う。	・復溜(先瀉後補)－滋陰降火 ・肺兪(補法)、腎兪(補法)－補益肺腎 ・照海(補法)－滋陰補腎
病因・病機	精血不足、津液虚損、熱病による傷陰、久病、房事過多、五志過極、飲酒過度などによって体内の陰液(精血や津液)が虚損し、内熱が生じて上炎するためにおこる。	精血不足、津液虚損、熱病による傷陰、久病、房事過多、五志過極、飲酒過度などによって体内の陰液(精血や津液)が虚損し、その影響で内風が生じたためにおこる。	精血不足、津液虚損、熱病による傷陰、久病、房事過多、五志過極、飲酒過度などによって腎陰が虚損し、内熱が生じるためにおこる。	長期にわたる咳嗽、熱病、実熱などの影響によって陰液を損傷したため、あるいは他臓からの影響によって肺陰を滋養ができなくなるために肺陰虚となる。

	心陰虚	肝陰虚	胃陰虚
鑑別点	虚熱証の基本症状に加え、心悸、怔忡、胸悶、不眠、多夢などの症状が出現する。	虚熱証の基本症状に加え、目の乾きや渋りや異物感、胸脇部の脹満感や脹痛、手足の引きつりなどの症状が出現する。	空腹感があるが食べられない、乾嘔、胃脘部灼熱感または不快感、口渇少飲、身体消痩などの症状が出現する。虚熱証の基本症状を伴うこともある。
舌脈	舌質－紅。舌苔－少または無苔。 脈－細数。	舌質－紅。舌苔－少または無苔。 脈－細数。	舌質－紅。舌苔－光剥。脈－細数など。
弁証	心陰虚	肝陰虚	胃陰虚
治法	滋補心陰	滋補肝陰	滋養胃陰
取穴例	・復溜(先瀉後補)－滋陰降火 ・心兪(補法)、神門(補法)－補益心血 ・照海(補法)－滋陰補腎	・復溜(先瀉後補)－滋陰降火 ・太谿(補法)、肝兪(補法)－滋補肝腎	・内庭(瀉法)－清泄胃熱 ・中脘(補法)、足三里(補法)-益気健中 ・復溜(補法)-補益腎陰
病因・病機	熱病による傷陰、心気、心血、心陽の不足あるいは心火の状態が長引くため、または他臓からの影響によって心陰を滋養できなくなるために心陰虚となる。	久病、五志過極、精血不足、熱病による傷陰、肝気鬱結や肝火上炎などにより、あるいは他臓からの影響によって肝の陰液が不足するために肝陰虚となる。	辛いものの食べ過ぎ、熱病による津液の損傷、慢性の胃病による陰血の損傷などによって胃が濡養されなくなるために胃陰虚となる。

気血津液弁証 きけつしんえきべんしょう

　気血津液弁証は、人体を構成し生理活動を出現させる基本的物質である気・血・津液生成の充足度、あるいは運行の状態によって身体の状況を鑑別する方法である。気の状態を鑑別する気病弁証、血の状態を鑑別する血病弁証、津液の状態を鑑別する津液病弁証は、臓腑の状態が直接反映された結果による変化であるためそれぞれ単独で行われることは少ないが、八綱弁証とともに臓腑弁証の基礎となるため、しっかりと暗記してほしい。なお、気血津液は不足している状態を虚証、通暢（のびやかに巡る）できない状態が実証となる。

◎気病弁証

　栄養・温煦・推動・防御・固摂・気化作用を持つ"気"は、身体にとっての"エネルギー"であり、充足し、なおかつ全身を通暢することで人体は正常に営むことができる。気病弁証の虚証には気虚証、気陥証があり、実証には気滞（気鬱）証、気逆証などがある。

・気虚証は、疲労感、脱力感や無力感、疲労時に症状が悪化することが特徴で、関連する臓腑弁証としては脾気虚証、肺気虚証、心気虚証、腎気虚証などがある。

・気陥証は気虚下陥証あるいは中気下陥証ともいい、気虚証の基本症状に加え、内臓などの下垂症状を伴うものを指す。

・気逆証は、主として肺・胃・肝におこる。肺の気逆証は肺気上逆の症状である咳嗽、喘息が主症状となる。胃の気逆は胃気上逆の症状である噯気、呃逆、悪心・嘔吐などが主症状となる。肝の気逆は肝気上逆と呼ばれ、肝の昇発過度となることによっておこり、頭痛、めまいなどが主症状となる。

◎血病弁証

　血は身体を栄養、滋潤する物質である。血病弁証の虚証には血虚証、実証には血瘀証、血熱証、血寒証などがある。

・血虚証は、面色萎黄または淡白で不華、口唇や爪が淡白、不眠、めまい、目のかすみ、四肢の痺れ感などを伴うもので、関連する臓腑弁証には、肝血虚証、心血虚証などがある。

◎津液病弁証

　津液は、身体に存在する水分を指し、滋潤の作用がある。津液は、不足すれば津液不足（津液虧損）となり、阻滞すれば痰湿（痰濁）阻滞、熱症状を伴えば湿熱阻滞、あるいは痰熱阻滞などとなる。また、痰湿によっておこる場合は、阻滞した部位により様々な症状が出現する。頭部に阻滞すれば頭重やめまい、耳竅に阻滞すれば耳鳴りや難聴、鼻竅に阻滞すれば鼻づまりや鼻水、胃に阻滞すれば食欲不振や悪心嘔吐、手足の経絡に阻滞すれば浮腫や手足の重だるさなどの症状が出現する。"怪病多痰"を言われる所以である。

● 気血津液弁証－気虚証

　気虚証は、脾・肺・心・腎の各臓腑の症状をともないやすい。気虚証は、疲労感や易疲労も主症状となるが、無力感や脱力感、疲労時に症状が悪化することが鑑別点であり、なおかつその状態が継続することが条件である。一時的なものですぐに回復するものは気虚と判断しなくてよい場合が多い。

	気虚証	脾気虚	肺気虚	心気虚	腎気虚
鑑別点	活動時や疲労時に症状が悪化する、倦怠感、脱力感、無力感、精神疲労、懶言、自汗、息切れなどが気虚証の基本症状である。	気虚証の基本症状に加え、食欲不振、大便溏薄、食後腹脹、面色萎黄などの症状を伴う。	気虚証の基本症状に加え、少気、無力な咳喘、水様の痰、自汗、悪風、感冒にかかりやすく治りにくい、声が低く弱いなどの症状が出現する。	気虚証の基本症状に加え、心悸、怔忡、息切れがあり、運動すると悪化する、胸悶、不眠、多夢など。	腰膝酸軟、耳鳴り、難聴、歯の動揺、健忘などの早老状態、性欲減退、不妊、閉経、陽萎、経少、精少、発育が遅いなど。気虚証の基本症状を伴わないこともある。
舌脈	舌質－淡。舌苔－白薄。脈－緩、弱、虚など。	舌質－淡、胖。舌苔－白薄。脈－虚、弱など。	舌質－淡。舌苔－白薄。脈－弱で無力など。	舌質－淡。舌苔－白薄。脈－細弱または結代。	舌質－淡紅。舌苔－白薄。脈－沈細などで、尺脈無力。
弁証	気虚証	脾気虚	肺気虚	心気虚	腎気虚
治法	補気	健脾益気	補益肺気	補益心気	補益腎気
取穴例	・脾兪(補法)－健脾益気 ・足三里(補法)、中脘(補法)－補中益気	・脾兪(補法)－健脾益気 ・足三里(補法)、中脘(補法)－補中益気	・太淵(補法)、肺兪(補法)－補益肺気 ・脾兪(補法)－健脾益気 ・膻中(補法)－補益上焦	・心兪(補法)、神門(補法)－補益心気 ・膻中(補法)－補益上焦 ・気海(補法)－培補元気	・関元(補法)、太谿(補法)、腎兪(補法)－温補腎陽、補益精血
病因・病機	元来の虚弱体質、過度の肉体疲労や精神疲労、出産による体力消耗、久病などによって正気を消耗したために気虚となる。	飲食不節、思慮過度、疲労や過労などによっておこる。なお、脾気虚証は、胃気虚弱の症状を伴うことが多いため、脾胃気虚あるいは脾胃虚弱とも言う。	慢性的な咳嗽のため、普段から虚弱のために肺気が不足する、あるいは脾気虚のために肺を栄養することができないために肺気虚となる。	先天不足、久病、情志の強い失調、あるいは老齢にともなう五臓六腑の機能の減退などによって心気虚となる。	先天不足、房事過度、久病、出産時や産後の消耗、高齢などにより腎気虚となる。なお、腎気虚証は腎精不足証ともいう。

● 気血津液弁証－気虚下陥証と気滞証

　本項では、気虚下陥証（中気下陥証）と、気滞証、肝気鬱結証について紹介する。気虚下陥証は、気虚の症状とともに内臓などの下垂症状を伴うものである。気滞証は、脹悶感、脹痛などの脹るという感覚を主訴とするものであり、気滞による代表的な臓腑弁証は、肝気鬱結証である。

	気虚下陥	気滞証	肝気鬱結
鑑別点	気虚証の基本症状に加え、胃下垂や腎下垂、脱肛、子宮脱などの内臓および眼瞼も含む下垂症状あるいは下墜感が出現する。	胸脇部、大腹部、少腹部、小腹部など身体各所の脹感や脹悶感、あるいは脹痛が主訴となる。	イライラ感、精神抑鬱感、易怒、ため息が多い、胸脇部や乳房、少腹部の脹満感や脹痛、経乱、経量不定など。
舌脈	舌質－淡、胖。舌苔－白薄。脈－緩、弱、虚など。	状態により、舌脈象は様々である。	舌質－紅。舌苔－白薄。脈－弦。
弁証	気虚下陥	気滞証	肝気鬱結
治法	昇陽益気	理気	疏肝理気
取穴例	・百会（補法）、合谷（補法）、足三里（補法）－昇陽益気	理気、降気、散滞の作用のある穴に瀉法を行い、その局所の理気を図る。必要に応じて下記の穴などで全身の理気を図る。 ・太衝（瀉法）－疏肝理気 ・外関（瀉法）－宣通三焦経気	・太衝（瀉法）、陽陵泉（瀉法）－疏肝利胆 ・支溝（瀉法）－宣通三焦経気
病因・病機	元来の虚弱体質、過度の肉体疲労や精神疲労、出産による体力消耗、久病などによって正気を消耗して昇挙無力となるためにおこる。なお、気虚下陥証は中気下陥証ともいう。	抑鬱感やストレスなどの情志の変化、飲食不節、外邪の感受、外傷などによりおこる。なお、気滞をおこしている局所は実証であるが、気虚、陽虚など、虚が原因となっておこることもある。	長期にわたりストレスを受け続けたり、精神的な抑鬱が続いたり、突然強い精神的刺激を受けたり、陰血不足となると肝が滋養されなくなるために肝気鬱結となる。

● 気血津液弁証－気逆証

　気逆証は、本来降気を順とする臓腑の機能が失調したためにおこり、肺の粛降作用が失調したためにおこる肺気上逆、胃の降濁作用が失調したためにおこる胃気上逆、肝の昇発過度となったためにおこる肝気上逆がある。

	肺気上逆	胃気上逆	肝気上逆
鑑別点	咳嗽、喘息が出現する。	噯気、呃逆、悪心・嘔吐、腹満、嘈雑、呑酸、食欲不振などが出現する。	頭痛、めまいなどがおこったり、ストレスや精神的な抑欝を感じると出現または悪化する。甚だしくなると卒倒したり、昏厥となる。
舌脈	状態により、舌脈象は様々である。	状態により、舌脈象は様々である。	舌質－紅。舌苔－白薄。 脈－弦。
弁証	肺気上逆	胃気上逆	肝気上逆
治法	降気粛肺	和胃降逆	疏肝理気
取穴例	・尺沢（瀉法）－降気粛肺	・足三里（瀉法）、中脘（瀉法）－通降胃気、和胃降逆	・太衝（瀉法）、陽陵泉（瀉法）、支溝（瀉法）－疏肝理気
病因・病機	外界の邪気を感受する、痰濁阻滞、実熱、虚熱の阻滞、気虚や陽虚などによって肺気の宣散・粛降ができなくなり、その影響で肺気が上逆する。	痰濁阻滞、食滞、胃熱、胃寒、外邪、肝気鬱結などの影響により、胃気が和降できなくなるために胃気上逆となる。	長期にわたりストレスを受け続けたり、精神的な抑欝が続いたり、突然強い精神的刺激を受けたり、陰血不足となると肝が滋養されなくなるために肝気鬱結となり、その影響で昇発過度となるためにめまいや頭痛が顕著となる。

● 気血津液弁証－血虚証

　血虚証は、血の滋養（栄養と滋潤）作用の低下によっておこる状態を指し、血病弁証の虚証に属す。その随伴症状から、血虚証、肝血虚証、心血虚証に分類される。

	血　虚	肝血虚	心血虚
鑑別点	面色淡白または面色萎黄、爪や口唇の色が淡白、めまい、不眠、多夢、爪が薄くもろい、目のかすみ、四肢の痺れ感、経量少、経遅など。以上が血虚証の基本症状である。	血虚証の基本症状に加え、目の乾燥や異物感、胸脇部隠痛、四肢の痺れ感や引きつりなどが出現する。	血虚証の基本症状に加え、心悸、怔忡、胸悶、健忘などが出現する。
舌脈	舌質－淡。 脈－細弱など。	舌質－淡。 脈－弦細、細弱など。	舌質－淡。 脈－細弱など。
弁証	血虚	肝血虚	心血虚
治法	養血	補益肝血	補益心血
取穴例	・血海(補法)、脾兪(補法)、足三里(補法)－益気養血	・肝兪(補法)、膈兪(補法)－補養肝血 ・血海(補法)、脾兪(補法)－健脾生血	・心兪(補法)、神門(補法)－補益心血 ・太谿(補法)、三陰交(補法)－補益精血
病因・病機	脾虚による生血不足、失血過多、久病、多産による精血の消耗などのために血虚となる。	目の使い過ぎ、脾虚による生血不足、失血過多、久病、多産による精血の消耗などによって血が不足するために肝血虚となる。	思慮過度などによる陰血消耗、出血過多による心血の減少、気血生化減退による生血不足、熱病による陰血損傷や、心気損傷の心血への波及などによって心血虚となる。

● 気血津液弁証－血瘀証、血熱証、血寒証

血病弁証の実証には血瘀証、血熱証、血寒証がある。

	血 瘀	血 熱	血 寒
鑑別点	瘀血が阻滞した局所の固定性の刺痛あるいは絞痛、拒按、甚だしくなると局所の腫塊を形成する、肌膚甲錯、口渇するが飲みたくないなど	夜間に熱がる、皮膚の灼熱感、衄血、吐血、血便、不正出血など身体各所の出血、顔面紅潮、煩燥、不眠、口渇少飲または多飲（冷飲を好む）、焦燥感など。	血寒となった局所の疼痛、拒按、暖めると疼痛は軽減し、冷えると悪化する、四肢や全身の冷えなど。
舌脈	舌質－紫暗、瘀斑、瘀点など。脈－渋など。または舌脈正常。	舌質－紅絳。舌苔－黄。脈－数で有力。	舌質－淡暗。舌苔－白。脈－沈遅、沈緊など。
弁証	血瘀	血熱	血寒
治法	活血化瘀	清熱涼血	温経散寒
取穴例	瘀血の阻滞した局所に瀉法を行う。必要に応じ、三陰交、膈兪などに瀉法を行い全身の活血を図る。	・血海（瀉法）－清熱涼血 ・大椎（瀉法）－清泄実熱	痛みのある局所に刺鍼（瀉法）を行う。温法を併用するとよい。
病因・病機	気滞、寒凝、外傷、気虚などによって血行不良となり、そのために局所に血が阻滞するために血瘀となる。	陽盛内熱の体質、辛いものや刺激物などの嗜好、辛熱助陽の薬物の過服などにより生じた実熱が血分に移るために血熱となる。	外界の寒邪が血分に侵入し、局所の脈絡を阻滞させるために血寒となる。

● 気血津液弁証－津液病弁証

津液病には、津液阻滞による痰湿（痰濁）阻滞、痰湿が化熱することによる湿熱阻滞や痰熱（痰火）阻滞があり、また、津液不足となると主として乾燥の症状が出現する。津液阻滞は外界の湿邪の影響を受けやすく、津液不足は外界の燥邪の影響を受けやすくなる。

	痰湿阻滞	湿熱阻滞	痰熱阻滞	津液不足
鑑別点	手足や陰部の湿り、浮腫、頭重、身重感、痰が多い、食欲不振、胸苦しい、口渇しても飲みたくないあるいは水分を飲むと吐く、めまいなど。	口が粘る、身熱不揚、口渇少飲または多飲（冷飲を好む）、小便短赤、脘腹脹満、泥状便ですっきり排便できない、頭重、身重感、手足や陰部の湿りなど。	身熱、煩燥、面紅、口渇少飲または多飲（冷飲を好む）、黄色く粘稠で少量の痰、小便短赤など。	口渇して多飲となることが多い、唇、鼻、皮膚、目の乾燥、髪の毛がぱさつく、小便不利、排便困難など。傷津過度となると虚熱の症状を伴う。
舌脈	舌苔ー白膩。脈ー滑、濡など。	舌質ー紅。舌苔ー黄膩。脈ー滑数、濡数など。	舌質ー紅。舌苔ー黄膩。脈ー滑数など。	舌質ー紅。舌苔ー白または黄で乾燥。脈ー細、細数など。
弁証	痰湿阻滞	湿熱阻滞	痰熱阻滞	津液不足
治法	燥湿化痰	清熱利湿	清熱去痰	滋陰潤燥
取穴例	・豊隆(瀉法)、陰陵泉(瀉法)ー燥湿化痰	・中極(瀉法)、陰陵泉(瀉法)ー清熱利湿	・豊隆(瀉法)、内庭(瀉法)ー清降痰熱	・太谿(補法)、復溜(補法)、三陰交(補法)ー滋陰潤燥 虚熱による症状が出現している場合には復溜には先瀉後補を行う。
病因・病機	脂濃いものや甘いもの、味の濃いものの過食やアルコールの常飲、外界の湿邪などによって生じた湿濁が阻滞するためにおこる。	脂濃いものや甘いもの、味の濃いものの過食やアルコールの常飲、外界の湿邪などによって生じた湿濁が阻滞して化熱するためにおこる。	痰湿が長期に渡って阻滞した影響で痰欝化火したために痰熱（痰火）となる。	過度の発汗、頻繁な下痢、房室過度（男女とも）、内熱や内燥、外界の熱邪あるいは燥邪の侵襲などにより津液が損傷するためにおこる。なお、津液不足の状態は津虧、傷津などとも呼ぶ。

六淫（外感）弁証 りくいん（がいかん）べんしょう

外界の気候でもある風・寒・暑・湿・燥・火（熱）は六気と言うが、六気の太過や不足、あるいは時季はずれの出現などによって疾病や症状の原因となった場合に六淫と呼ぶ。また、六淫弁証は、外感弁証とも呼ぶ。

これらの六邪は、単独で病因となることもあるし、複合して病因となるものもある。風邪によるものは、風寒証、風熱証、風湿証、外感表虚証があり、寒邪によるものは、表寒証（表実証）、寒邪犯胃（寒邪直中）証、暑（暑湿）邪によるものは傷暑と中暑がある。それぞれの鑑別点となる症状の特徴から鑑別するとよい。

	風寒証	風熱証	風湿証	外感表虚証
鑑別点	悪寒が強く発熱は軽い、頭痛、身体痛、無汗、鼻閉、痰や鼻水は透明で水様など。	発熱が強く悪寒が軽い、あるいは悪寒はない、悪風、無汗または少汗、軽度の口渇、黄色く粘稠な痰や鼻水、咽喉の発赤と疼痛など。	悪風、悪寒や発熱は軽度、頭痛あるいは頭重、自汗、身重感、小便不利、下痢、食欲不振など。	悪寒が強く発熱は軽い、悪風、頭痛、鼻閉、息切れ、易疲労、倦怠感、泥状便、感冒にかかりやすく完治しにくいなど。
舌脈	舌苔－白薄。脈－浮緊など。	舌質－紅。舌苔－黄。脈－浮数。	舌苔－白薄。脈－浮緩。	舌質－淡紅。舌苔－白薄。脈－浮緩で無力など。
弁証	風寒証	風熱証	風湿証	外感表虚証
治法	去風散寒、解表	去風清熱、解表	去風解表、利湿	補気固表、調和営衛
取穴例	・風池（瀉法）－去風 ・外関（瀉法または灸頭鍼（瀉法））	・風池（瀉法）－去風 ・外関（瀉法）、大椎（瀉法）－清熱解表	・風池（瀉法）－去風 ・陰陵泉（瀉法）－利湿 ・外関（瀉法）－解表	・大椎（温法）－温養固表 ・外関（瀉法）－解表 ・気海（補法）－培補元気
病因・病機	外界の風邪が寒邪を引き連れて肌表に侵襲して阻滞するために風寒証となる。	外界の風邪が熱邪を引き連れて肌表に侵襲して阻滞する、あるいは風寒の邪が化熱したために風熱証となる。	外界の風邪が湿邪を引き連れて肌表に侵襲して阻滞するために風湿証となる。	素体の虚弱、感冒が治りきらない、脾気虚のため、産後や病後に体力が戻らないなどによって衛表を守ることができないと表虚の状態となる。このときに風邪が肌表に侵襲したものを外感表虚証という。

	湿邪	燥邪	火邪(熱邪)	表寒証
鑑別点	悪風、悪寒発熱、頭痛あるいは頭に袋をかぶせられたような頭重、身重感、小便不利、胸悶、腹脹や食欲不振など。	発熱、悪寒、悪風、頭痛、口や舌、唇、喉、鼻の乾燥、口渇して多飲となることが多い、乾咳、痰は少量粘稠で喀出しにくいあるいは無痰など。	発熱、軽い悪寒、悪風、頭痛、咽喉の腫痛、口渇して冷飲を好むなど。	悪寒発熱が主となるが、悪寒が強く、発熱は軽い、頭痛、身体痛、無汗など。
舌脈	舌苔－白薄または白膩。脈－滑、濡など。	舌質－紅で乾燥。舌苔－白薄または黄薄。脈－浮数、数など。	舌質－紅。舌苔－黄。脈－数、浮数など。	舌苔－白薄。脈－浮緊。
弁証	湿邪阻滞	燥邪阻滞	実熱証	表寒証
治法	去湿	宣肺潤燥	清泄実熱	去風散寒、解表
取穴例	・陰陵泉(瀉法)－去湿 ・外関(瀉法)－解表	・尺沢(瀉法)、列欠(瀉法)－宣肺理気 ・肺兪(補法)、照海(補法)－生津潤燥	・大椎(瀉法)、曲池(瀉法)、合谷(瀉法)－清泄実熱	・風池(瀉法)－去風 ・外関(瀉法または灸頭鍼(瀉法))
病因・病機	外界の湿邪が肌表に侵襲して阻滞するためにおこる。	外界の燥邪が肌表に侵襲して阻滞するためにおこる。	外界の熱邪が肌表に侵襲して阻滞するためにおこる。	外界の寒邪が肌表に侵襲して停滞し、衛気を阻滞させたためにおこる。表実証ともいう。

	寒邪犯胃証	傷暑	中暑
鑑別点	腹脹あるいは腹部冷痛（拒按）、水様便を下痢する、腸鳴、食欲不振、悪心嘔吐など。	壮熱、悪熱、口渇多飲（冷飲を好む）、顔面紅潮、多汗、小便黄赤、呼吸促迫、四肢倦怠など。	壮熱、煩燥、大汗または無汗、突然のめまい、人事不省など。甚だしくなると意識昏迷、四肢痙攣、牙関緊急等が生じる。
舌脈	舌質－淡紅。舌苔－白薄。 脈－沈緊。	舌質－紅。舌苔－白または黄。 脈－洪数または虚数。	舌質－紅または絳。舌苔－白または黄。 脈－洪数または虚数。
弁証	寒邪犯胃証	傷暑	中暑
治法	温中散寒	清暑泄熱	清暑泄熱、醒脳開竅
取穴例	・神闕（棒灸）－温散寒邪 ・中脘（瀉法）、足三里（灸または灸頭鍼（瀉法))	・委中（瀉法）、曲沢（瀉法）－清暑解毒 ・大椎（瀉法）、合谷（瀉法）－清気分熱	・委中（瀉法）、曲沢（瀉法）－清暑解毒 ・大椎（瀉法）、合谷（瀉法）－清気分熱 意識障害を伴う場合には内関、人中に瀉法を行う。
病因・病機	外界の寒邪が直接脾胃に侵入する、あるいは継続的にあるいは一時的に大量に寒冷物を摂取したために中焦に寒邪が阻滞するためにおこる。寒邪直中証ともいう。	湿気が多く蒸し暑い時期に暑湿の邪気が肌表に侵襲して停滞するためにおこる。	湿気が多く蒸し暑い時期に暑熱の邪気が肌表に侵襲し、清竅に影響したためにおこる。

五臓の生理作用と病理状態

蔵象学説について

　蔵象学説とは、五臓六腑、および奇恒の腑の生理作用および病理状態を観察するものであり、また、臓と臓との関係、臓と腑との相互関係を明らかにしたものである。

　臨床的には、現在出現している症状が五臓六腑や奇恒の腑の中でどこが原因となっているのか、あるいは五臓六腑、奇恒の腑の気・血・精・神・津液がどのような状態になっているのかを、現在出現している症状や元来の素体の傾向から鑑別し、弁証に結びつけるとよい。

　たとえば、肝には疏泄を主るという作用があり、その中の一つに情志を調節するという作用があるが、イライラ感が強い、怒りっぽいあるいは精神抑鬱などの情志の異常は肝の病症である。それを改善するためには、肝気を条達させるための一手段として疏肝理気を図る。あるいは、さほど顕著でなくてもイライラ感を感じることがある場合には、症状の出現の頻度に違いがあるとしても疏肝理気を治療目的として施術することが有効なことも十分あり得る。疏肝理気を図るためには太衝、陽陵泉、支溝などに瀉法を行う、などのように、症状の鑑別から弁証、治法立て、取穴および補瀉手技を一連の流れとして覚えてしまうと治療自体が非常に効率的かつ効果的なものとすることができる。

　ここで注意点であるが、現在の主訴となる症状が、その臓腑単独でおこる症状とは限らない。たとえば、情志の失調は基本的には肝のみの失調による症状であるが、不眠は心単独の症状とは限らないし、下痢は脾単独の症状とは限らない。それを鑑別するために、八綱弁証により虚実寒熱を弁別する、気血津液弁証により気・血・津液の状態を弁別する。さらに外感（六淫）病証ではないことを確認することが臓腑弁証の基本である。

　本項では、五臓の生理作用とそれが失調した場合に生じる病理状態について説明する。

1．肝

◎疏泄を主る

　疏泄を主る（疏泄作用）には次の３つの内容がある。

①気機を調節する

　気機とは気の昇降出入のことであり、人体の気の流れの総称である。気機は、肝気が条達（のびやかにめぐる）することにより全身を正常に通暢することができ、その結果気血は調和し、経絡が通利して臓腑、器官、経筋、

皮毛は栄養されて正常に活動することができる。疏泄作用が失調すると下記のような症状が出現する。

・気鬱（気滞）という病変となり、乳房、胸脇部、少腹部をはじめ各所に脹悶感あるいは脹痛が出現する。

・肝の昇発が過度となり、肝気が上逆（衝逆）する。その結果、めまい、頭痛、吐血、喀血などの症状が出現したり、突然意識障害をおこす。

②脾胃の運化作用を促進する

　肝の疏泄作用が失調すると、それに伴って脾の昇清作用、胃の降濁作用も失調しやすくなり、胆汁の分泌も影響を受ける。

　肝の疏泄作用が失調して脾に影響した状態を肝脾不調（肝気犯脾）といい、肝気鬱結の症状に加えて疲労感、無力感、元気がない、懶言、食欲不振、食少、食後腹脹、泥状便、面色萎黄などの脾気虚の症状が出現する。

　肝の疏泄作用が失調して胃に影響した状態を肝胃不和（肝気犯胃）といい、肝気鬱結の症状に加え胃の和降作用が失調した噯気、呃逆、脘腹脹満、悪心嘔吐などの症状が出現する。

③情志を調節する

　肝の疏泄作用は情志を調節する。肝気が条達できないあるいは肝の昇発が過度になると、イライラ感、易怒、精神抑鬱などの症状が出現する。

◎蔵血を主る

　人体の活動時に、肝は疏泄作用と協調して全身を巡らせる血液量を調節する。その結果五臓六腑をはじめ、女子胞、経筋など全身を栄養することができる。

　蔵血作用が失調すると、血虚あるいは出血傾向となり経筋の拘急、しびれ、閉経、崩漏などとなる。

　また、肝は罷極の本（疲労に耐える臓）と言われており、肝はストレスから身体を守る作用も担っている。

◎怒は肝の志

　肝は、疏泄を主り条達を好むが、陽気の昇発はこれらの作用によって営まれる。しかし、これらの作用が失調する、あるいは激しく怒ると昇発過度となり、わずかな刺激でも怒りやすくなる。

　また、肝の陰血が不足すると、相対的に肝陽が亢進するために昇発過度となりやすくなる。

◎涙は肝の液

　肝は目に開竅するが、肝の陰血が不足すると目を潤すことができなくなったり、情志の調節が失調すると涙の分泌量も増える。

◎体は筋に合し、華は爪にある

　筋は経筋＝筋肉のことを指す。肝血が充足していれば経筋は養われ、機敏に力強く動くことができる。肝の陰血が不足して筋が栄養されなくなると、運動不利、振戦や肢体のシ

ビレ感等が出現する。

　筋余といわれている爪は、肝血の滋養を受けて栄養される。肝血が充足していれば爪は紅潤で艶があり、肝血が不足すると爪の色は淡くなり、柔らかく、薄くあるいは肥厚し、もろく割れやすくなる。

◎目に開竅する

　五臓六腑の精気はすべて目に上注するが、肝の経脈は目系に連絡し、また視力は肝血の滋養に依存していることから肝は目に開竅すると言われる。

　肝の作用が失調して、肝血が不足すると目が乾きやすくなったり、物が見にくくなったり夜盲となる。また、肝火や肝風が生じると目の痛みや痒みがおこり、肝経に湿熱が流注すると目やにが多くなる。

2．心

◎血脈を主る

　心気の作用により、血を推動して脈中を運行させ、身体各部に行き渡らせ臓腑、器官、経絡、経筋、皮毛など全身を栄養する。

　血脈を主る作用が失調すると、身体各部の栄養は低下し、面色が不華となったり甚だしくなると青くなったり紫色となる。また、胸痺や心悸など心機能に影響が及ぶ。

◎神志を主る

　神志を主るとは、"心は神を蔵す""心は神明を主る"などとも言われており、中医における"神志"は、精神・意識・思惟活動を主宰する機能を指し"心神"とも言う。神志には広義と狭義の意味がある。広義の神志とは、人体の形象、顔色、眼神、言語の応答、身体の動きなど人体の外面的な形態や動作のことを指している。

　狭義の神志とは、精神、意識、思考・分析・帰納・判断など思惟活動を出現させることを指している。神志を主る作用が失調すると、気分が落ち着かない、不眠、多夢となり、甚だしくなると身体運動の失調、うわごとを言ったり、狂躁の状態となる。また、神志＝現代医学的には脳の機能と解釈されているが、神志活動を出現させる物質的な側面においては、腎は精を蔵す作用だけではなく、精血を補充するという意味から心の血脈を主る作用と密接に関連する。

◎喜は心の志

　喜ぶという感情は人体にとって良性の刺激であり、また人体の各種生理活動に対してプラスに作用する反面、過度になりすぎると神志を損傷することがある。

　また、神志を主る作用が失調すると笑いが止まらなくなったり、逆にちょっとしたことでも悲しみを強く感じるようになる。また、喜ぶという感情だけでなく五志である怒・喜・憂・思・恐の極端な変化により神志は損傷する。

◎汗は心の液

　汗は津液が化生されて分泌されるが、血と津液は源を同じくすることから汗は心の液と

言われている。

自汗など、極度の発汗異常は心気虚、心陽虚によってもおこることがある。

◎体は脈に合し、華は顔にある

脈とは血脈のことを指すが、全身の血液が心に帰属していることを指したものである。

華とは色彩や光沢の状態を言う。頭顔面部は血脈が豊富であるため、心の生理作用の状態が顔面の色彩、光沢の状態から判断できることを表現している。

心気が不足すると面色は艶のない白色となり、血虚になると面色不華となる。また、瘀血になると面色は青紫色となることが多い。

◎舌に開竅する

味覚の識別と、舌の正常な運動による言語の表現という機能を指している。従って、心の生理作用に異常が生じると味覚の異常、舌のこわばりや萎縮、言語障害、舌の痛みや舌の潰瘍などが出現する。

◎心包について

心包は、心の外側を包んでいる膜であり、心を保護する作用があるとされている。そのために心包は心の外囲であると言われているが、外邪が体内に侵入して心に影響する場合には、まずは心包が影響を受ける。

そのため臨床上は、外感の邪気の侵入による病態、あるいは内生の邪気による心の病態には、間使や郄門、大陵など心包の穴を取ることが多い。

3．脾

◎運化を主る

脾の運化作用には水穀の運化と水湿の運化の２つの内容がある。

①水穀の運化

水穀の運化は、飲食物の消化・吸収の作用を指し、"脾は気血生化の源"と言われている。

脾の運化作用によって飲食物は胃・小腸にて消化吸収されて水穀の精微に変化させ、その後臓腑、器官、経絡、経筋など全身に送られ、全身を栄養する。この作用が失調すると身体各所を栄養できなくなるために、大便溏薄、食欲不振、倦怠感、無力感、消痩などとなる。

②水湿の運化

水湿の運化は、吸収した水穀の精微に含まれる余った水液を肺と腎へ送り、汗や尿として体外へ排泄する機能の一つを担っている。

この作用が失調すると、痰湿などの病理産物を生じることとなり、身体各所が湿る、浮腫や水腫などの原因となる。脾虚が原因となって発生する痰湿阻滞は、脾虚湿盛あるいは脾虚湿困などと呼ばれ、脾虚による水湿病の発生機序である。そのために"脾は生痰の源"と言われている。

◎昇清を主る

水穀の精微を、脾の昇清作用によって心・肺・頭顔面部に上昇させて栄養する。また、

一方で肺の粛降作用によって気血を全身に散布させる機能の一端を担っている。

この作用が失調すると、頭顔面部を栄養することができなくなるために五官の機能が低下し、また、めまいや頭重の原因となったり、中気下陥となるために内臓や諸経筋の下垂状態となる。

また、脾の昇清作用は胃の降濁作用と対になっており、全身の気の昇降出入のバランスを保つことに寄与ている。

◎統血を主る

脾の機能が正常であれば、気血が充足して身体活動は旺盛となり、気の固摂作用によって血が脈管内を正しく循行できる作用を指す。

この作用が失調すると、気虚の症状を伴う全身の出血傾向となり、血便、血尿、衄血、不正出血などが出現する。このような状態を脾不統血と呼ぶ。

◎思は脾の志

思は思考、思慮のことで、思は脾の志とされている。思慮過度や思いが遂げられないと気の正常運動に悪影響を及ぼし、特に気滞や気結を引きおこしやすい。そのような状態では脾の運化作用が影響を受やすくなり、食欲不振、脘腹脹満などの症状が出現する。

◎涎は脾の液

涎は口津（唾液）であり、口津の中でも清稀で水様なものを指す。口腔内を保護して潤す作用があるが、脾の機能が失調して脾胃不和となると、水液である涎が増加し口からあふれ出るようになる。

◎体は肌肉に合し四肢を主る

肌肉は経筋、筋肉を指す。脾気が健運されれば気血は充足し、四肢・肌肉を十分に栄養することができる。脾の機能が失調すると、肌肉は痩せ、軟弱で無力となり、萎縮することもある。また、四肢の栄養が不足するために倦怠感や無力感、脱力感を感じるようになる。

◎口に開竅し、華は唇にある

口に開竅するとは、脾気が口味の状態を主るということであり、脾気が失調すると味覚の異常を引きおこす。

口唇の色や光沢は、全身の気血の充足度と密接に関係がある。口唇が明るく紅く、潤っていれば全身の状況も正常であることを、華は唇にあるという言葉で表現している。

4．肺

◎気を主り、呼吸を主る

気を主る作用は、気の生成とりわけ宗気の生成に関与する。肺から吸入される清気と、脾胃から運化された水穀の気が結合することによって生成される宗気は"胸中の気"とも言われ、発声、言語、呼吸に深く関与する。また、気を主るとは、肺の作用だけではなく、心の血脈を主る作用と協調し、肺より下部に位置する臓腑に気を降ろすことによって各臓

腑を栄養し、それにより各臓腑の気を強めることから肺は一身の気を主るとも言われている。

呼吸を主るとは、肺のリズミカルな呼吸を維持することであり、リズミカルな"呼"と"吸"は全身の気の昇降出入に対して重要な役割を担っている。ただし、リズミカルな呼吸は腎の納気作用の補助を受けて初めて実現し、また、腎の納気は"吸気"を、肺の呼吸を主るは"呼気"を主に行う。

これらの作用が失調すると、呼吸が浅くなる、息切れ、声に力がない、甚だしくなると喘息などの症状が出現する。

◎宣発と粛降を主る

- 宣発（宣散）作用は、体内の濁気を排出すると同時に、脾から運輸されてきた津液と水穀の精微を全身に散布するが、主として皮毛に到達させ、衛気を強化して腠理の開閉を調節し、それによって外邪の侵襲から身体を護る作用である。
- 粛降作用は、吸入した清気と脾から運輸されてきた津液と水穀の精微を、肺よりも下部に位置する臓腑まで到達させ、それぞれの臓腑を栄養し、それにより各臓腑は正しく機能することができる。最終的には膀胱まで気を降ろし、不要な濁気を尿として排泄する。また、気を下降させる過程で、鼻竅、咽喉、気管などいわゆる肺系の清潔を保つ。

宣発作用と粛降作用は、相互に依存し合い、相互に制御しあっている。また、病理的にも相互に影響しあう。

これらの作用が失調すると、咳嗽、呼吸不利、胸悶、鼻閉、無汗または自汗、尿量減少、排尿困難などが出現し、感冒にかかりやすくなるなど外邪の侵入も受けやすくなる。

◎通調水道を主る

宣発作用と粛降作用は、協調して体内における水液の輸送、排泄を疏通、調節することから"肺は水の上源"と言われている。

脾から輸送された水液は、肺気の宣発作用によって全身に転輸され、その一部は汗として排泄される。

一方では不要な水液は肺の粛降作用によって膀胱に輸送され、腎と膀胱の気化作用によって尿として排泄される。

この作用が失調すると、浮腫、無汗、尿量減少、排尿困難などが出現する。

◎百脈を朝じ、治節を主る

百脈を朝じるとは、全身の血液は経脈を通じて肺に集まり、肺の呼吸を通じて気体の交換が行われ、再び全身へ輸送される。その結果全身は栄養されるということを表現したものである。

治節を主るとは、上述の肺のそれぞれの作用を統括し、それぞれの機能がスムーズに出現するよう管理・調節するということを表現したものである。

◎憂は肺の志

憂は肺の志とされている。また、憂と悲は異なる情志変化であるが、人体の生理活動に

与える悪影響が非常に似ていることからどちらも肺の志とされている。

◎涕は肺の液
涕は鼻粘膜から分泌される液体で鼻竅を潤す作用がある。正常下では鼻涕は外には漏れないが、肺寒では水様の鼻汁が増え、肺熱では黄色く粘稠な鼻汁となり、肺燥では鼻汁が減少して乾燥が強くなる。

◎体は皮に合し、華は毛にある
肺の生理機能が充実していれば、一身の表である皮毛は衛気と津液によって保護されて潤されており、外邪の侵入を防ぐことができる。肺気の失調は、汗をかきやすくなる、感冒にかかりやすくなる、皮膚が荒れてかさつきやすくなるなどとなる。

◎鼻に開竅する
肺の門戸といわれる鼻と喉は互いに通じており肺に連絡している。肺気が充足していれば呼吸、嗅覚、発声は正常に行われるが、肺系に邪気が阻滞したり、肺気が不調和となると鼻づまり、鼻汁、くしゃみ、のどの痛みや痒み、声に力がなくなる、かすれ声などの症状が出現する。

5．腎

◎蔵精・発育・生殖を主る
両親から受け継いだ先天の精と、脾胃から化生された後天の精を総称して腎精と呼ぶが、腎精は人体を構成する基本物質であり、生長・発育・臓腑の各種機能を出現させる物質的基礎であり、生殖活動の物質的基礎でもある。この腎精を貯蔵（封臓）する作用が蔵精作用である。また、精は化して気に変化するが、この腎精が気に変化した物を腎気と呼ぶ。腎精・腎気の盛衰は、生殖・生長・発育に深く関与する。

蔵精作用が失調すると、不妊症や性機能減退などの生殖能力の低下、脱毛、健忘、歯の動揺、骨の痿軟、小児の発育遅延などの状態となる。

◎水を主る
体内の水液の貯留・分布・排泄は、腎の気化作用、脾の運化作用、肺の粛降作用により行われ、三焦を通った後、清なるものは臓腑に再吸収され、濁なるものは汗や尿に変化して体外に排泄されるが、それらの過程は腎の気化作用が終始働いている。この作用が失調すると水腫、小便不利などとなる。

◎納気を主る
呼吸を主る臓腑は肺であるが、腎がしっかりと吸気を行い（摂納）、呼吸が浅くなることを防ぐ作用によりバランスのよい呼吸ができる。"肺は呼気を主り、腎は納気（吸気）を主る"と言われる所以である。

この作用が失調すると、喘息、呼吸困難、息切れなどが現れる。

◎恐は腎の志
恐は驚と似ているが、恐はいつもびくびく

する、おどおどするなど恐れる、恐がるなどの感情である。恐という刺激が過剰になると、腎気・腎精を損傷し、さらに膀胱の気化作用にも影響しやすくなり、影響した場合には、排尿異常とりわけ遺尿がおきやすくなる。また、腎気・腎精が虚弱となると恐という感情を感じやすくなる。

◎唾は腎の液

　唾も涎も口津（唾液）であるが、唾は唾液の中で比較的ねっとりしたものを指し、腎気・腎精の変化したものである。唾液には腎気・腎精を滋養する作用もある。

◎体は骨に合し、骨を主り髄を生じ、華は髪にある

　精は髄を生じる作用がある。髄は骨の中にあり、骨は髄によって栄養される。腎精が充実していると髄の化生も充足し、その結果骨も頑強となるのである。

　腎精が不足すると、骨髄の下元が不足して骨を栄養することができなくなるために骨が痿軟となって骨折しやすくなり、発育不良、小児の泉門閉鎖不全などとなる。

　"歯は骨余"と言われているが、歯牙もまた腎精によって栄養されている。腎精が充実していると歯もしっかりとしているが、腎精が不足すると歯はぐらついて抜けやすくなる。

　また、脳は髄が満たしてできており、別名"髄海"ともいう。精が髄に化生して脳を満たすため、腎気・腎精の不足によって髄海を満たすことができなくなると健忘となる。

　"髪は血余"と言われているが、髪は血および腎精が充実していることで脱落せず、黒く艶がある。

　精と血は互いに化生することでそれぞれの不足を補い合う。血は精に化成して精を満たし、血が減少した場合には精は血に化成して血の不足を補い、滋養し合っている。

　腎精が不足すると、相対的に血も不足するため、血が腎精を補いきれなくなる。そのために腎精不足となると、髪の艶がなくなったり脱毛となるのである。

◎耳および前後二陰に開竅する

　腎は耳に開竅するため、腎の精気が充足していると聴覚は鋭敏となる。腎精が不足すると、耳の機能も低下するため、難聴や耳鳴りとなるのである。

　二陰とは、前陰（外生殖器、尿道外口）と後陰（肛門）を指す。

　排尿は膀胱が行うが、膀胱の気化作用は腎の気化作用が補助することにより、初めて排尿を行うことができる。そのため、腎精が不足したり、腎の温煦作用が低下すると頻尿、遺尿あるいは尿量減少、尿閉などの症状が出現する。

　大便の排泄も、腎の気化作用の影響を受ける。腎陰・腎陽の不足により、排便困難や大便秘結、腎気不固による泄瀉や滑脱などもおこる。

六腑の生理作用と病理状態

六腑と臓腑弁証

　胆・胃・小腸・大腸・膀胱・三焦を総称して六腑と呼ぶ。

　三焦の生理作用は別として、六腑は飲食物の通り道であり、滞りなく下降することが正常である。その過程で飲食物は腐熟・消化され最後には大便や尿として体外に排泄される。

　六腑の異常により下記のような症状が出現するが、六腑それぞれ単独の異常によって症状が出現するとは限らない。

　臨床的には病位は六腑であるとしても、病因としては他臓からの影響、外感（六淫）の影響などによっても症状は出現する。

　たとえば、悪心嘔吐や腹脹、食欲不振などの胃の和降作用が失調した状態は、単なる食べ過ぎによってもおこるし、肝気鬱結、痰湿阻滞、気虚、外感寒邪などによってもおこる。それを鑑別するために、八綱弁証により虚実寒熱を弁別する、気血津液弁証により気・血・津液の状態を弁別する。さらに外感（六淫）によるものなのかどうかを確認することが臓腑弁証の基本である。

　本項では、六腑の生理作用とそれが失調した場合に生じる病理状態について説明する。

1．胆

◎胆汁の貯蔵と排泄

　胆汁は肝にて生成され、胆にて一旦貯蔵された後、小腸に分泌され脾胃の消化作用を助ける。

　この作用は、肝の疏泄作用がコントロールしているため、肝気鬱結や肝陰虚などによって肝の疏泄作用が失調すると胆汁の分泌も悪化して脾胃の消化機能も失調し、胸脇部の脹満感や脹痛、食欲減退、腹満、下痢などの症状が出現する。

◎決断を主る

　胆には、精神・意識活動において物事を判断し、決断を下す作用がある。この作用は胆と表裏の関係にある肝の"肝は謀慮を主る"と協力し合って出現する。肝胆の気が失調すると物事を決定するにも迷って決めることができなくなり、胆の気が虚すと常に誰かに追いかけられているような、犯罪者のようにいつもびくびくした心理状態になる。

◎奇恒の腑に属する

　本来六腑は、飲食物の通り道である中空気管であり、通降をもって順とし、飲食物などが停滞することが病態である。また、五臓の

ように気血を満たすことがない。しかし胆は、胆汁の貯蔵と分泌を行い、胆汁が飲食物の消化を助けていることから六腑の一つに数えられている。しかし、胆は飲食物の通路という作用はなく、また、気血などを蔵さないという腑の性質に反して胆汁を蔵することから、胆は奇恒の腑ともされている。

2．胃

◎受納・腐熟を主る

受納とは、飲食物を受け入れて納めるという意味であり、食欲のことを指す。食欲があれば、胃は受け入れた飲食物（水穀）で満たされるため"胃は水穀の海"と言われる。

腐熟とは、受納した飲食物を消化し、水穀の精微へと変化させることを指す。

胃の機能が正常であれば食欲は旺盛となり、胃の機能が失調すると食欲不振、脘腹脹満、噯気、悪心嘔吐などが出現する。また、脾胃の消化吸収機能全般を"胃気"と言い、食欲があることを胃気がある、食欲がないことを胃気がないと言う。

◎胃は降濁を主り、降をもって和とする

胃は飲食物を受納して腐熟したあと、水穀の精微は脾と小腸へ、不要物である濁気を大腸まで送る一連の作用を降濁を主るという。また、降濁は停滞することなくスムーズに降ろすことが正常であり、その状態を降をもって和とすると表現する。

これらの作用が失調すると、脘腹脹満、口臭、噯気、悪心嘔吐などの症状が出現する。

3．小腸

◎小腸は受盛し、清濁必別を主る

小腸は、胃から送られてきた水穀を受け入れてさらに消化し、消化物中の清濁を必別する。

清なるもの（水穀の精微）は脾へ、濁なるもの（糟粕）は大腸へ、無用な水液は膀胱へと運ぶ、この一連の作用を指す。この作用が失調すると、下痢となったり、排尿の異常が出現する。

4．大腸

◎大腸は糟粕の伝化（伝導）を主る

大腸は、小腸が清濁を必別したあと、残った水穀の糟粕から余分な水分を吸収し、糞便を形成し肛門から排泄させる。この作用が失調すると、便秘、下痢などの症状が出現する。

なお、大腸の伝化作用は、胃の降濁作用の影響を受けて出現し、肺の粛降作用の影響も受けるため、これらの作用の失調は、大腸の伝化作用も失調させる。

5．膀胱

◎膀胱は、貯尿と排尿を主る

人体の水液代謝は、主として脾の運化作用、

肺の粛降作用、腎の気化作用によって全身に運輸されたあと、膀胱に降ろされて尿に変化し、膀胱の気化作用によって体外に排泄される。

この作用が失調すると、排尿困難（小便不利）や尿閉（癃閉）となり、膀胱の制約作用が失調すると、頻尿や尿失禁となる。なお、膀胱の気化作用は、腎の気化作用の補助を受けることによって初めて正常に機能する。

6．三焦

◎諸気を主宰し、全身の気機と気化作用を統括する

諸気とは、腎気、胃気、宗気、衛気、営気など人体をめぐるすべての気を指し、三焦はそれらの気の通路として昇降出入（気機）が行われ、五臓六腑に輸送される。それと同時に、気の昇降出入は、三焦が全体を統括することによって正常に営まれる。

臨床的には、気滞症状には三焦の疏通も図り、気虚症状には三焦を補うことも有効であり、必要なことも多い。

◎水液運行の通路である

人体の水液代謝および水液運行は、脾、肺、腎、小腸、大腸、膀胱などの臓腑が行うが、最終的に統括し全体の疏通水道を行うのが三焦である。

この作用が失調すると、それぞれの臓腑の水液代謝および水液運行にも影響が及び、排尿異常、浮腫や水腫などの症状が出現する。

◎三焦の部位としての概念

①上焦

横隔膜から上部を指し、心・肺・頭部・顔面部を含めて上焦と呼ぶ。

生理作用の特徴は、気の昇発（昇陽）宣散である。

②中焦

横隔膜から下で臍から上の大腹部（上腹部）を中焦と呼び、脾、胃などが含まれる。

生理作用の特徴は、脾胃の運化作用を統括しており、昇降の要、気血生化の源と言われている。

③下焦

臍以下の下腹部を下焦と呼び、大腸、小腸、腎、膀胱などが含まれる。

生理作用の特徴は、糟粕と尿液の排泄であるが、歴代医家たちは肝腎気血、命門原気なども下焦に帰属させている。

奇恒の腑

奇恒の腑

　奇恒の腑は、脳・髄・骨・脈・胆・女子胞を指す。

　気血・精気を蔵することから臓に似ているが精神活動を主ることがないことから臓とは違い、形態が腑に似ているが飲食物や汚濁物を通降させる作用はないことから、一般の臓腑とはその役割が違うため奇恒の腑と呼ばれる。ここでは脳・女子胞について簡単に説明する。

1．脳

◎脳は精神思惟を主る

　脳（脳髄）は記憶・視覚・聴覚・言語を発現させ、人体機能の中枢であると言うことから"脳は元神の腑"と言われている。すべての臓腑が脳に帰属するが、この中でも思惟意識活動は心、精神情緒は肝、精を蔵して髄を生じ脳を満たす腎の三臓が脳に関連が深い。臨床では脳の失調に対する治療では心肝腎のサイドから行うことが多い。

2．女子胞

　女子胞は胞宮とも言い、子宮をはじめとした女性の内生殖器を指す。

◎月経を主り、妊娠を主る

　女子胞は、精を蔵す腎、血を主る心、血を蔵す肝、血を生じ統血を主る脾などによって滋養・固摂され、血の海である衝脈と陰経の海である任脈が滞りなく流注することにより正常に営むことができる。

　衝脈・任脈の調和が失調(衝任失調)したり、気血を固摂できなくなると、月経不順、崩漏、閉経など月経の異常や、着床しにくくなる、流産、流産後や出産後の崩漏などがおこる。

臓腑間関係

臓と臓、および臓と腑との関係を明らかにする臓腑間関係は、臨床効果に直結する内容でもあるので、しっかり把握する必要がある。

臓と臓との関係

臓と臓との関係は、臓の生理作用同士がどのような協調関係にあるのかを説明するものであり、臓腑兼病弁証の基本となる事柄である。臓腑間の協調関係が失調した場合に、脾腎陽虚証、肝気犯肺証など二臓以上に渡る臓腑の症状が同時に出現することとなる。

また、一臓の病でも、その状態を改善するには他の臓腑のどの作用の補助を受ければ効率よく改善できるのかを知ることもできるため、臨床上でも非常に重要な内容である。

たとえば、脾陽虚などの虚寒証は、元陽である腎陽が脾陽を補助できなくなるためにおこることが多いため、脾陽虚を治療する際には健脾、温中を目的とした穴だけではなく、腎陽を補う穴である関元、腎兪、命門などを必ず加穴することは治療上のセオリーである。

あるいは、肝気犯肺の状態でなくても、肝気鬱結などにより昇発過度となっている状態では、肺の粛降作用を強化することによって昇降のバランスを安定させることもできるなど、臨床に応用できるものも多い。よく理解し、臨床で実践していただきたい。

まず、臓と臓の関係について説明する。

1．心と肝

◎心は血を主り、肝は血を蔵す

心と肝は血に関して協調して作用する。心は血を推動し、肝は血液量を調節しており、この二臓が正常であれば血脈は充実する。

失血過多など血虚から波及する、あるいは目の使いすぎなどによって目がかすむ、筋の引きつり、爪が栄養されずにもろくなる、不眠、多夢などが主症状である肝血虚となると心血の不足を招きやすくなる。また、思慮過度などによって心悸、怔忡、胸悶、健忘、不眠、多夢などが主症状である心血虚となると、肝血の不足を併発しやすくなる。これらが同時に出現した状態を心肝血虚証という。

◎心は神志を主り、肝は疏泄を主る

心と肝は精神・情緒活動に強く関与するため、精神的な原因でおこる症候では心・肝の二臓が相互に影響し合う。

肝気鬱結が化火して胸脇部灼熱感、口苦、

イライラ感、易怒などが主症状となる肝火上炎となると心火も亢盛となりやすくなり、また、心悸、怔忡、心胸煩熱、口舌の潰瘍などが主症状である心火亢盛となると肝火上炎を招きやすくなる。これらはどちらも実熱証に属すので、面紅目赤、口渇多飲（冷飲を好む）、小便短赤、便秘などを伴う。これらが同時に出現した状態を心肝火旺証という。

2．心と脾

◎**心は血を主り、脾は生血・統血を主る**

　心と脾は、血の生成と運行を協調して行う。脾の気血生化が充足していると心の血を主る作用も充実し、また、心気の推動作用と脾の統血作用によって、血は脈外に漏れることなく脈中を運行できる。

　肉体疲労や精神疲労、思慮過度などによって疲労感や無力感、脱力感、懶言、面色萎黄などが主症状となる脾気虚となったり、脾気虚の症状に加えて不正出血を始めとする身体各所の出血が診られる脾不統血となると心血を補充することができず、心脾両虚へと発展する。心脾両虚証は、脾気虚あるいは脾不統血の症状と、心血虚の症状が同時に出現する状態を指す。

3．心と肺

◎**心は血を主り、肺は気を主る**

　血の運行は気の推動作用によって促進され、気の昇降出入も血の運行によって促進される。その結果、気血がスムーズに全身を循行することができる。

　慢性的な咳嗽、虚弱体質、脾気虚からの波及などによって宗気が不足すると、無力な咳喘、少気、水様な痰が多い、感冒にかかりやすく治りにくいなどを主症状とする肺気虚になり、その影響で心血も減少しやすくなる。また、思慮過度などによって心悸、怔忡、胸悶、健忘、不眠、多夢などが主症状である心血虚となると肺気の不足を併発しやすくなる。これらが同時に出現した状態が心肺両虚証である。

4．心と腎

◎**心は陽に属し・上焦にあり・その性質は火に属す、腎は陰に属し・下焦にあり・その性質は水に属す。**

　これは、人体における寒熱のバランスと、それによって水湿の気化を正常に保つことができることを表現している。

　心陽は下降して腎を暖め、腎陰が冷えすぎないように調節する。また、腎陰は上昇し、心陰を滋養すると同時に心陽が亢進しすぎないように冷やしている。この関係を"心腎相交"と呼ぶが、この心腎相交の関係が崩れると、熱症状を主訴とする心腎不交証、冷え症状と水湿の停滞を主訴とする心気凌心証となる。

①心腎不交証

心腎不交証は、腎陰虚となると心陰を滋養できなくなり、そのために心陽を抑制できなくなって心陽が亢進したためにおこり、心胸煩熱、心悸、怔忡、心煩、不眠、腰膝酸軟、五心煩熱、口乾などが主症状となる。さらに傷陰が進行すると陰虚火旺となり、心腎不交証の症状に加えてのぼせや火照り、めまい、易怒、滑精や夢精などの症状が出現する。あるいは心火亢盛となり、口舌の潰瘍、小便短赤、排尿痛、口渇多飲（冷飲を好む）、衄血や吐血などの症状が出現する。

②水気凌心証

水気凌心証は、心陽が不足すると腎陽を温煦できなくなるために水湿を気化できなくなり、そのために水寒が心に影響して心悸、胸部痞満、浮腫、口渇しても飲みたくないあるいは飲むと吐く、咳嗽、水様の痰が多い、寒がる、四肢の冷えなどの症状が出現する症候である。

◎心は血を主り、腎は精を蔵する

精は血が転化してその不足を補い、血が不足すると精は血に再転化して血の不足を補うというのが血と精の関係であるが、このように精と血は互いに不足を補い合う関係にある。したがって腎精の消耗は心血の不足を、また心血の不足は腎精の欠損を引きおこすこととなる。

先天不足、久病、重病、房事過多などによって、腰膝酸軟、健忘、早老、性欲減退、耳鳴り、難聴、脱毛、歯の動揺などを主症状とする腎精不足となると心血も不足しやすくなり、思慮過度などによって心悸、怔忡、胸悶、健忘、不眠、多夢などが主症状となる心血虚となると腎精の不足を招くこととなる。

5．肝と肺

◎肺は粛降を主り、肝は昇発を主る

肝の経脈は、下肢から昇って横隔膜を貫き、直接肺に注ぐために肝と肺の経気は直接影響し合う。また、気を上昇させる昇発作用と気を下降させる粛降作用は、それらが正しく機能することによって気の昇降出入という全身の気機を正常に保つことができる。

①長期にわたりストレスを受け続けたり、精神的な抑鬱が続いたり、突然強い精神的刺激を受けたり、陰血不足となると、イライラ感、精神抑鬱感、易怒、ため息が多い、胸脇部や少腹部、乳房の脹満感や脹痛などを主症状とする肝気鬱結となる。肝気鬱結となると肺気も上逆しやすくなり、そのために肝気鬱結の症状に加えて咳嗽や胸悶などを伴うものを肝気犯肺証という。

また肝気鬱結が長期化すると、肝気鬱結の症状に加え面紅目赤、口渇多飲（冷飲を好む）、胸脇部灼熱感などを伴う肝火上炎となる。肝火上炎となると肺気上逆だけではなく、肺陰をも損傷しやすくなるため肝気犯肺証の症状に加え、黄色く粘稠で少量の痰、喀血などの症状を伴うようになるものを肝火犯肺証という。

②風熱や風寒の邪が取りきれない、長引く咳嗽などによって肺の粛降作用が失調すると、肝の昇発も過度になり、肝気鬱結を引きおこしやすくなる。

6．脾と肺

◎肺は気を主り、脾は気血生化の源である

　肺が正常に機能するための気、血、津液は、胃が受納・腐熟した飲食物を、脾が水穀の精微に転化して肺に運ぶために得ることができる。そして、肺に運ばれた水穀の精微は、肺の宣散作用、粛降作用によって全身に送られる。肺と脾の協調関係が失調すると、主として気虚と水液代謝の２方面に影響が出る。

①脾気虚が長引くために肺を栄養することができない、あるいは肺気虚が長引くために水穀の精微を全身に送ることができないために脾も虚してしまうと脾肺両虚となり、声に力がない、無力な咳嗽、息切れ、自汗、食欲不振、泥状便、倦怠感や無力感などの症状が出現する。
②脾の運化作用が失調する、あるいは肺の粛降作用が失調して水道を通調できなくなると、白くて水様の痰が多くなる、咳痰や咳喘、浮腫や水腫、泥状便などの症状が出現する。
　脾の運化作用が失調して水の上源である肺に痰湿が生じることを"脾は生痰の源、肺は貯痰の器"という。

7．肺と腎

◎肺は呼吸を主り、腎は納気を主る

　呼吸を主る主要な臓腑は肺であるが、肺は呼気を主り、腎は吸気を主る。特に吸気は、腎の納気作用が充実することによって深い吸気を行うことができるのである。腎精が不足すると納気作用も低下し、しっかりと清気を吸入することができなくなるために浅い呼吸となり、慢性的な肺気虚ともなり気喘（喘息）がおこる。

◎肺は水の上源であり、腎は水を主る

　人体の水液代謝の一つとして、肺の宣散・粛降作用と水を主る腎の気化作用は密接に関連している。

　肺の宣散作用によって体表に送られた水液は汗として排泄され、粛降作用によって下降した水液は五臓六腑を栄養したあと膀胱まで届き、腎と膀胱の気化作用によって尿として排泄される。

　この協調関係が失調すると、咳痰や咳喘、気喘、水腫などの症状が出現する。

◎肺と腎の陰液は相互に滋養し合う

　長期に渡る咳嗽、熱病や内熱の影響により肺陰を損傷すると、一身の陰液の根本である腎陰が肺陰を補い滋養する。また、腎陰虚となると肺陰を滋養しきれなくなってしまうために肺陰虚となりやすくなる。そのために肺腎陰虚となると、乾咳、痰は少なく粘稠あるいは無痰、声がかすれる、咽頭痛、午後潮熱あるいは骨蒸潮熱、頬部紅潮、盗汗などの症

8．脾と腎

◎脾は後天の本であり、腎は先天の本である

　出生児に父母から受け継いだ先天の本は腎精として貯蔵されるが、種々の原因によって消耗される。それを化生して補充するのが脾の水穀の精微であるために、脾は後天の本と呼ばれている。

　房事過多、先天不足、久病などによって腎精を消耗すると腎精不足証（腎気虚証）となり、腰膝酸軟、健忘、早老、性欲低下、耳鳴り、難聴などの症状が出現する。また、脾が虚して先天の本を補充できなくなると脾気虚と腎精不足の症状が同時に出現する脾腎両虚証となる。

◎脾は水湿の運化を主り、腎は水を主る

　脾は水液の代謝を主り、小腸や大腸も含め水穀から有益な水分を吸収し、それを全身に運ぶ。一方、水を主る腎は、腎の気化作用が膀胱の気化作用を補助し、不要な水分を尿として排泄する。この作用が失調すると、浮腫や水腫、脘腹脹満、食欲不振、泥状便などの症状が出現する。

◎腎陽は脾陽を温煦する

　一身の陽気の根本である腎陽は全身の陽気の根源でもあるが、とりわけ脾陽との相互関係が強く影響し合う。これは先天の本は水穀の精微が化生されることにより補充される関係にも直接結びつくことでもあるが、腎陽が強壮であるから脾陽もしっかりと機能し、水穀の精微を気血に転化することができる。また、腎気虚からの発展、久病、房室過度などによって腎陽虚証になると脾陽を温煦することができなくなり、また、脾気虚からの発展や胃気虚寒などによって脾陽が損傷されると、最終的には腎陽も損傷し、多くの場合は脾腎陽虚証へと発展する。脾腎陽虚証の主要症状は、未消化便を下痢する、五更泄瀉、小便不利あるいは小便清長、浮腫や水腫、精神不振、倦怠無力感、面色蒼白、寒がる、四肢や腰腹部の冷えなどである。

9．肝と脾

◎肝は血を蔵し疏泄を主る、脾は統血、運化を主り、気血生化の源である

　肝と脾との関係には、主として次の2点がある。

①肝の疏泄作用は、脾胃の昇降・運化作用を調節する

　肝の疏泄作用が正常であれば、脾胃の昇降作用も正常に保たれるが、肝の疏泄作用が失調して肝気鬱結となると、脾胃の昇降作用も失調して肝脾不調証や肝胃不和証となる。

　どちらも肝気鬱結の主症状であるイライラ感、易怒、精神抑鬱、ため息が多い、胸脇部や少腹部、乳房の脹満感や脹痛に加え、肝脾不調証では食欲不振、泥状便〜水様便、矢気、腸鳴などを伴い、肝胃不和証では噯気、呃逆、

呑酸、嘈雑などの症状を伴う。なお、肝脾不調証も肝胃不和証も怒ったり、ストレスを感じるなど肝気鬱結の悪化に伴い、悪化する。

②脾の統血作用、生血作用は、肝の蔵血作用と密接な関係がある

肝の蔵血作用は、気血生化の源である脾が肝を滋養し、さらに統血作用によって脈管内を正しく循行することにより肝血を滋養できる。その結果、肝は体内の血液量の調節をすることができる。

脾気虚となって気血生化が十分でなかったり、統血できなくなると肝血も不足し、目の乾きやかすみ、筋の引きつりや痺れ感、胸脇部隠痛、爪が薄くもろくなる、めまい、不眠などを主症状とする肝血虚証となる。

10. 肝と腎

◎肝は血を蔵し、腎は精を蔵す

この関係は、精と血の関係である。腎精は不足すると肝血が精に転化することで補充され、また、肝血が不足した場合には、腎精が肝血に再転化することで補充される。このように、精と血は相互に補完し合い滋養し合っていることから"精血同源""肝腎同源"などといわれる。

したがって、腎精の不足は肝血の不足を、肝血の不足は腎精の不足を引きおこすため、腎精不足証と肝血虚証へは互いに波及しやすく、同時に出現した場合を肝腎両虚証という。

同様に、腎陰の不足は肝陰の不足を招きやすく、肝陰が不足した場合には腎陰も不足する。腎陰虚と肝陰虚は相互に波及しやすく、同時に出現したものが肝腎陰虚証である。また、肝腎陰虚になると肝陽の亢進を引きやすくなるため急躁、易怒、顔面紅潮、イライラ感、口苦、めまい、五心煩熱、不眠、多夢、腰膝酸軟、頭重足軽などを主症状とする肝陽上亢証に発展しやすくなる。

臓と腑との関係

臓と腑は、主として表裏関係である。表裏に連絡し合い、それぞれの機能を補助し合い、その結果、円滑に機能することができる。

臨床的には、臓の症状の治療に対して、その臓の施術だけではなく、表裏の関係に基づいた配穴をすることが重要な場合も多い。

1. 心と小腸

◎心の実熱は、小腸に伝搬しやすい

そのために心火亢盛となると小腸にも実熱が影響し、小便黄赤、排尿時の灼熱感や排尿痛、舌の潰瘍などが出現する。

2. 肺と大腸

◎肺の粛降作用と大腸の伝導作用は相互に関係する

肺気が正常に粛降することにより大腸の腑

気も下降することができ、そのためにスムーズな排便が可能となる。また、大腸の腑気が通暢することにより肺気の粛降も保つことができる。

臨床的には、排便困難や便秘の治療の際には、肺気の粛降を強めて排便を促進する、そのために尺沢や列欠などに瀉法を行うことが有効なことも多い。

3．脾と胃

◎胃は受納を主り、脾は運化を主る

飲食物を胃が受納して腐熟し、脾が水穀の精微に変化して気血を生成し、運化することで全身を栄養する。

◎脾は昇清を主り、胃は降濁を主る

脾は水穀の精微を心、肺、頭顔面部へ上昇させる。胃は降濁を主り糟粕を腸へと下降させる。この昇と降の関係が失調すると、全身の気機にも影響する。

◎脾は燥を好んで湿を嫌い、胃は湿を好んで燥を嫌う

脾は水湿を運化して処理するため、水湿が過剰となると対処しきれなくなり痰湿病症へと発展する。脾は乾燥状態の方が運化作用が正常に保ちやすいという表現である。また、胃は、胃そのものが津液で満たされることによって柔軟に機能することができるという意味である。

また、この一文は相対する事物による陰陽バランスの表現でもある。

4．肝と胆

◎肝と胆は協調して消化活動を促進する

肝に属す胆は、胆汁を分泌することで消化活動を助ける。肝は疏泄作用により胆汁の分泌を調節し、また、気機の調節を行うことで、脾胃の昇降バランスを整える。

◎肝と胆は気の昇発を主る

肝の疏泄作用とは、疏通と発散・昇発のことであるが、これらの作用は胆が協調して行う。易怒、頭痛、めまいなど肝気上逆の状態では、胆気もそれにつられて上逆する。

臨床的には、肝気鬱結、肝火上炎、肝陽上亢などによる疏泄作用の失調による治療では、厥陰経の穴だけでなく少陽経に属す陽陵泉、風池、丘墟などに瀉法を行うことも多い。

5．腎と膀胱

◎膀胱の気化作用は腎気の作用が大きく関与する

貯尿と排尿は膀胱が主るが、膀胱の気化作用は腎の気化作用が充実することによって正常に機能する。排尿に関する病態としては膀胱湿熱など実によるものも多いが、臨床的には腎気の調節も同時に行うべきである。

補瀉手技

補瀉手技について

　天津中医薬大学第一附属医院では、石学敏院長（現在名誉院長）を中心に主として脳血管障害に対する治療法である"醒脳開竅刺鍼法"の研究を1972年より開始したが、その醒脳開竅刺鍼法（醒脳開竅法）の中心核の一つとして提唱され、制定されたことが"刺針手技量学"である。

　刺針手技量学は、補瀉手技の方法を規定することにより、正しく行えば誰でも同じ効果を得ることができるというもので、当時の中国はもとより、日本の鍼灸界でも画期的なものであったと言える。

　刺針手技量学における補瀉手技の種類は何種類かあるが、その中でも捻転補瀉法、提挿補瀉法を、また、筆者が利用することが多い呼吸補瀉法、迎随補瀉法を紹介する。

◎捻転補瀉法

　主として臓腑病の治療、経筋や関節など局所の治療に用いる。

　針を刺入して得気を得た状態で、針を回転させる動作である。

・補法―90度以内の回転角度、1分間に120回の早さで針を回転させる。

・瀉法―180度の回転角度、1分間に60回の早さで針を回転させる。

◎提挿補瀉法

　主として疏通経絡を目的とした治療に用いる。

　針を刺入して得気を得た状態で、針体を上下動させる動作である。

・補法―針体を上下動する際、力を入れて挿入し、引き上げるときに軽い力で行う。

・瀉法―針体を上下動する際、軽い力で挿入し、引き上げるときに力を入れて行う。

◎呼吸補瀉法

　気機を促進したい場合、あるいは腹部の刺針の際に用いる。

　針を刺入して得気を得た状態で、針を呼吸に合わせて操作する。

・補法―患者の吸気時に針を引き上げ、呼気時に針を押す。

・瀉法―患者の吸気時に針を押し、呼気時に針を引き上げる。

◎迎随補瀉法

　主として経気の疏調を図るとき、あるいは

骨上に刺針する際に用いる。

・補法—経絡の流れに沿うように刺針する。
・瀉法—経絡の流れに逆らうように刺針する。

迎随補瀉法には、必要に応じて捻転補瀉法や提挿補瀉法、呼吸補瀉法を組み合わせる。

補瀉手技の重要性

中医鍼灸では、弁証によって決定されたツボに刺鍼するというだけではなく、刺鍼してある程度の鍼の響きを得たあとに補瀉手技を行うことが特徴の一つとなる。補瀉手技は、その効果を決定づける非常に重要な要素の一つであり、補瀉手技を行うことにより穴位作用（ツボの作用）を引き出すこととなり、その結果、誰が行っても同じ効果を導き出すことができる。大ベテランの老中医も、中医鍼灸初心者にも同じ結果を出すことができ、それが客観的な施術が可能になるという意味である。

たとえば足三里には、気虚などによる機能低下（いわゆる虚証）あるいは、痰湿、寒邪、熱邪、食積の阻滞（これらは実証）によっておこる脾胃の昇降失調、胃の和降作用の失調を改善することができるが、虚証に対しては補法を行い、実証に対しては瀉法を行うことによってそれらの失調を改善することができるわけである。

足三里というツボには、補法を行うと健脾養胃や補中益気などの作用となり、瀉法を行うと和胃通暢、去痰導滞などの作用となる。胃の和降作用が失調することによっておこる食欲不振、腹脹などの症状も原因は虚実の違いがあるため、原因や現在の状態によって補瀉手技を使い分けることは、中医鍼灸では当然のこととなる。

また、三陰交というツボには補法を行うと健脾益気、健脾統血などの作用となり、瀉法を行うと活血化瘀、涼血などの作用となる。脾だけではなく、血に影響する三陰交は、気虚の症状を伴う不正出血には補法を行うが、瘀血による生理痛、肌のくすみや目の下のくまなどには瀉法を行うことによってその改善を図ることができるわけである。

このように補瀉手技は施術の上では大変重要な要素の一つであり、強い刺激量が必要という意味ではなく、メリハリのある補瀉手技を行うことによってツボの作用を引き出す、それによって現在の状態を改善できるということが中医鍼灸における臨床に対する考え方となる。

なお、補瀉手技については各医家や診療施設により各説があり、実践している方法にも相違があることと思う。重要なことは、しっかりと補瀉を使い分けることが必要であり、その具体的な方法などについては筆者は問わない。

刺鍼による響き

刺鍼による響きについて

　中国では針響、針感などともいうが、刺鍼によってある一定の感覚を得る"鍼の響き"は、治療による効果を高める際には非常に重要な要素となることも多く、"鍼の響き"が生じないと全く効果を上げることすらできないことも、実際にはある。

　中国では、刺鍼による響きを"酸""麻""重""脹"の四種類に分けています。

・酸—局所にだるい感じを得る。
・麻—局所や経絡に沿ってしびれる感じを得る。
・重—局所や経絡に沿って重い感じを得る。
・脹—局所に脹る感じを得る。

　刺鍼部位やツボにもよっても感じる針の響きは異なるが、上記のような刺鍼による鍼の響きを得ることが、前述の刺針手技量学における重要な要素の一つでもある。

　強ければよいということではなく、刺鍼により患者様に何らかの感覚を感じていただく、あるいは必要に応じて目的の場所に針響を与えることが、その症状を早く、的確に、しかも客観的に改善させる要素となる。

　たとえば次の通り。

・下肢後側の（足太陽経に沿った）痛み、痺れ感、だるさ、無力感などに対しては秩辺に刺鍼してかかとまで(足太陽経に沿って)針響を得ることにより、秩辺一穴で症状を改善あるいは消失させることが可能であり、足太陽経に対して何本も刺鍼する必要はない。なお、刺鍼は３寸の針を使用する。
・下肢外側の（足少陽経に沿った）同様の症状に対しては、中国式の環跳に刺鍼し、外果まで（足少陽経に沿って）針響を得ることにより、環跳一穴で症状を改善あるいは消失させることができる。この場合も足少陽経に対して何本も刺鍼する必要はない。秩辺と同様に刺鍼は３寸の針を使用する。
・腱鞘炎などによる手関節の痛みあるいは母指や示指の痛み、またはテニスエルボーなど肘関節の痛みなどに対しては手三里に刺鍼して母指まで（手陽明経に沿って）針響を与えることにより、素早く症状の改善を図ることができる。この場合も痛みの局所に何本も刺鍼するよりも手三里のみの刺鍼だけの方が効果が高いことを筆者はよく経験している。

　これらの方法は中医では疏通経絡というが、痛みの症状は不通則痛（経絡の経気が阻滞したために痛みがおこる）によっておこる

ため、上記の方法で疏通経絡を図ることによって症状が改善されるというわけである。

　また、眼精疲労に対しては太陽で眼球に響かせる、鼻づまりや鼻水に対しては迎香で鼻腔に響かせる、咳嗽やのどの痛みなどに対しては列欠で母指外側に響かせる、排尿異常やインポテンスなど男性の性機能異常の時には関元や中極で陰部に響かせるなど、あくまで一例ではあるものの、このように必要に応じて必要な部位に響きを与えることは、施術における効果を出現させる、あるいは効果を高める非常に重要な要素の一つなのである。

　ところで、中医鍼灸、中国式の治療というと使用する針は太くて長い、だから痛いというイメージを持った鍼灸師が非常に多いのであるが、"鍼の響き"イコール"痛み"とは全く別物である。確かに強い響きは痛いという表現になってしまうのだが、苦痛を感じさせないように刺激量を調節することも刺針手技量学の重要な要素であると筆者は考えている。

　脳血管障害の後遺症で昏睡状態となっている、麻痺が強いなどの状態、あるいはすべての症状において継続期間が長いためになかなか改善しにくい症状に対しては、強めの刺激量を与えた方が治療効果が上がることもよくある。

　また、しっかりと響いた方が気持ちがいい、響いた方が治療を受けた気がするなどとおっしゃる患者様も実際にいらっしゃるし、長期間に渡って治療を継続して受けている患者様は鍼刺激にも慣れてくるので、施術回数に伴って徐々に刺激量を強めた方が効果が上がることもよくあることである。

　強い響きも軽い響きも使用する針の選択あるいは運針の技術によって使い分けることができる。筆者は、臨床で使用する針は和針の2番針が多いが、2番針でも強く響かせることもできるし、軽く響かせることもできる。患者様の好みや必要に応じて中国針や、和針でも5番や8番針を使用することもあるし、臀部や腰部には3寸針を使用する。刺激量は針の太さや刺入深度、あるいは運針時の刺し手である親指と人差し指で鍼柄を握る強さで調節できる。

　もちろん、受療経験が少ない、鍼治療が恐い患者様には必要最小限にするべきだが、必要に応じ、あるいは必要な部位、必要なツボにはある程度の鍼の響きを与えることは治療効果という観点からは重要なことなのである。

　鍼による刺激量は、すべての患者様に対して一律ではなく、人により、症状により、部位により、病因および病機などにより使い分けることが、効率よく症状を改善するための非常に重要な要素となる。

おわりに

　中医学は、2000年とも3000年とも言われる悠久の歴史を持った学問です。なぜこれだけの長期に渡り継続することができたのか？　稚拙な一言で表現するならば、"良いもの"であるからではないでしょうか。

　学生にとって勉強しやすく、習得しやすい。臨床家にとって実践しやすい。患者様にとっては苦痛から解放され普段通りの生活に戻りやすいなど、それぞれにとってプラスとなる要素が多いからこれだけ長期に渡り継続することができたのではないかと思います。

　中医学は中国だけで実践されている医療体系ではなく、欧米主要先進諸国では補完医療、代替利用として、また、アフリカ諸国でも主要な医療の一方法として採用されており、イギリスでは専門の学部が人気を集めているようです。日本でも最近になって医学部の必修科目に設定され、看護学部、薬学部でも中医学教育が組み込まれるようになりました。

　二者択一の回答ではなく、言葉のニュアンスや表情までも感じながらの四診は、病名や症状にとらわれるのではなく"人を診る"という、医療や施術の原点を感じることができる学問であり、施術法でもあると思います。

　しかしながら、施術による変化が大きいことと、当を得た施術ができないと全く効かないこともあることが中医学離れを引きおこしていることも事実です。臨床において安定した効果を引き出せるようになるまではある程度の時間と根気も必要となりますが、鍼灸師各位の臨床の幅を広げるため、お身体の悩みを持つ患者様、お客様にとって中医鍼灸は可能性を広げることのできる"医療手法"であると思います。

　末筆になりますが、本書を出版するまでにたくさんの方のご指導をいただきました。特に次の皆様に御礼を申し上げます。

・北川毅先生（YOJO SPA オーナー、日本美容鍼灸協会代表理事）
・森口敦様（BABジャパン出版局企画出版部）
・田原亮一先生（医療法人財団仁医会理事長、医療法人財団天京会理事長）
・植松秀彰先生（医療法人財団天京会牧田中医センター　牧田鍼灸治療室部長）
・兵頭明先生（学校法人後藤学園　中医学研究所所長）

2012年2月

はりきゅうマッサージ
「すこやかな森」院長
若杉寛

●参考文献

『中医症状鑑別診断学』中医研究院主編　人民衛生出版社
『中国鍼灸治療学』石学敏他主編　中国科学技術出版社
『臨床経穴学』李世珍著　兵頭明訳　東洋学術出版社
『刺鍼テクニック』韓景献著　谷口書店
『WHO/WPRO 標準経穴部位』第二次日本経穴委員会監訳　医道の日本社

企画協力	● 北川毅（日本美容鍼灸協会代表理事　日本東方美容協会会長）
写真モデル	● 相馬貴子
	● 平川靖子
	● 奈良真奈美
写真撮影	● 漆戸美保
本文デザイン	● ジャパンスタイルデザイン
装丁デザイン	● 日比野知代

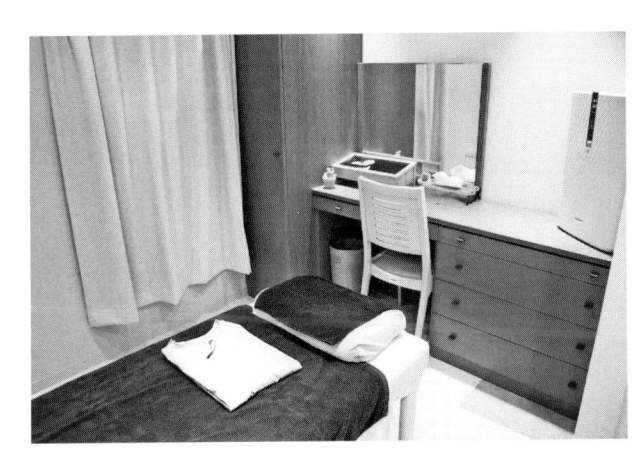

はりきゅうマッサージ
すこやかな森

院長 ◎ 若杉 寛
〒 140-0014
東京都品川区大井 1-15-4　清田ビル 2F
TEL　03-3778-5537
URL　http://sukoyakana-mori.com/
blog　http://ameblo.jp/sukoyakana-mori/

中医鍼灸東京健鍼会主催
中医鍼灸臨床セミナーのご案内

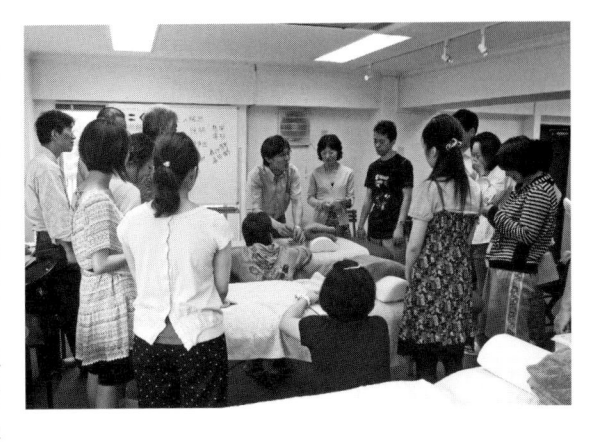

　筆者が主宰する中医鍼灸東京健鍼会では、中医鍼灸を臨床で実践できるよう、毎月第2・第4日曜日に臨床セミナーを開催しています。
　本では紹介しきれない細かいニュアンスなど、さらに多くのことをお伝えできます。臨床歴が長いからこそお伝えできる治療の詳細を、臨床家の立場から"かみ砕いたわかりやすい言葉で""毎日の臨床にすぐに役立つ"ことをモットーにご指導しています。
　整形外科系症状、消化器科系症状、婦人科系症状、泌尿・生殖器科系症状、耳や目などの頭顔面部の症状、中医学的な舌診・脈診実技など、充実した内容で、これらをマスターすれば、普段の臨床の幅が広がります。特に整形外科系症状の治療は、ほとんどが中国式です。そのため、当会以外のセミナーでその技術を取得できることはまずないでしょう。
　当セミナーには、今まで中医鍼灸を勉強したことがない鍼灸師の参加が多く、また、ベテラン鍼灸師の参加も多いです。今までよりも施術できる症状が増えた、よくわからなかった中医学が納得できたなど、好評をいただいております。セミナーでは、実技をまじえ、筆者が中医鍼灸を直接ご指導させていただきます。セミナーは、楽しく、和気あいあいとしています。

◎詳しくはこちらから
　中医鍼灸東京健鍼会　　URL　http://www.chuui-harikyu.net/

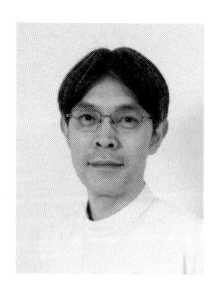

著者◎若杉寛　Wakasugi Hiroshi

はりきゅうマッサージ「すこやかな森」院長。東京衛生学園専門学校臨床教育専攻科非常勤講師（中医鍼灸臨床指導）。2008年、中医鍼灸東京健鍼会を設立。臨床家の立場から"かみ砕いたわかりやすい言葉で毎日の臨床にすぐに役立つ"ことをモットーにした中医鍼灸臨床セミナーが好評を博している。

開業鍼灸師のためのガイドBOOK

日本人が書いた
中医鍼灸実践マニュアル　〈上巻〉

2012年3月5日　初版第1刷発行

著　者　　若杉寛
発行者　　東口敏郎
発行所　　株式会社BABジャパン
　　　　　〒151-0073　東京都渋谷区笹塚1-30-11　中村ビル
　　　　　TEL 03-3469-0135
　　　　　FAX 03-3469-0162
　　　　　URL http://www.bab.co.jp/
　　　　　E-mail shop@bab.co.jp
　　　　　郵便振替 00140-7-116767
印刷・製本　株式会社シナノ

ISBN978-4-86220-625-1 C2077

※本書は、法律に定めのある場合を除き、複製・複写することはできません。
※乱丁・落丁はお取り替えします。

● Book Collection

日本人の体質・環境に合わせた"現場"の灸法をここに公開!!

開業鍼灸師のためのガイドBOOK

灸法実践マニュアル

督脈通陽法で治療効果を高める——

開業鍼灸師、鍼灸学生の不満・疑問を解消!

「教科書には色々と難しい病名と治療法が載っているけれど、腰痛や肩こり、膝の痛みの患者さんしか来ない」「慢性腰痛に対する良い治療法が見つからない」「寝違いの患者さんの治療効果が持続する方法はないものか」…等々、あらゆる不満や疑問に対する答えが本書にあります。日本において中医学的鍼灸の臨床を行うための実践的な手引き書としてご活用下さい。

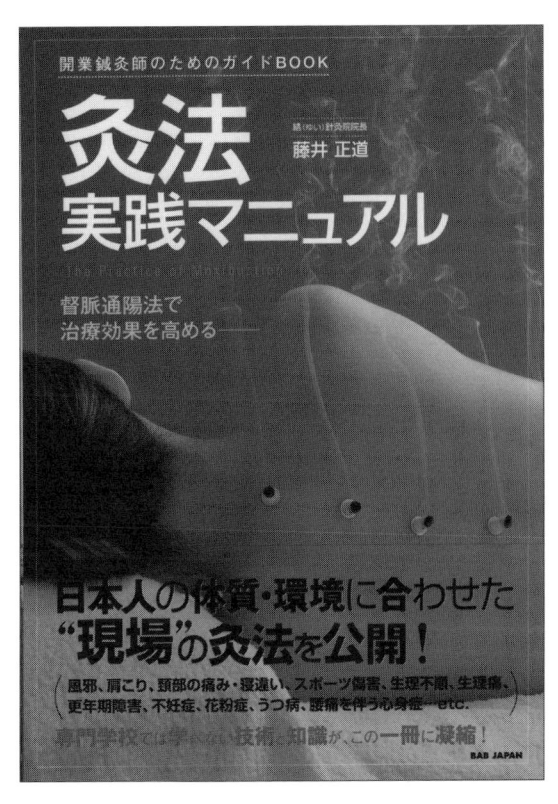

CONTENTS

Chapter1 基礎編
・灸法の効果と利点
(温邪と灸法／日本人の食生活と温邪／日本の生活習慣と温邪／日本の気候と温邪)
・灸法の種類と作用
(灸法の分類　棒灸／箱灸／透熱灸と知熱灸／灸頭鍼／隔物灸／火鍼／鍼＋灸が効果的)
・治療効果を高める督脈通陽法
(督脈通陽法とは／督脈通陽法の方法／他)

Chapter2 臨床編
・灸法の即効性
(穴性の時間差について　補血の場合／補気の場合／補陽の場合)
・季節による灸法の考え方
(季節ごとの温邪と治療上の注意／他)
・適応症を着実に治す
(適応症の治療　風邪症候群／打撲／他)
・灸法が奏功する婦人科疾患
(生理不順／生理痛／妊娠・出産と鍼灸／他)
・灸法が奏功する現代病
(花粉症／うつ病・パニック症候群／他)

●藤井正道(結鍼灸院院長)著
●B5判　●168頁
●価格3,990円(本体3,800円＋税)

● Book Collection

鍼灸師と利用者のためのガイドBOOK
健康で美しくなる美容鍼灸

最先端の伝統美容
——美容鍼灸のすべてがこの一冊に凝縮！

最先端の伝統美容～美容鍼灸のすべてがこの1冊に凝縮！これで美容鍼灸の"実際"がわかる！　昨今、海外からの情報などによって、美容のための鍼灸が一躍注目され始めています。

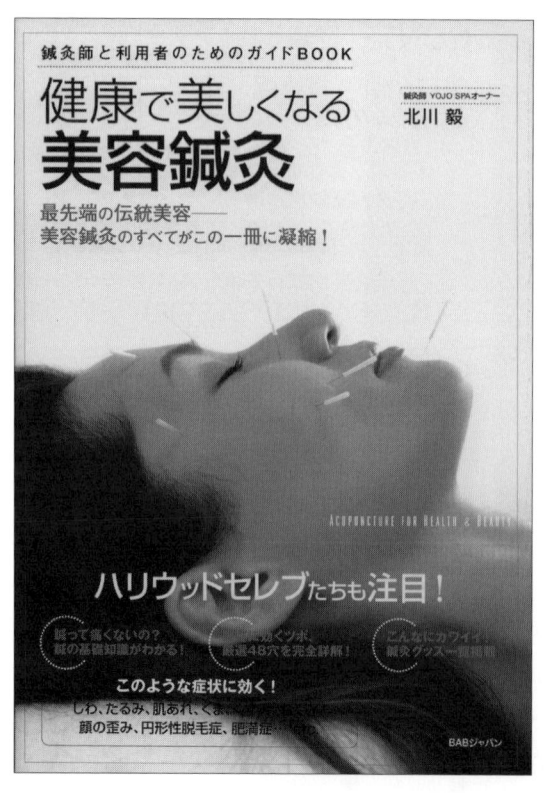

CONTENTS
Chapter 1　美容鍼灸の本質
　　　　　（美容鍼灸の目的／蔵象学説と美容鍼灸／他）
Chapter 2　美容鍼灸の利点と注意点
　　　　　（美容鍼灸の利点／美容鍼灸のリスクと注意点）
Chapter 3　美容鍼灸の基礎知識
　　　　　（鍼灸と灸術／鍼の基礎知識／灸の基礎知識／他）
Chapter 4　道具としての針
　　　　　（様々な針／現代の針／特殊な針／刺さない針）
Chapter 5　経絡経穴
　　　　　（十四経絡と経穴／十二経脈と名称）
Chapter 6　取穴の方法
　　　　　（骨度法／同身寸法／経穴の反応）
Chapter 7　顔面部に対する刺針
　　　　　（針の選択／刺針法の選択）
Chapter 8　美容鍼灸の適応と実践
　　　　　（保健美容／損容性疾患の鍼灸治療／美顔鍼法／他）
Chapter 9　家庭でも手軽にできるセルフケア
　　　　　（他者への施術は免許が必要／円皮針によるセルフケア）
Chapter 10　頭顔面部の経穴と美容
　　　　　（頭顔面部の経穴　手陽明大腸経／足陽明胃経／手太陽小腸経／足太陽膀胱経／手少陽三焦経／足少陽胆経／督脈／任脈／経外奇穴）

●北川毅 著　●B5判　●224頁
●定価3,465円（本体3,300円+税）

● Book Collection

鍼灸師のための健康美容鍼灸

臨床の第一線で活躍する12人の医師・鍼灸師が解説

ここ数年、女性が鍼灸の施術を受ける機会が増えています。

鍼灸は、これまでは様々な疾患の治療を目的として行われてきましたが、しわ、たるみ、くすみ、くま、にきび対策など、美容を目的として利用されるケースも増えてきました。

そこで、利用者の美と健康に対するニーズに応えるための理論と技術を、豊富な臨床例を交えて紹介します。

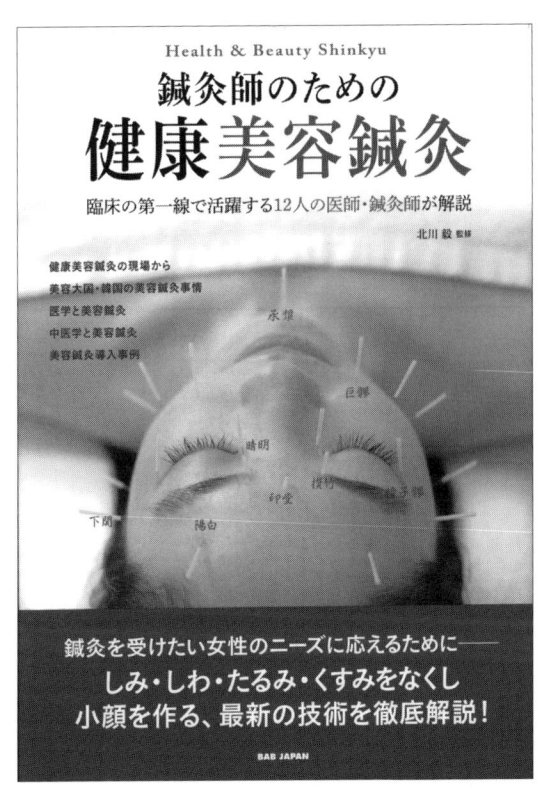

CONTENTS

- Part 1 時代が求める健康美容鍼灸
- Part 2 韓国の美容鍼灸事情
- Part 3 健康美容鍼灸の可能性
- Part 4 医学と美容鍼灸
  - ・医療現場における美容鍼灸のあり方
  - ・東アジアと日本の美容を考える
- Part 5 中医学と美容鍼灸
  - ・損容性疾患の中医治療
  - ・肝斑に対する治療法
  - ・婦人科系症状の改善と美容
- Part 6 実践！ 健康美容鍼灸
  - ・健康美容鍼灸における二指推鍼法
  - ・健康美容に効く督脈通陽法
  - ・古代九針による美容鍼灸
  - ・中医体質学と健康美容鍼灸
- Part 7 美容鍼灸導入事例
  - ・いちだクリニック
  - ・シーボン美癒　六本木店
  - ・SPA EAS
- Part 8 美容鍼灸導入指南＆治療院の作り方
- Part 9 美容鍼灸と安全管理

●北川毅 著　● B5判　● 138頁
●定価 2,625円（本体 2,500円＋税）

Book Collection

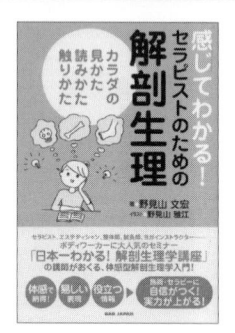

感じてわかる！
セラピストのための解剖生理

「カラダの見かた、読みかた、触りかた」が分かる本。さまざまなボディーワーカーに大人気の講師がおくる新しい体感型解剖学入門！ カラダという不思議と未知があふれた世界を、実際に自分の体を動かしたり、触ったりしながら深く探究できます。意外に知られていないカラダのお役立ち＆おもしろトピックスが満載！

●野見山文宏 著／野見山雅江 イラスト　●四六判　●180頁
●定価1,575円（本体1,500円＋税）

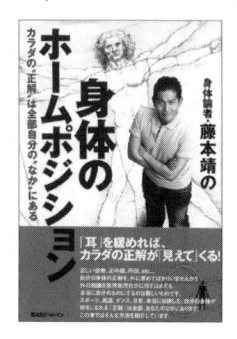

身体論者・藤本靖の
身体のホームポジション

正しい姿勢、正中線、丹田、etc… 自分の身体の正解を、外に求めてばかりいませんか？ 外の知識を無理矢理自分に当てはめても、本当に自分のものにするのは難しいものです。スポーツ、武道、ダンス、日常など本当に自立した、自分の身体が好きになれる「正解」は全部、あなたのなかにあります。この本ではそんな方法を紹介していきます。

●藤本靖 著　●四六判　●243頁　●定価1,575円（本体1,500円＋税）

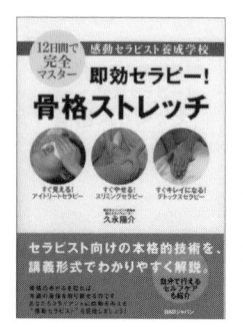

12日間で完全マスター
即効セラピー！骨格ストレッチ

トップアスリートのボディケア経験から生まれた独自のホリスティック・メソッド。整体法・カイロプラクティック療法・呼吸法などの理論をベースに、人体構成の土台である骨格バランスや関節の動きを、本来あるべき状態に導く特殊ストレッチ。瞬時に自律神経を活性化させ、深層筋を刺激。デトックス効果もあり。

●久永陽介 著　●A5判　●216頁　●定価1,785円（本体1,700円＋税）

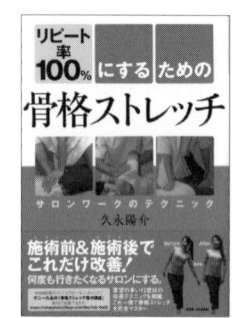

リピート率100％にするための
骨格ストレッチ

骨格や筋肉のゆがみを調整し瞬時に改善を実感してもらえるセラピー。施術前＆施術後でこれだけ改善。何度も行きたくなるサロンを目指します。要望の多い12症状の改善テクニックを網羅しているので、これ一冊で骨格ストレッチを完全マスターできます。

●久永陽介 著　●A5判　●216頁　●定価1,575円（本体1,500円＋税）

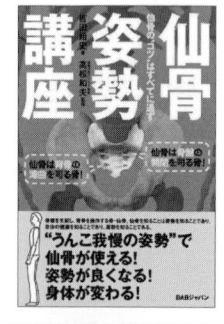

仙骨の「コツ」は全てに通ず
仙骨姿勢講座

骨盤の中心にあり、背骨を下から支える骨・仙骨は、まさに人体の要。これをいかに意識し、上手く使えるか。それが姿勢の善し悪しから身体の健康状態、さらには運動能力まで、己の能力を最大限に引き出すためのコツである。本書は武道家で医療従事者である著者が提唱する「運動基礎理論」から、仙骨を意識し、使いこなす方法を詳述。

●吉田始史 著　●四六判　●222頁　●定価1,470円（本体1,400円＋税）

Book Collection

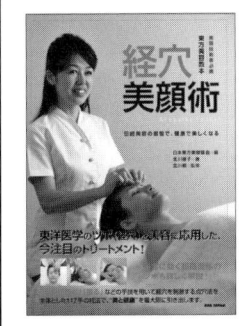

美容技術者必携！東方美容教本
経穴美顔術 Acupoint Facial

東洋医学のツボ（経穴）を美容に応用した、今注目のトリートメント！「押す」「揉む」「擦る」などの手技を用いて経穴を刺激する点穴法を主体とした117手の技法で、"美と健康"を最大限に引き出します。「美は健康を基礎として成立する」という最先端の伝統美容の技法を詳しく解説します。

● 日本東方美容協会 編／北川直子 著／北川毅 監修　● B5判　● 256頁
● 定価2,940円（本体2,800円＋税）

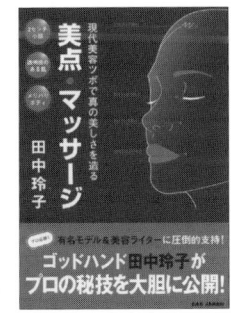

現代美容ツボで真の美しさを造る
美点マッサージ

ゴッドハンド田中玲子がプロの秘技を大胆に公開！　従来のツボよりも美しくなれる現代の美容ツボ「美点」の詳細がこの一冊で！　目次：REY式美点ができるまで／12万人に触れて探し当てた美点マッサージ／フェイシャル編　実践 美点マッサージ／ボディ編　実践 美点マッサージ／40年変わらない！REY式体型維持法

● 田中玲子 著　● A5判　● 160頁　● 定価1,680円（本体1,600円＋税）

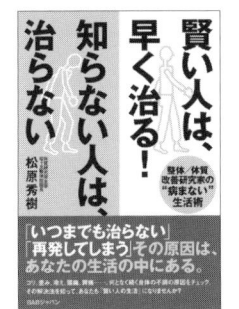

整体・体質改善研究家の"病まない"生活術
賢い人は、早く治る！知らない人は、治らない

病院や整体、セラピーで一時的におさまっても、すぐに再発してしまう困った症状。その不調の原因を知らなければ、いつまでも治らないまま！　生活の中に隠れた、意外な原因を探し、解決する知恵を、生理学、栄養学、整体、オイル等、様々な観点から説明。

● 松原秀樹 著　● 四六判　● 280頁　● 定価1,785円（本体1,700円＋税）

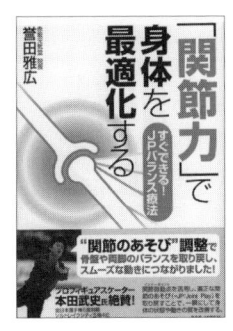

すぐできる！JPバランス療法

「関節力」で身体を最適化する

「関節力」は、トップアスリートの身体能力向上から、トップモデルの美容、日常生活まで、あらゆる身体コンディショニングのカギを握ります。関節微動点を活用し、適正な関節のあそび（＝JP:Joint Play）を取り戻すことで、一瞬にして身体の状態や動きの質を改善します。内容：関節のあそびとは？／基本関節編ほか

● 誉田雅広 著　● 四六判　● 180頁　● 定価1,470円（本体1,400円＋税）

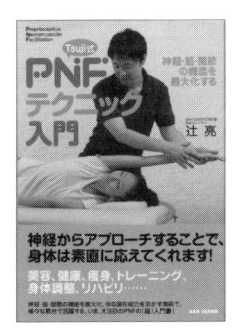

神経・筋・関節の機能を最大化する！
Tsuji式PNFテクニック入門

神経と筋肉の仕組みを使って、楽に、的確に、そして効率よく施術できる……、それが"PNF"。リハビリテーションの手法として考案され、アスリートやダンサーのトレーニング、身体調整法として発達した施術メソッドです。受ける側に無理をさせず、施術する側も力を必要としない技術と理論です。

● 辻亮 著　● 四六判　● 211頁　● 定価1,680円（本体1,600円＋税）

● Book Collection

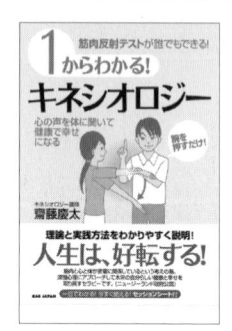

１からわかる！キネシオロジー

キネシオロジーはニュージーランド政府公認の代替療法で、潜在意識にあるストレスを「筋肉反射テスト」で読み取り、心身の不調を改善し、自然治癒力を高めます。分かりやすくすぐに使えるセッションシート付き。一般家庭・セラピスト・キネシオロジストに向けた、世界で１番わかりやすいキネシオロジーの入門書です。

●齋藤慶太 著　●A5判　●192頁　●定価1,575円（本体1,500円＋税）

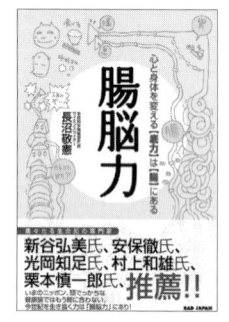

心と体を変える【底力】は【腸】にあり！
腸脳力

いまのニッポン、頭でっかちな健康論ではもう間に合わない。脳よりも起源が古く、食べ物を消化して命にしてくれる「腸」。実はこの「腸」を活性化することが健康はもちろん、生き物としての感覚を取り戻す近道なのです。本書では呼吸や食べ物が腸と脳にどう関係するのかを分かり易い文章とイラストで説明します。

●長沼敬憲 著　●四六判　●184頁　●定価1,260円（本体1,200円＋税）

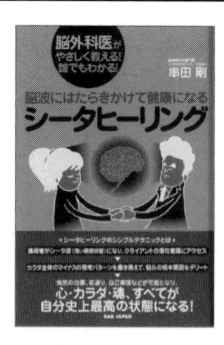

脳波にはたらきかけて健康になる
シータヒーリング

人シータヒーリングは、施術者がサイキックでなくても行える、シンプルかつ再現可能なヒーリング。脳波をシータ波に保ちながらクライアントの潜在意識に働きかけ、最善の状態に導くことができます。すでに多くの国で導入。本書では、そのメカニズムを脳外科医の著者がわかりやすく解説します。

●串田剛 著　●四六判　●212頁　●定価1,470円（本体1,400円＋税）

● Magazine

アロマテラピー＋カウンセリングと自然療法の専門誌
セラピスト

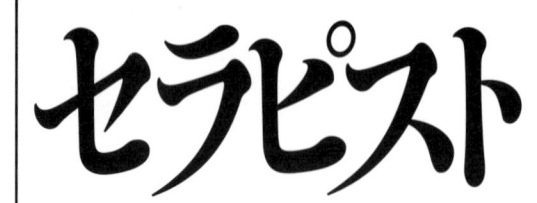

スキルを身につけキャリアアップを目指す方を対象とした、セラピストのための専門誌。セラピストになるための学校と資格、セラピーサロンで必要な知識・テクニック・マナー、そしてカウンセリング・テクニックも詳細に解説しています。

●隔月刊〈奇数月7日発売〉　●A4変形判　●186頁
●定価980円（本体933円）　●定期購読料5,880円

★購入方法：WEB SHOP (http://therapist.fe.shopserve.jp/) をご利用になると便利です。その他にお電話（tel.03-3469-0135）、FAX（fax03-3469-0162）、e-mail（shop@bab.co.jp）、現金書留、郵便振込（東京00140-7- 116767）でお申込みできます。最寄りの全国の書店でもお求めできます。

● BABジャパン　〒151-0073 東京都渋谷区笹塚1-30-11 中村ビル　TEL03-3469-0135　FAX03-3469-0162

簡単なアンケートページや、書籍をご購入いただいた方だけのお得情報もございます。是非アクセスしてみてください。

この書籍の印象、ご感想をお聞かせ下さい

『開業鍼灸師のためのガイドBOOK
日本人が書いた中医鍼灸 実践マニュアル 上巻』

をご購入いただいた方の専用ＨＰをご用意しております。

http://www.therapylife.jp/fan/mb-wak1/